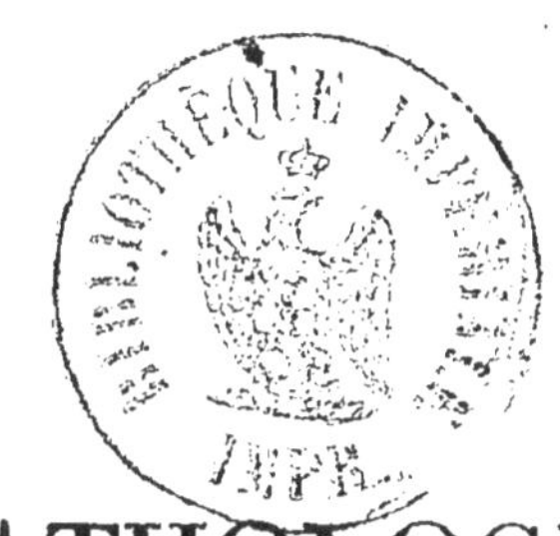

PATHOLOGIE INTERNE

DU

SYSTÈME RESPIRATOIRE.

PATHOLOGIE INTERNE

DU SYSTÈME RESPIRATOIRE

OU

TRAITÉ THÉORIQUE ET PRATIQUE

DES MALADIES INTERNES DU LARYNX, DE LA TRACHÉE-ARTÈRE, DES BRONCHES ET DE LEURS GLANDES, DU POUMON, DU THYMUS ET DE LA PLÈVRE.

Par E. PUTEGNAT, de LUNÉVILLE,

Docteur en médecine et en chirurgie de la faculté de Paris ; ex élève des hôpitaux de la même ville, remplissant les fonctions de chef de clinique interne à la Pitié ; Bachelier-ès-Sciences de l'Académie de Paris ; membre correspondant de la Société royale de médecine de Bordeaux, de la Société de Médecine de Caen, de la Société médicale de Dijon, de la Société royale de médecine de Marseille, de la Société des Sciences médicales du département de la Moselle, de l'Académie des sciences et des lettres de Nancy, de la Société d'émulation des Vosges ; membre correspondant étranger de la Société des Sciences médicales et naturelles de Bruxelles, de la Société médicale de Dresde, de la Société de médecine de Gand, etc.

> Illud ignorari non oportet, quod non omnibus œgris eadem auxilia conveniunt. (*Celse, de medicinâ, liber II, caput I.*)
>
> Un habile médecin doit considérer chaque maladie particulière, non pas relativement à son nom, mais relativement à la nature, aux causes et aux symptômes de la maladie particulière dans telle personne et doit agir en conséquence.
>
> Il faut, dans la pratique, avoir non-seulement égard à la nature particulière de l'épidémie, mais encore à la saison et au tempérament. (*Huxam, Dissertation sur les pleurésies et les péripneumonies, chapitres III et IV.*)

TOME SECOND.

LUNÉVILLE,

Chez Mᵐᵉ. GEORGE, LIBRAIRE-ÉDITEUR, SUCCESSEUR DE M. CREUSAT, GRANDE RUE, N.º 23.

PARIS,

Chez CROCHARD, PLACE DE L'ÉCOLE DE MÉDECINE.

1839.

IV SECTION.

MALADIES DU TISSU PULMONAIRE.

CHAPITRE I.

EMPHYSÈME VÉSICULAIRE.

L'emphysème vésiculaire est caractérisé par la dilatation d'un nombre plus ou moins grand de vésicules pulmonaires : Inflatio pulmonis...... est prœternaturalis vesicularum pulmonalium expansio : cette définition est celle de *J. Hoffmann* (*Praxin. chymi.*, *lib. II*).

Cette maladie, d'abord étudiée par *Laennec*, a beaucoup fixé l'attention d'un célèbre *observateur*, à la clinique duquel, pendant l'année 1833, j'ai commencé à l'étudier. C'est donc aux travaux du docteur *Louis* (*Dict. de méd.*, *t. XI*, *p. 537 et sui.*) et de *Laennec* (*t. II*, *p.* 278) que je dois surtout m'adresser pour m'aider à composer ce chapitre.

ÉTIOLOGIE.

C'est la partie de l'histoire de l'emphysème vésiculaire qui est la moins connue, et qui est, je puis le dire, encore fort obscure.

L'emphysème vésiculaire est une maladie assez fréquente, qui attaque à peu près également les deux sexes, qui n'épargne aucune constitution et qui se développe tantôt dans l'enfance et la première jeunesse, tantôt dans l'âge adulte et la vieillesse.

L'Inventeur de *l'auscultation* croit que la cause principale et première provient d'un obstacle au libre cours de l'air dans les tuyaux bronchiques, qui aboutissent aux parties du tissu devenu emphysémateux : cet obstacle peut diminuer le calibre des bronches ou l'obstruer. L'on comprend, en effet, qu'un anévrisme de l'aorte, que des glandes bronchiques hypertrophiées, qu'une masse cancéreuse ou tuberculeuse, puissent diminuer le calibre d'un tuyau bronchique, en exerçant une compression sur ses parois (voir les chapitres XIII et XIV de la section III); mais si c'était là la cause principale, on devrait rencontrer certains cas d'emphysème, dans lesquels l'auscultation ferait reconnaître un souffle tubaire plus ou moins prononcé : or, je ne sache pas, et jamais je ne l'ai rencontré, qu'on l'ait jamais signalé, je dois donc tirer de ce fait cette proposition : l'emphysème vésiculaire ne doit être que rarement une suite d'une diminution de l'aire d'un plus ou moins grand nombre de tuyaux bronchiques :

diminution qui serait causée par une compression sur ces bronches, exercée par une tumeur d'une nature quelconque.

J'ai dit que cet *Auteur* avait encore admis, comme cause de l'emphysème vésiculaire, l'obstruction du calibre de plusieurs rameaux bronchiques. Voici comment il explique ce fait : la membrane muqueuse, à la suite d'une inflammation, peut s'épaissir et ainsi diminuer le calibre de la bronche ; bien plus, dans le catarrhe sec, les petits rameaux bronchiques sont souvent obstrués par des crachats perlés; ceci admis, l'on comprend que dans l'inspiration l'air franchisse l'obstacle, que lui oppose ou la tuméfaction de la muqueuse ou le mucus; mais que ne pouvant plus le vaincre de nouveau pour sortir, les muscles qui servent à l'expiration étant faiblement puissans, alors il s'accumule, et cause la dilatation vésiculaire.

Cette théorie qui repose sur des lois physiques connues de tout le monde, a paru, long-temps, plausible, et a été admise par tous les écrivains. Ce ne fut que dans ces derniers temps, qu'un *Observateur* profond, qui n'admet que ce qu'il a vu et revu, a attaqué cette explication et lui a opposé des faits: quelque soit le volume des vésicules dilatées, dit le *docteur Louis*, on trouve ordinairement les tuyaux bronchiques, qui en sont voisins, vides et sans mucus ou fausse membrane. Cette objection n'est point la seule: il l'a fait précéder de deux autres, qui sont les suivantes : 1°. le catarrhe pulmonaire est bien rare à son début, quand l'emphysème remonte à la première jeunesse ou à l'enfance ; 2°. le maximum de l'emphysème a lieu au bord tranchant du poumon, et dans son voisinage ; tandis que le catarrhe pulmonaire aigu, intense, a son siége primitif en arrière et en bas : d'où il conclut : que l'explication de *Laennec*, qui semble si naturelle et si satisfaisante au premier abord, n'est point en harmonie avec les faits.

Ces objections du *Médecin* de la *Pitié* n'ont pas, ce me semble, tout ce qu'il faut pour être à l'abri de la critique.

Je vais les examiner séparément : 1° le catarrhe pulmonaire est bien rare au début de l'emphysème quand celui-ci remonte à la première jeunesse ou à l'enfance.

Les faits, sur lesquels s'appuie M. *Louis*, sont au nombre de quatre-vingts dix, dont vingt-trois pris sur des cholériques : or, je le demande, est-il possible que des malades, dans la *force de l'âge*, et surtout des *cholériques*, puissent se souvenir, si, dans leur *première jeunesse*, ou dans *leur enfance*, leur dyspnée a été précédée ou non de catarrhe aigu? C'est une chose qui me parait difficile, et qui me force à n'ajouter que peu de foi à cette première objection de M. *Louis*.

2°. Parce que le *maximum* de l'emphysème vésiculaire a lieu au bord tranchant du poumon, et dans son voisinage, tandis que le catarrhe pulmonaire, aigu, intense, a son siége primitif en arrière et en bas, faut-il en conclure que l'emphysème ne puisse pas être une des conséquences du catarrhe aigu? Je ne le saurais croire.

En effet, qui dit *primitif* ne dit point *exclusif*; bien plus, ne sait-on pas qu'un érysipèle, après s'être montré quelques heures dans un endroit, le quitte sans y laisser de traces pour gagner un autre, où il peut parcourir toutes ses périodes! Cette explication ne pourrait-elle pas s'appliquer à la bronchite aiguë, dont, en général, on suit la marche dans la partie antérieure des poumons, moins bien qu'en arrière, vu, chez les femmes, la présence des mamelles, et chez les hommes, l'espèce de gêne que leur cause la tête de celui qui ausculte? Et d'ailleurs, la bronchite aiguë n'a point toujours pour conséquence l'emphysème vésiculaire: pour qu'une affection suive l'autre, il faut non seulement tel degré dans la première, mais il est encore urgent qu'il y ait une certaine prédisposition. Il n'est donc point étonnant qu'on rencontre quelquefois en arrière les lésions anatomiques de la bronchite, sans emphysème vésiculaire; et en avant, la dilatation des vésicules sans catarrhe, celui-ci pouvant être disparu, depuis long-temps ou avoir changé de siége.

Tous les efforts violens qui obligent à retenir long-temps dans les poumons l'air inspiré: comme les cris dans l'enfance (on sait que les enfans pendant qu'ils pleurent font une profonde inspiration qui reste long-temps sans être suivie d'expiration); le jeu des instrumens à vent; ou le soufflet dont se servent les ouvriers mouleurs en verre et en cristal peuvent produire l'emphysème; cependant je dois dire que déjà j'ai eu, souvent, l'occasion d'interroger des personnes qui se trouvent dans l'un et l'autre cas, et que chez elles je n'ai point trouvé ou soupçonné d'emphysème.

Deux fois seulement, dit M. *Louis*, la dyspnée est survenue immédiatement après une affection morale. Ces deux faits doivent tout simplement être connus: l'induction et la méthode numérique ne peuvent en tirer aucune conséquence.

J. *Jackson*, élève du docteur *Louis*, a étudié la question de l'hérédité et est parvenu aux résultats suivans:

Sur vingt-huit sujets emphysémateux, dix-huit avaient leur père ou leur mère atteint de la même affection;

dans quelques cas, les frères et sœurs ont aussi été atteints de la même maladie.

Sur cinquante individus exempts d'emphysème, trois seulement avaient des parens atteints de cette maladie :

D'où la conséquence suivante : l'emphysème est souvent héréditaire.

Bien plus, *Jackson* est parvenu à regarder l'influence de l'hérédité comme beaucoup plus marquée dans les cas où l'emphysème remonte à la première jeunesse, que dans ceux où il débute après l'âge de vingt ans, ou peu auparavant.

La question de l'hérédité, tranchée numériquement par *Jackson* et par son *Maître*, n'est point, selon moi, résolue dans le sens de ces deux médecins.

Le diagnostic de l'emphysème vésiculaire, est souvent d'une très-grande difficulté : c'est ainsi que j'ai vu le docteur *Piorry*, dans le mois de juin 1835, m'assurer qu'un malade, chez lequel **M.** *Louis* avait diagnostiqué un emphysème vésiculaire, n'avait qu'une hypertrophie du ventricule gauche ; d'ailleurs, dans les conversations de *l'Auteur* de la percussion médiate, il était facile de saisir qu'il ne croyait point à la dilatation emphysémateuse des vésicules du poumon ; du moment donc que le diagnostic de cette maladie est hérissé de tant de difficultés, comment peut-on se fier aux rapports de gens, qui, ne connaissant pas et l'auscultation et la médecine, viennent dire que leur père et mère avaient un emphysème vésiculaire ! Et cela, parce qu'ils avaient de l'oppression, qui avait telle durée ; et que leurs membres inférieurs avaient tel ou tel volume, etc. Je ne le pense pas, et tel doit être l'avis de tout le monde.

Tout ce que je viens de dire confirme donc la proposition que j'ai émise au commencement de eet article : savoir que l'étiologie de l'emphysème vésiculaire est encore fort obscure.

CARACTÈRES ANATOMIQUES

A l'ouverture du cadavre, les poumons emphysémateux ne s'affaissent point ; ils sont volumineux (adèo turgentes ut omnem thoracis cavitatem impleant, *Cent 2, obs.* 22 ; voyez aussi dans *Morgagni, lettre IV, l'obs. du charcutier*), et crépitans ; placés dans un vase plein d'eau, ils s'enfoncent moins que des poumons sains ; et, cela, en raison inverse de la dilatation des vésicules et du nombre de ces dernières qui sont malades. Jusqu'à présent voilà des lésions communes à l'emphysème et à l'asphyxie par l'écume bronchique : aussi le docteur *Piorry* penche-t-il fortement, et *intérieurement*, à regarder l'emphysème vésiculaire comme une forme de l'écume bronchique ; c'est du moins ce qu'il m'a dit dans les nombreuses relations amicales et scientifiques que j'ai eues avec lui. (Voyez IIIe. Section, chapitre I, et IV Section, chapitre III.)

Voici quels phénomènes offrent les vésicules. Elles sont plus ou moins dilatées : le volume de la dilatation varie entre celui d'un grain de millet et celui d'une fève de haricot ; ordinairement, quand la dilatation a un grand volume, celui-ci est dû à la réunion de plusieurs vésicules qui communiquent entre elles, par la rupture de leurs cloisons ; d'autres fois, cette grande dilatation semble formée par celle d'une seule vésicule. Tantôt, les vésicules malades ne dépassent point la superficie du poumon, tantôt elles forment une espèce d'appendice, sont étranglées à leur base au point où elles commencent à s'élever au-dessus de la surface du poumon, qui, alors, peut être comparé à celui des batraciens. Lorsque la distention est considérable ou se fait d'une manière trop rapide, les cellules aériennes se rompent dans quelques points, et il se fait ainsi une véritable infiltration d'air dans le tissu cellulaire ambiant du poumon : alors, à la surface du poumon, l'on rencontre des vésicules de forme irrégulière, qui ne contiennent que de l'air et qu'on peut facilement déplacer en le poussant avec le doigt : ce déplacement ne peut se faire que quand l'extravasion a lieu là où ne se trouve point la réunion des cloisons qui séparent les diverses masses de cellules aériennes.

Les parois des cellules pulmonaires sont hypertrophiées ; M. *Andral* dit (*Anat. path.*, t. 2, p. 524) : dans le cas d'hypertrophie il y a seulement dilatation des vésicules sans déchirure de leurs parois, si ce n'est accidentellement; dans l'atrophie, au contraire, de larges cavités ne se forment que parce que plusieurs vésicules viennent à se réunir en une seule par suite de la disparition de leurs parois : d'où l'on peut conclure que, suivant M. *Andral,* les parois des vésicules, dans le cas d'emphysème vésiculaire, peuvent être hypertrophiées ou atrophiées : or tout ce qui augmente ou diminue l'épaisseur des cellules (puisque quelque soit l'action intime et réciproque de l'air et du sang l'un sur l'autre dans l'acte de la respiration, cette action a lieu) doit causer de la dyspnée : donc il est possible de se rendre compte de la dyspnée d'individus sans fièvre, dont le sang circule librement, et dont les poumons paraissent contenir plus d'air que dans l'état normal (*Louis*).

L'emphysème peut occuper les deux poumons, c'est le cas le plus fréquent; ou un seul ; ou une partie plus ou moins grande d'un lobe ou de plusieurs.

La dilatation est à son maximum au bord tranchant du poumon (*Louis*); c'est là, surtout, que l'on rencontre ces appendices que j'ai déjà indiqués, qui, plus ou moins développés, se vident, par une piqûre, de l'air qu'ils contiennent.

Les rameaux bronchiques, et particulièrement ceux d'un petit calibre, sont quelquefois dilatés, cependant cette lésion anatomique est assez rare (*Laennec*). Sur treize sujets dont les poumons étaient emphysémateux, le docteur *Louis* n'a trouvé que quatre fois seulement cette dilatation.

Laennec dit avoir rencontré, dans l'intérieur des grandes bosselures, un léger épanchement de sang dont ne parle point le médecin de la *Pitié*.

Quand on insuffle un poumon emphysémateux, les cellules saillantes semblent rentrer dans le niveau du poumon. Cela vient de ce que les cellules saines ont plus d'élasticité que les autres ; et que, parconséquent, se dilatant plus que celles-ci sous l'influence de cette insufflation, elles finissent par atteindre leur volume.

Les adhérences des poumons aux plèvres costales sont très-fréquentes chez les individus qui meurent d'emphysème (*Louis*).

En général, le cœur des emphysémateux a un volume plus grand que ne le comporte l'état normal.

SYMPTOMES ET MARCHE.

Le pouls n'est irrégulier que lorsqu'il y a une maladie

du cœur et fébrile que dans les cas où la bronchite est aiguë et intense.

Le malade accuse quelquefois de la douleur là où la poitrine est bombée, c'est-à-dire dans le lieu qui correspond à la dilatation vésiculaire ; les membres peuvent devenir œdémateux ; lorsque la maladie est portée à un haut degré, la peau prend un aspect terreux, violacé ; les lèvres grosses et gonflées deviennent bleuâtres.

La dyspnée est le principal symptôme de l'emphysème ; elle augmente toutes les fois qu'un catarrhe aigu vient se greffer sur un chronique : si le catarrhe aigu amène de la fièvre, l'oppression diminue ; s'il se termine par un peu d'expectoration muqueuse ou pituiteuse, l'accès d'asthme cesse promptement, et la respiration devient même quelquefois plus libre qu'avant le catarrhe ; si, au contraire, le catarrhe récent n'amène aucune amélioration, l'attaque d'asthme se prolonge long-temps, le malade ne revient que peu-à-peu à son état ordinaire et, souvent même, reste plus habituellement opressé qu'il ne l'était auparavant (*Laennec*), (voir asthme chapitre **XVI** de la section **III**).

Plus le malade est âgé, plus ces attaques d'asthme sont fréquens ; à chaque attaque l'emphysème augmente.

Il est assez rare que l'emphysème ait une marche rapide : ordinairement il est essentiellement chronique ; quelquefois léger à son début, il s'annonce dans d'autres cas avec une sorte de violence.

Je reviens sur les symptômes que déjà j'ai signalés ; puis je passerai à ceux fournis par la percussion et l'auscultation.

La dyspnée est le symptôme le plus constant : il se rencontre dans presque tous les cas, et quand on ne le trouve pas c'est que la maladie est à son début ou à un faible degré.

Une fois développée, elle persiste sans interruption et ne fait que lentement des progrès surtout quand elle a débuté dans l'enfance (*Louis*). Lorsqu'elle augmente, elle se complique d'accès d'oppression qui, comme je l'ai déjà dit, simulent et constituent des attaques d'asthme (voyez asthme Section III) : delà vient que cette maladie a été long-temps confondue avec d'autres sous le nom d'asthme.

En général, la dyspnée, dans l'emphysème, est caractérisée par des mouvemens de poitrine inégaux ; l'inspiration est brusque et rapide ; l'expiration longue et lente : d'où il suit, comme le dit M. *Collin*, que la respiration parait entrecoupée ; dans les accès la respiration devient convulsive.

La toux a lieu chez tous les malades : elle est habituelle, tantôt continue, tantôt intermittente. Quelquefois elle se montre par quintes. Elle précède presque toujours la dyspnée et devient plus forte quand il survient une bronchite aiguë. M. *Louis* et *Jackson* pensent qu'elle ne débute jamais avec la dyspnée, quand celle-ci remonte à la première enfance. J'ai dit, à l'article étiologie, ce que l'on devait penser de cette opinion. Dans les cas où elle est continuelle, elle est généralement peu fréquente, si ce n'est dans les accès de dyspnée (*Louis*) ; elle peut quelquefois être sèche; mais, le plus souvent, elle est suivie d'expectoration.

J'ai dit que l'emphysème vésiculaire était précédé ou accompagné d'une bronchite aiguë ou chronique : les crachats doivent donc être différens dans l'une et l'autre circonstances : les uns, les plus communs, c'est-à-dire ceux qui accompagnent la bronchite chronique, sont mousseux, légèrement aérés ou liquides, semblables à une solution de gomme ; les autres sont épais, opaques, peletonnés, peu aérés, grisâtres, nacrés, perlés ou grisâtres avec quelques stries noirâtres.

Les malades atteints d'emphysème se plaignent souvent de douleur dans la poitrine, qui n'est point augmentée par la pression et par la percussion, mais seulement par de profondes inspirations; (sur dix-huit sujets, douze accusèrent de la douleur, et dix fois, celle-ci siégea là où était l'emphysême, *Louis*, *Leço. oral.*, 1833) et comme, dans l'emphysème vésiculaire, rien ne peutrendre compte de cette douleur, on est forcé, par voie d'exclusion, de la rapporter à la dilatation des vésicules.

La douleur n'est point le seul symptôme à l'aide duquel on peut préciser assez bien le siége de l'emphysème : *Laennec* en a signalé un autre, je veux dire la dilatation des parois thoraciques.

L'existence de cette saillie n'est plus douteuse maintenant, quoique le professeur *Bouillaud* se demande s'il est bien certain, qu'on rencontre une dilatation évidente du thorax dans le côté qui correspond à l'emphysème (*Dict. de méd. et de ch. prat.*, t. *VII*); pour moi je sais l'avoir vue plusieurs fois, non seulement à la clinique du docteur *Louis*, mais encore, dans ma clientèle. C'est surtout dans le lieu où l'emphysème est le plus prononcé que la saillie du thorax est plus évidente. Rarement elle affecte les deux côtés de la poitrine. Elle est formée ordinairement par les côtes et par les espaces intercostaux; elle commence le plus communément sous l'une des clavicules et s'étend jusque près de la mamelle, ou même un peu au delà; trois fois seulement, sur six cas où le dos fut examiné, une saillie pareille à celle qui vient d'être décrite, fut trouvée en arrière (*Louis*). En général, elle est beaucoup plus fréquente à gauche qu'à droite; c'est un fait dont rien ne peut rendre compte.

Il y a encore une autre saillie plus facile à saisir que la précédente, que, déjà maintes fois, j'ai eu l'occasion de voir, c'est celle qui a été signalée par *Jackson* et **M.** *Louis*, et que l'on rencontre derrière et au-dessus de la clavicule du côté où l'on trouve l'autre dilatation des parois thoraciques. Elle est surtout remarquable (disent les deux observateurs que je viens de citer) chez les vieillards maigres, dont le cou, sauf la flaccidité des tégumens, a l'apparence de celui du jeune âge.

Afin de pouvoir bien observer ces saillies, le malade doit être sur son séant, les bras pendans le long du tronc qui ne sera incliné ni à droite ni à gauche. **M.** *Louis* demande surtout, si les forces du malade le permettent, que celui-ci se tienne debout, hors du lit, non incliné sur l'une ou l'autre hanche et ait les bras pendans.

La percussion médiate trouve une sonoréité plus grande que dans l'état naturel, le plus ordinairement dans un espace limité qui correspond à la dilatation vésiculaire et au bombement du thorax. Cette sonoréité est d'autant plus sensible que la maladie du poumon est portée à un plus haut degré. De même que la saillie du thorax est plus évidente à gauche qu'à droite ; de même aussi la sonoréité est plus fréquente du côté gauche que du côté droit.

Si l'on applique l'oreille sur la poitrine, dans les points des parois qui correspondent à l'emphysème, l'on n'entend qu'une respiration très-faible ; et si le mal est porté à un haut degré, on ne la perçoit plus dans une grande partie de cette cavité. La diminution du bruit respiratoire est surtout remarquable au niveau des parties saillantes ; et, quand tout un poumon est emphysémateux, ce murmure ne se fait plus entendre que vers sa racine :

c'est-à-dire en arrière, entre l'omoplate et la colonne vertébrale, vers le niveau de l'épine du scapulum. Cette faiblesse du bruit vésiculaire reconnaît deux causes : 1°. l'hypertrophie des parois vésiculaires ; 2°. leur distension anormale : l'on comprend que ces deux causes doivent diminuer leur dilatation au moment de l'inspiration ; cette hypertrophie a encore pour résultat, suivant le *médecin* de la *Pitié*, de rendre le bruit vésiculaire, quand on l'entend, moins doux et plus dur que d'ordinaire : ce qui pourrait faire confondre l'emphysème vésiculaire avec la phthisie pulmonaire au premier degré.

Outre ces symptômes, l'auscultation en fait encore connaître d'autres, non moins précieux : je veux dire, des râles : c'est d'eux que je vais m'occuper.

L'un est le ronchus sibilant ou sifflant ; il est l'indice du déplacement des crachats demi-vitrés. Il s'entend principalement dans la toux et les profondes inspirations.

L'autre est le ronchus crépitant sec à grosses bulles. L'on entend bien ces râles lorsque le malade inspire fortement, comme dans la toux. Ce dernier bruit, analogue à celui du râle crépitant ordinaire, s'en distingue aisément en ce qu'il porte avec lui la sensation du sec, et en ce que ses bulles paraissent grosses : ce signe suivant *Laennec* est tout-à-fait pathognomonique. Ce ronchus, assez rare et de courte durée, n'existe que dans des points peu étendus. *Laennec* dit avoir rencontré des malades qui éprouvaient la sensation d'un craquement dans le point et dans le moment où le râle crépitant sec se faisait entendre ; il ajoute qu'il a pu quelquefois sur des sujets très-maigres, sentir dans ces cas une crépitation évidente, en pressant du doig la partie correspondante de la poitrine, pendant que le malade inspirait ou toussait.

Quand il y a une bronchite aiguë, cette crépitation sèche, à grosses bulles, est remplacée par un râle sous-crépitant, que M. *Louis* dit avoir rencontré dans plus des deux tiers des cas.

Ce dernier médecin n'admet point le râle à grosses bulles; mais il convient que celui qu'il appelle sous-crépitant n'en diffère pas beaucoup.

Suivant *Mériadec Laennec* le *ronchus* de *Laennec* n'est autre chose que le bruit occasionné par la déchirure des cloisons des vésicules et du tissu inter-aréolaire.

Outre ces bruits, M. *Reynaud* (*J. hebd.*, *t. V, p.* 565) a encore indiqué celui du frottement ascendant et descendant que *Laennec* a considéré comme pathognomonique de l'emphysème inter-lobulaire. Ce bruit est causé par le frottement, pendant les mouvemens de la respiration, des vésicules fortement dilatées à la surface du poumon contre la paroi pectorale.

L'emphysème vésiculaire est une maladie de longue durée : sa marche est lente, ce n'est que très-rarement qu'elle est rapide. Chez quelques sujets il est faible à son début; chez d'autres, il est intense; presque tous les malades peuvent jouir d'une existence assez longue ; et continuer à vaquer à leurs occupations, si ce n'est pendant les accès, qui sont assez souvent provoqués par l'électricité et les variations atmosphériques.

PRONOSTIC.

De toutes les causes qui produisent la maladie que les anciens connaissaient sous le nom *d'asthme*, l'emphysème est la moins grave. Sa durée, la lenteur de ses progrès et la nature de la cause donnent, dit *Laennec*, la possibilité de lutter efficacement contre la lésion organique et de réduire le trouble des fonctions à des incommodités très-supportables ; cependant bien des malades en meurent. En parlant d'un sujet, atteint d'orthopnée à pulmonibus flatu distentis, *Bonet* (*Sepulch.*, *lib. II*, *Sect. I*, *obs.* 54) dit : tandem ingravescente animi deliquio, quo vexabatur assidue, subitò occubuit.

DIAGNOSTIC.

L'emphysème vésiculaire assez prononcé est d'un facile diagnostic : l'absence de fièvre ; la saillie du thorax ; la diminution du bruit respiratoire ; la dyspnée continuelle, ayant souvent des redoublemens ; les râles sibilant et crépitant et la grande sonoréité du thorax dans l'endroit où se trouve la saillie, joints à une grande élasticité, en sont les signes caractéristiques.

Ee effet, par la percussion médiate, on le distingue d'un épanchement dans le péricarde, d'un anévrysme de l'aorte, et d'une hydro-pleurésie circonscrite : maladies avec lesquelles on pourrait le confondre, vu la saillie du thorax : dans l'emphysème il y a de la sonoréité avec élasticité, ai-je dit, et dans les autres, le plessimètre rencontre de la matité avec résistance, plus ou moins exactement limitée.

Cette grande sonoréité du thorax pourrait, peut-être, faire croire à un pneumo-thorax ; mais celui-ci n'a point une marche lente : il arrive tout-à-coup, à la suite d'une hydro-pleurésie qui s'est fait jour à travers le poumon, ou d'une escare gangréneuse, ou de la fonte d'une tubercule; mais dans le pneumo-thorax l'on trouve le tintement métallique, la toux et la voix amphoriques, la dilatation générale du thorax, et l'on entend souvent une respiration, assez faible, il est vrai, à la racine du poumon.

La grande sonoréité de la poitrine, jointe à la saillie du thorax et à la diminution du bruit respiratoire, suffit pour qu'on ne confonde point l'emphysème avec la bronchite.

TRAITEMENT.

Les individus atteints d'emphysème vésiculaire doivent éviter la fraîcheur, l'humidité, les gaz irritans et l'air chargé de poussière qui amène souvent les accès d'asthme; ils doivent, en outre, éviter les grandes émotions, les travaux physiques qui exigent de grands efforts, les cris, les chants : le repos est de première nécessité. Chez les gens de la classe ouvrière, ce moyen, uni à des boissons délayantes et à la diète, suffit très-souvent, dit le docteur *Louis*, pour procurer de l'amélioration. *Laennec* conseille fortement les médicamens dits incisifs, tels que le savon, l'oxymel scillitique, le kermès minéral et le polygala. Ces agens thérapeutiques réussissent surtout quand la bronchite est accompagnée de crachats visqueux, demi-vitrés.

Lorsque la bronchite est aiguë ou que, sur un catarrhe pulmonaire chronique, est venue se greffer une bronchite aiguë, la saignée générale est indiquée : ainsi l'on attaque l'inflammation de la muqueuse et l'on diminue les fonctions de l'organe malade.

La saignée est encore indiquée quand à l'emphysème se joint, comme coïncidence ou comme effet, une hypertrophie excentrique d'une cavité du cœur. Dans ce cas aussi, il faut avoir recours à la teinture de digitale, employée en frictions sur la région du cœur.

Souvent, ai-je dit, la dyspnée augmente sous forme d'accès; alors on doit avoir recours à la saignée, surtout quand l'accès d'asthme reconnaît pour cause l'arrivée d'une bronchite aiguë, ou une affection morale qui aura augmenté les palpitations; dans ce cas encore, il faut conseiller les préparations antispasmodiques, tant en boissons, potions, qu'en lavements.

Que si le redoublement de dyspnée est l'effet d'un brouillard, de la poussière, on doit, à l'instant même, chercher à soustraire le malade à cette influence.

Laennec dit qu'il est toujours nécessaire d'avoir recours aux narcotiques : c'est là aussi l'avis du docteur *Louis*. Les préparations de ce genre, qui m'ont le mieux réussi dans beaucoup de cas, sont l'acide hydrocyanique et surtout le cyanure de potassium que l'on manie bien facilement; j'ai pour habitude d'administrer ce dernier, soit en pilules, soit en potion.

Le datura stramonium, l'atropa belladona sont des plantes qui, administrées en poudre ou en extrait et mieux encore en fumigations, sont d'un grand secours contre les accès d'asthme, produits par l'emphysème vésiculaire. (Voyez pour plus de détails, le traitement de l'asthme.)

Comme cette affection a une longue durée, le malade, outre les précautions ci-dessus indiquées, doit encore ne point négliger les suivantes : des frictions huileuses seront faites sur le thorax, afin de diminuer la susceptibilité à contracter de nouvelles affections catarrhales; la nourriture devra être composée de viandes blanches, rôties ou grillées, de légumes frais; il faudra en écarter les ragouts, épices, liqueurs, vins, etc.

CHAPITRE II.

EMPHYSÈME INTER-LOBULAIRE.

Laennec a désigné sous le nom *d'Emphysème inter-lobulaire* l'infiltration aérienne des cloisons, formées par le tissu cellulaire qui sépare entre-elles les vésicules pulmonaires.

L'opinion de *Laennec* qui regardait l'emphysème vésiculaire comme une conséquence de la diminution du calibre d'un nombre plus ou moins grand de bronches, diminution reconnaissant pour cause, soit une compression sur les parois par une tumeur quelconque, soit une obstruction de leur aire par des crachats, a été, ainsi que je l'ai dit, vivement combattue par le docteur *Louis* (*l. c.*), et avant lui, par le professeur *Andral* (*Anatom. path.*, *t. II*). Ces deux médecins attribuent cette altération à l'hypertrophie et à l'atrophie des parois vésiculaires.

Tandis que l'un (*Louis*) décrit, sous le nom d'emphysème vésiculaire (*l. c.*), cette lésion des vésicules pulmonaires ; l'autre (*Andral*) regarde l'emphysème vésiculaire comme formé de deux maladies distinctes : l'hypertrophie et l'atrophie des vésicules ; et n'admet, comme emphysème pulmonaire, que l'inter-aréolaire. Ce *professeur* n'est point le seul de cet avis, M. *Piedagnel*, dans un *Mémoire*, intitulé

Recherches sur l'emphysème du poumon, a encore soutenu cette opinion. (Voyez **M.** *Piorry*, dans son *Traité de diagnostic*, *tome I*.)

ÉTIOLOGIE.

L'emphysème inter-lobulaire est une affection bien moins commune dans l'enfance que chez les adultes.

Quelquefois cette infiltration aérienne du tissu cellulaire succède à l'emphysème vésiculaire : en effet, les vésicules peuvent se rompre par un excès de distension de leurs parois. Le plus souvent, elle accuse pour causes de violens et brusques efforts, etc., soit pour crier, pour chanter, pour accoucher, soit pour soulever de lourds fardeaux : efforts dans lesquels on fait de grandes et violentes inspirations, qui déchirent un certain nombre de vésicules : ce qui permet à l'air de passer des vésicules aériennes dans le tissu cellulaire. Ainsi l'on peut comprendre comment il se fait que l'emphysème, dont il est question dans ce chapitre, soit assez commun chez les enfans qui ont eu le croup ou un catarrhe pulmonaire suffoquant.

M. *Andral* (*l. c., p.* 526) qui a reconnu que l'emphysème des poumons des chevaux consiste en une simple dilatation des petites bronches et des vésicules ; dans une rupture de leurs parois ; dans une infiltration d'air dans le tissu cellulaire inter-lobulaire ; dit aussi que cette altération semble être la suite des violens efforts auxquels ces animaux sont si souvent forcés de se livrer.

MM. *I. Bourdon* et *J. Cloquet* ont prouvé que, pour faire un effort violent, comme soulever un pesant fardeau, ou faire un mouvement subit, comme le saut, il fallait que le larynx fût fermé après une forte et profonde inspiration, pour que les muscles attachés au thorax eussent un point d'appui solide : cela connu, l'on conçoit que, dans un effort violent, le larynx étant fermé et les poumons fortement comprimés, l'on conçoit, dis-je, que quelques vésicules peuvent se rompre et donner ainsi lieu à un épanchement d'air.

De son côté, M. *Piedagnel* ajoute encore une autre cause : je veux dire, l'introduction subite d'une grande quantité d'air dans les veines. Cette opinion mérite d'être examinée.

Avant tout, je dois dire que, suivant ce *médecin*, le caractère pathognomonique de l'emphysème (l'inter-vésiculaire, puisque c'est le seul qu'il admette) est la crépitation. Je ne suis point tout-à-fait de son avis : d'abord je lui opposerai cette proposition : la crépitation n'est point le résultat de l'emphysème inter-aréolaire (*J. Hebd.*, *t. III, p.* 653) ; puis je dirai : 1°. que cette crépitation est manifeste dans l'hypérémie de la muqueuse bronchique et dans celle du tissu pulmonaire (voyez ces deux maladies) : ce qui fait que, sur le cadavre, l'on peut très-souvent confondre l'emphysème pulmonaire avec ces hypérémies qui fournissent les symptômes de ce que M. *Piorry* désigne sous le nom d'anhématosie par écume bronchique ; 2°. qu'il a commis cette méprise en s'appuyant sur deux observations : l'une, due à *Bauchéne* et insérée dans le *Journal de Magendie*, p. 190, *t. I, première année* ; l'autre, à *Dupuytren*, lue à *l'Académie* en 1824 et imprimée dans le *t. V des Archives, p.* 424. D'ailleurs, il est maintenant de toute évidence que ce n'est point l'emphysème, mais souvent la distension subite de l'oreillette droite par de l'air qui tue à la suite de l'introduction de l'air dans les veines pendant une opération. C'est un point de physiologie pathologique que je crois avoir démontré irréfragablement dans une *Thèse* intitulée : *Essai sur l'introduction de l'air dans les veines.* (*Paris* 1834 , *N.° 156*).

Je viens de dire souvent, par la raison que, dans un *Mémoire*, ayant pour titre; *Recherches physiologiques et thérapeutiques sur l'introduction de l'air dans les veines pendant les opérations, déposé à la Société royale de médecine de Marseille*, j'ai prouvé que, par l'introduction de l'air dans les veines, l'on pouvait succomber ou à une syncope simple (voir l'observation du docteur *Castara*), ou à une syncope mêlée à de l'asphyxie (voir l'observation de *Bauchéne*), ou à l'asphyxie (voir l'observation de **M.** *Roux*). Je renvoie le lecteur à la note de la page 161 du *tome I* de cette *Pathologie.*

Laennec admet encore, comme cause de cet emphysème, une exhalation spontanée de gaz dans le tissu cellulaire qui constitue les cloisons des lobules.

Les déchiremens traumatiques des vésicules sont les causes les plus fréquentes de l'emphysème inter-aréolaire.

CARACTÈRES ANATOMIQUES.

Le tissu infiltré forme des lames minces, diaphanes, dont la transparence contraste avec l'opacité du tissu pulmonaire. Ces lames, séparées par de l'air, ressemblent assez bien à de petites bulles ou ampoules, qui sont disposées sous forme de bandes transparentes, qui, pénétrant plus ou moins profondément dans le tissu du poumon, marchent parallèlement entre-elles, séparées par du tissu pulmonaire tout-à-fait sain.

Quelquefois elles sont réunies par d'autres bandes qui suivent des intersections transversales : de là vient que plusieurs lobules pulmonaires peuvent être isolés entre-eux.

D'autres fois, on remarque, dit *Laennec*, le long des vaisseaux qui parcourent le poumon et surtout le long de ceux qui rampent à sa surface, des bulles d'air, infiltrées dans le tissu ambiant, et qui figurent assez bien les grains d'un chapelet.

Quand l'emphysème inter-lobulaire est voisin de la racine du poumon il gagne promptement le tissu cellulaire du médiastin, puis celui du col, puis enfin celui du thorax et de toutes les parties du corps.

C'est surtout dans l'emphysème inter-lobulaire que l'on rencontre des bulles d'air sous la plèvre, que l'on peut déplacer facilement et faire ainsi voyager à la surface du poumon.

SYMPTOMES, MARCHE, TERMINAISONS.

Le principal symptôme de l'emphysème inter-lobulaire est la dyspnée, celle-ci survient tout-à-coup et peut être portée à un degré plus ou moins élevé. Elle paraît ordinairement après une plaie pénétrante à la poitrine ou après une forte contusion et compression du thorax, ou à la suite d'un catarrhe suffocant ou d'une violente quinte de toux.

Quelques malades accusent un craquement, qui même est sensible par la palpation.

La percussion médiate découvre, dans les points des parois pectorales qui correspondent à l'infiltration de l'air, une sonoréité et une élasticité plus grandes que dans l'état de santé.

L'auscultation fait entendre un râle crépitant, sec, à grosses bulles, très-manifeste et à peu près continuel. Suivant *Laennec*, ce signe ne manque jamais et est toujours plus prononcé que dans l'emphysème vésiculaire. C'est aussi dans l'infiltration aérienne des cloisons du poumon qu'a surtout lieu le bruit de frottement, signalé par *Laennec* et étudié par le docteur *Reynaud*, (voyez la page 55 du *tome I* de cette *Pathologie*).

Ce bruit de frottement est ascendant dans l'inspiration, et descendant dans l'expiration, il est quelquefois perçu par le malade, et se montre encore, ainsi que j'aurai occasion de le dire, dans certains cas d'inflammation de la plèvre.

Suivant que l'emphysème siège dans les scissures du poumon, à la base de cet organe, à son côté externe ou interne, ce bruit de frottement se fait entendre ou profondément, ou vers le diaphragme, ou vers la plèvre costale, ou vers le médiastin.

De même que la crépitation, les râles sibilans et sifflans s'entendent surtout dans les profondes inspirations; ainsi le bruit de frottement, que la palpation peut quelquefois saisir, se reconnaît surtout dans les grandes inspirations.

L'emphysème inter-lobulaire est une maladie d'assez longue durée, à moins cependant que l'infiltration n'occupe une grande partie du tissu cellulaire des deux poumons ou ne gagne le médiastin et le tissu sous-cutané.

PRONOSTIC.

Le pronostic de l'emphysème inter-vésiculaire repose sur la connaissance de sa cause.

Cet emphysème pouvant être la suite d'une fracture de côtes, d'une plaie pénétrante de la poitrine, d'une contusion, ou d'une compression du thorax, son pronostic varie suivant que la fracture des côtes est accompagnée d'un nombre plus ou moins grand d'esquilles; que la plaie est plus large et profonde; et la contusion ou compression plus forte.

Quand il s'étend au tissu cellulaire du tronc, si l'infiltration n'est pas trop grande, et si la cause ne persiste pas toujours, la résorption peut encore avoir lieu; dans le cas contraire, le malade succombe dans des angoisses extrêmes, et cela, toujours promptement.

Enfin, *Laennec* dit n'avoir vu personne mourir de cette affection, quand elle est bornée au poumon. Il pense que l'air est absorbé et que les cloisons inter-lobulaires reviennent peu-à-peu à leur état naturel.

Le docteur *Piedagnel*, au contraire, dans son *Mémoire qu'il a lu à l'Académie*, le 10 *février* 1829, prétend que cet emphysème est souvent cause de mort; et cela, parce que deux malades, atteints de bronchite aiguë, moururent subitement, et que leurs poumons étaient crépitans! Mais la crépitation, ainsi que je l'ai prouvé, n'est point un signe suffisant pour caractériser l'emphysème inter-aréolaire (le seul que cet *auteur* admette): l'on ne peut donc pas ajouter foi au pronostic du docteur *Piedagnel*.

DIAGNOSTIC.

L'emphysème cellulaire ne peut être confondu qu'avec la dilatation des vésicules; et, comme dans l'une et l'autre circonstances le traitement est à peu près même, l'erreur

de diagnostic ne peut entraîner de graves conséquences.

Cependant, le bruit de frottement est rare dans l'emphysème vésiculaire, tandis qu'il est à peu près constant
quand il y a infiltration aérienne du tissu cellulaire.

Lorsque l'emphysème inter-lobulaire est accompagné
d'emphysème du cou et du tronc, par suite d'une contusion,
d'une plaie pénétrante de la poitrine, le diagnostic, est
moins embarrassant.

TRAITEMENT.

Il faut commencer par attaquer la cause : ainsi l'on doit
combattre le catarrhe pulmonaire aigu ou chronique, les
fractures de côtes, la plaie pénétrante ; ainsi l'on doit chercher à enlever les corps étrangers introduits dans la
trachée-artère ; « *Louis* rapporte un cas dans lequel la ré-
tention de l'air, gêné par un corps étranger dans la trachée, produisit un emphysème pulmonaire ; il ajoute qu'on
a de la peine à croire que le gonflement des vésicules
pulmonaires et du tissu inter-aréolaire ne soit pas un symptôme essentiel de la présence d'un corps étranger dans la
trachée, quoique aucun auteur n'y ait fait attention
Breschet, *Dict. des sci. médic. t. XII, p. 7* ».

Quand l'infiltration de l'air s'est propagée dans le tissu
cellulaire extérieur, quelques mouchetures, dit *Laennec*,
faites dans les points où l'emphysème est le plus considérable, suffisent ordinairement pour le dissiper.

Mais lorsque l'infiltration fait de grand progrès, lorsqu'elle envahit rapidement le tissu cellulaire des organes
internes, on a conseillé les incisions à la peau, afin d'ou-

vrir une voie à l'air infiltré. *Dupuytren*, n'avait aucune confiance en ce moyen, comme il le dit dans ses *leçons orales* (*t. I, p.* 117); j'ai été témoin du fait qu'il rapporte à l'appui de son opinion, et de plusieurs autres semblables; cependant ce moyen pourra devenir utile si, comme l'avait dit M. *Larrey*, on applique des ventouses sèches sur les incisions (*Dict. des sc. médic.*).

CHAPITRE III.

HYPÉRÉMIE PULMONAIRE.

L'hypérémie pulmonaire n'est autre chose qu'une accumulation de sang, lente ou prompte et insolite dans les vaisseaux capillaires du poumon (voir hypérémie bronchique *t. I, p.* 261).

On l'appelle aussi, *Pneumohémie* (*Piorry*), *Congestion pulmonaire, Pléthore du poumon, Polyémie pulmonaire.*

De même que, en général, la congestion sanguine se divise en active et en passive, ainsi il faut reconnaître, avec M. *Andral* (*Anat. pathol., t. II, p.* 11), l'hypérémie pulmonaire *active* et l'hypérémie pulmonaire *passive*: autrement dit, une hypérémie *sthénique* et une hypérémie *asthénique.* L'on doit encore admettre une *hypérémie cadavérique,* c'est-à-dire qui ne s'effectue qu'après la mort. Cette dernière ne rentrant que très-secondairement dans le plan de cet ouvrage, je ne m'en occuperai pas.

L'hypérémie mécanique reconnaît pour causes, une compression sur les artères pulmonaires, ou une dilatation des parois de l'oreillette gauche, un vaste kyste ovarique, une hydropisie ascite. En effet, ces lésions agissent mécaniquement en empêchant le retour du sang artérialisé dans l'oreillette gauche: de là, parconséquent, stase sanguine dans les vaisseaux du poumon et congestion du tissu pulmonaire.

Chez les enfans (*Journ. hebd.*, 1834, *t. II, p.* 420), la densité du tissu pulmonaire, les modifications brusques de la circulation, la rapidité avec laquelle s'exécute l'hématose pulmonaire, la difficulté de l'expectoration, le décubitus dorsal prolongé, sont des circonstances favorables aux congestions sanguines pulmonaires. (Voyez hypérémie bronchique et pneumonie hypostatique.)

Le poumon est rouge, brun, tacheté; plongé dans l'eau il ne se tient point à la surface du liquide; si on le comprime entre les doigts, on sent qu'il contient plus de liquide que d'air; si on l'incise, il en ruisselle un liquide plus ou moins rouge (voyez *Bonet*, *Sepulch.*, *t. I, p.* 582, *de* 1700; pneumonie hypostatique; œdème du poumon.): dans ce cas, les poumons sont très-volumineux et remplissent la cavité thoracique (*Bonet*, *lib. II*, § *I*, *obs.* 55 *et* 56; *et Piorry Traité de médecine pratique*). Suivant ce dernier *auteur*, le râle crépitant reconnaît pour cause ce liquide écumeux (voyez prolégomènes), auquel il a donné le nom d'écume bronchique. (Voyez hypérémie bronchique.)

Plus l'hypérémie sera grande ou plus les vaisseaux du parenchyme pulmonaire seront engorgés, plus alors il faudra d'air pour artérialiser le sang : et comme cette hypérémie comprime les cellules aériennes, il doit nécessairement pénétrer dans le tissu pulmonaire un volume d'air moindre que celui qui y pénètre dans l'état habituel, de là, l'altération du sang et ses conséquences : comme la céphalgie etc.

3

A l'aide de la connaissance de ces faits, l'on se rend compte assez facilement de la fréquence et de la profondeur des mouvemens inspirateurs ; de la dyspnée, caractérisée par des inspirations accélérées, profondes ; par des expirations fréquentes, saccadées, courtes, chaudes et incomplètes; et de la brièveté de la parole, qu'on observe sur un sujet atteint de cette sorte de congestion pulmonaire.

C'est encore par ces faits que l'on comprend le facies du malade. Quand celui-ci est gravement atteint, ses yeux sont abattus, la bouche sèche, la langue noire et quelquefois couverte de fuliginosités, ainsi que les gencives et les lèvres qui sont violacées; son teint est livide, plombé. On entend du râle ; quelquefois l'expectoration, toujours plus ou moins difficile, est rouillée.

Si la congestion sanguine augmente, il arrive un moment où la quantité d'air atmosphérique, introduite dans les cellules aériennes, devient très-minime ; que le sang n'est plus vivifié, bien plus, le sang artérialisé ne pouvant traverser les canaux qui le rapportent à l'oreillette gauche, vû la compression qu'ils éprouvent par l'accumulation du sang (*nimis comprimit sanguis annexa iis vascula distendens aut copia, aut turgentia, aut quacumque remorante causa difficilius transiens per pulmones, Morgagni, lib. II, épist. XV, § 17* ; voyez aussi *Bonet, Sepulchretum, liber I, Sect. XXII, obs. X, XI et XXX*), il en résulte un refoulement dans le cœur droit, dans le système veineux et dans tous les organes parenchymateux, comme le foie, la rate et les poumons etc. Alors, la dyspnée se montre grande, et devient d'autant plus forte que le tissu pulmonaire s'engorge davantage et que les bronches se remplissent. L'intérieur de celles-ci ne tarde pas à contenir un liquide rougeâtre,

spumeux, assez semblable à celui que l'on rencontre dans
l'engouement pulmonaire (voir pneumonie, caractères anatomiques). Ce liquide n'est rien autre chose qu'une exhalation sanguine qui se forme à la surface de la muqueuse
bronchique, et qui se mêle avec l'air et les mucosités des
bronches. Dans ce moment, les râles crépitant et muqueux
sont sensibles à l'auscultation soit à distance soit immédiate
ou médiate; bientôt les bronches se remplissant de plus en
plus; et, l'expectoration devenant d'abord difficile puis
impossible, le patient tombe dans le râle des agonisans
(râles laryngés et trachéaux muqueux, entendus par l'auscultation à distance); la face devient livide, bouffie, les
lèvres violacées, les membres froids. Un voile semble
couvrir les yeux qui sont à demi-couverts par les paupières;
le brillant de la cornée est terni; la mémoire diminue, les
perceptions deviennent faibles, l'intelligence s'enfuit;
quelquefois il y a des rêverasseries, un petit délire tranquille, qui ressemble à de la typhomanie (délire qui se
montre dans les affections typhoïdiennes); quelquefois, il y
a de la raideur dans les membres dans le sens de la flexion :
cette raideur est tantôt volontaire, tantôt involontaire; le
malade, couvert d'une sueur froide, est étendu dans son
lit, sur son dos, sans faire aucun mouvement, et expire
tranquillement; ou bien, il se lève subitement de son lit et
veut sortir, comme pour fuir le danger; mais, c'est envain
« hœret lateri lethalis arundo »; car il tombe et meurt.
Hippocrate avait entrevu cette sorte d'asphyxie; car il dit :
la trachée-artère se remplit...., on tombe dans le râle : la
respiration devient aussitôt fréquente; enfin la trachée se
bouche entièrement, et l'on périt (*Traité des Maladies,
livre I, chapitre XIII*). C'est là, *l'asphyxie* ou *l'anhématosie*

par l'écume bronchique du docteur *Piorry*, qui l'a si bien décrite dans plusieurs de ses nombreux ouvrages, parmi lesquels je citerai : un *Mémoire sur cette asphyxie*, son *Traité de médecine pratique;* et son *Traité de diagnostic.* C'est elle qui donne la mort à la plupart des malades.

Cependant, je dois dire que cette asphyxie n'est point une affection idiopathique, mais toujours symptomatique, qu'elle accompagne toujours une autre maladie dont elle est une conséquence, et qu'elle n'est que le dernier degré et le plus terrible symptôme de la congestion ou hypérémie pulmonaire.

2.° Si une personne affaiblie par l'âge, par une maladie, ou par toute autre cause reste long-temps dans une même position horizontale, ses poumons viennent à s'hypérémier. En effet, dans ce cas, les lois de la pesanteur l'emportent sur celles de la capillarité et sur toutes les autres de l'hydrostatique, le sang tend à stagner dans les parties déclives du poumon.

Cette *Pneumohémie* marche lentement, obscurément, et souvent se transforme en pneumonie hypostatique (voir le chapitre V de cette Section), ou se termine par résolution ou par l'asphyxie par l'écume bronchique.

Dans cette hypérémie, comme dans la précédente, les crachats sont spumeux, tenaces, rouillés ; la résonnance et l'élasticité des parois de la poitrine sont diminuées dans les points qui correspondent aux parties congestionnées du poumon. Là aussi, l'auscultation découvre un léger râle sous-crépitant, à bulles inégales et souvent du râle muqueux ; dans les parties saines, elle fait entendre une respiration puérile, plus ou moins forte, suivant l'étendue de l'engouement : les autres symptômes sont ceux que j'ai décrits

ci-dessus. Le traitement repose sur deux points principaux :
1°· le changement de position ; 2°. les toniques.

Cette congestion ayant lieu dans les parties les plus déclives du poumon et augmentant en raison directe de la durée de la position il découle naturellement de là , ce fait, suvoir : que moins long-temps un malade, affaibli, gardera la même position, moins ses poumons seront susceptibles de se congestionner (*voir pneumonie hypostatique*).

Une des causes principales, ai-je dit, de cette hypérémie, est la faiblesse et le manque de tonicité des vaisseaux capillaires. On doit donc joindre au moyen précédent les remèdes capables de réparer les forces du malade et de rendre du ton à ses vaisseaux.

Ces remèdes sont les toniques. Parmi eux il faut choisir les vins généreux : tels sont ceux de Bordeaux, de Malaga; puis les préparations de l'écorce du Pérou, ou les sels ferrugineux. C'est en pareil cas que l'on doit recommander au malade l'abstinence de boissons aqueuses, par la raison que celles-ci contribuent à augmenter l'exhalation bronchique.

3°. De même que, généralement (contre l'opinion de M. *Rochoux*), il est reconnu par les travaux de *Corvisart*, de MM. *Bouillaud, Bricheteau, Piorry*, que l'hypertrophie soit simple, soit concentrique ou excentrique du ventricule gauche est une cause fréquente des congestions cérébrales; ainsi, il faut encore admettre cet excès de force des parois du ventricule du cœur gauche comme une cause prédisposante et efficiente de l'hypérémie active du parenchyme pulmonaire; comment ne point admettre, pour les poumons, ce qui d'ailleurs serait contre toute évidence, ce

qui a lieu pour le cerveau, le foie, la rate, etc ! Le mécanisme de cette hypérémie étant facile à concevoir je ne le
décrirai point.

Ce que je viens de dire sur l'hypertrophie du ventricule gauche, considérée comme cause efficiente et prédisposante de la congestion active du poumon, s'applique
également à la même lésion des parois du ventricule
pulmonaire.

Il est encore une affection qui entraîne souvent à sa
suite l'hypérémie active du poumon : je veux dire la fièvre
inflammatoire (*Pinel*), ou angioténique (*Frank, Bouillaud*),
ou hématosique sténique (*Récamier*), ou hémite (*Piorry*).

L'on sait que, dans cette fièvre, la congestion (douleur
mobile de *Broussais*) se jette soit sur le cerveau ou le
foie, ou les reins, ou les intestins ; soit sur les poumons.

Lorsque ceux-ci sont hypérémiés, aux symptômes communs à toute fièvre synoque, se joignent les suivans :

Il y a de la dyspnée plus ou moins forte ; les inspirations
sont courtes et fréquentes et l'expiration chaude ; le malade
ressent de la chaleur dans la poitrine ; il a de la toux qui
revient de temps en temps ; le pouls est large, plein, fréquent, souvent mou ; la peau offre une chaleur halitueuse.
(*Pinel, Nosog.*, et *Boisseau, Pyrét.* 4 édit., p. 89.)

De son côté, la percussion trouve la poitrine moins sonore
qu'elle ne devrait l'être ; et le stéthoscope la respiration
moins pure, moins forte par place ; tandis que, dans d'autres
endroits, elle est plus intense que ne le comporte l'état de
santé.

Les autres symptômes sont les mêmes que ci-dessus.

Une légère expectoration ou une sueur copieuse, ou une
hémorrahagie quelconque ou une faible diarrhée annoncent

la fin de l'hypérémie qui se prolonge rarement au-delà de trois à quatre jours, sans manifester des symptômes non équivoques, de bronchite ou de pneumonie (*l. c.*). (Voyez ces maladies.)

Le meilleur traitement à opposer à cette hypérémie, est une large saignée, proportionnée à la force du sujet, à l'intensité de la maladie; c'est encore à elle qu'il faut recourir pour combattre l'hypérémie active et quelquefois mécanique, quand bien même les extrémités seraient froides, le pouls petit, intermittent, la face livide, et la respiration râlante. En effet, dans ces cas à peine le sang commence-t-il à couler, que le pouls se rapproche de l'état normal; que la respiration devient moins gênée, la figure moins livide.

L'émétique à hautes doses, surtout quand il n'y a point tolérance, est encore indiqué; mais, comme son effet est moins prompt que celui de la saignée générale, celle ci doit avoir la préférence.

Ici encore l'on doit défendre les boissons abondantes.

D'après tout ce que j'ai dit sur la marche et les terminaisons des hypérémies du tissu pulmonaire, il découle clairement, ce me semble, que l'asphyxie par écume bronchique n'est point une maladie spéciale du poumon; mais bien un symptôme, et une des terminaisons de certaines congestions du parenchyme du poumon. Je ne dois donc pas consacrer un chapitre spécial à cette asphyxie. (Voyez hypérémie bronchique.)

CHAPITRE IV.

PNEUMO-HÉMORRHAGIE.

Dans les différentes hypérémies du poumon que j'ai passées en revue dans le chapitre précédent, l'on a pu remarquer que les lésions anatomiques, premières, si je puis ainsi m'exprimer, consistaient dans l'accumulation du sang dans les vaisseaux pulmonaires, de là dans les vésicules ; et dans l'augmentation de l'exhalation vésiculaire ; dans l'*Apoplexie pulmonaire de Laennec*, que M. *Andral* préfère appeler *Pneumo-hémorrhagie*, l'hypérémie, ou congestion, consiste en un épanchement de sang dans une cavité que ce fluide s'est creusée au milieu du parenchyme pulmonaire, en le déchirant.

L'apoplexie pulmonaire ou pneumo-hémorrhagie n'est donc qu'une hypérémie pulmonaire portée à un haut degré.

ÉTIOLOGIE.

Les causes occasionnelles de la pneumo-hémorrhagie sont en grande partie les mêmes que celles de la broncho-hémorrhagie (voir IIIme. section, chapitre II et le chapitre III de cette IVme. section).

Les maladies organiques du cœur; la suppression d'hé-morrhagies habituelles: comme l'épistaxis, le flux hémorrhoïdal, les menstrues; la pléthore sanguine générale; l'impression subite d'un air froid quand le corps est en sueur, celle continue d'une chaleur ou d'un froid excessifs, en sont les causes les plus fréquentes, ainsi que la faiblesse et l'épuisement (voyez gangrène du poumon, pneumonie). Mais comme souvent ces causes subsistent sans produire l'apoplexie du poumon, il est nécessaire d'admettre une prédisposition, en vertu de la quelle tel individu, quoique placé dans les mêmes conditions qu'un autre, sera plutôt que ce dernier atteint de pneumo-hémorrhagie.

Les uns, avec *Laennec*, font jouer un grand role à l'exhalation comme cause de l'épanchement; les autres, avec M. *Bricheteau*, admettent, comme cause principale, les obstacles qui s'opposent au retour du sang. L'on ne saurait adopter exclusivement l'une ou l'autre ces deux opinions, et dans tous les cas on est forcé d'admettre une cause prédisposante.

CARACTÈRES ANATOMIQUES

Laennec (*l. c.*) et *Andral* (*Clin. médic.* 2e. édit., *t. II*, *p.* 164) pensent que l'épanchement sanguin a lieu dans les vésicules pulmonaires. Cet épanchement offre les phénomènes suivans: il est plus ou moins gros, assez exactement circonscrit, rarement unique. L'on en rencontre quelquefois deux ou trois, dans un seul poumon ou dans les deux à la fois. Son siège de prédilection est le centre du lobe inférieur, ou la partie postérieure et moyenne du poumon. Cet engorgement est noir, dur; la dureté dépend, suivant M. *Andral*, de la résorption de la partie la plus liquide du sang épanché et de la rapide coagulation de celui qui reste. La couleur de noir foncé vient de la stase de ce sang, soit veineux, soit artériel, au milieu des tissus, et du dépôt de la matière colorante; c'est là une des formes de la mélanose (voyez préface, p. xxiv).

Le plus ordinairement cet épanchement n'est point endurci, au contraire il est extrêmement mou et il s'en écoule une grande quantité de sang qui y semble comme épanché (*Andral*).

Si l'on incise cet engorgement hémoptoïque on voit qu'il offre un aspect d'un brun rouge, noir, au milieu duquel on distingue les aires des vaisseaux et des bronches. Si l'on racle les lèvres de l'incision, l'on en enlève un peu de sang noir, à demi coagulé, mais qui ne ressemble en rien à celui qu'on obtient de la même manière dans les différens degrés de l'inflammation du poumon. En effet, dans l'engorgement, c'est un liquide rougeâtre, spumeux; dans le ramollissement rouge, c'est une sérosité sanguinolente ; et dans l'hépatisation grise, l'on n'obtient que du pus (voir pneumonie).

Si, après les avoir fait macérer, on soumet au lavage les foyers apoplectiques, le tissu du poumon reprend sa couleur naturelle, en même temps que l'on trouve les vésicules déchirées, en plus ou moins grand nombre : ce qui n'a point lieu dans la pneumonie.

L'hémorrhagie peut être considérable (voyez *Haller Opuscula pathologica , obs. XVI*) et même assez pour que la plus grande partie de l'un des poumons ne représente plus qu'une sorte de bouillie où l'on ne distingue plus qu'un reste de parenchyme ; et du sang épanché, en partie liquide et en partie coagulé. *Corvisart* (*Commentaires sur le Traité de la Percus. par Avenbrugger*, p. 227), *Andral* (*t. II, p.* 167), rapportent chacun, une observation dans laquelle l'épanchement énorme, formé d'abord dans le tissu pulmonaire, s'est fait jour dans la plèvre.

Quoi qu'il en soit, le tissu du poumon qui environne l'engorgement est ordinairement sain ; il est crépitant, rarement un peu infiltré ; tantôt il est pâle, d'autres fois rosé. En général, l'apoplexie est exactement circonscrite.

La circonscription tranchée de la pneumo-hémorrhagie lui sert de signe anatomique différentiel, surtout quand il s'y joint une couleur noire ou mélanosée.

Laennec pense que quelquefois la résolution de l'engorgement à lieu.

Suivant M. *Cruveilhier*, les foyers sanguins du poumon peuvent suivre la même marche que ceux du cerveau (*Anat. Pathol.*).

Ainsi, quelquefois, les parties engorgées se transforment peu à peu, par suite de l'absorption de la partie liquide du sang, en des noyaux durs, d'un noir épais, qui deviennent corps étrangers et que la nature enveloppe d'un kyste (*Mériadec Laennec*) : c'est le mélanose enkystée.

D'autres fois, rarement il est vrai, ces engorgemens se ramollissent et se changent en autant de foyers purulens, remplis d'un liquide, de couleur lie de vie, formé par un mélange de pus, de sang et de détritus pulmonaire (voyez Gangrène).

M. le docteur *Rousset* (*Recherches sur les hémorrhagies, Paris* 1829) pense que les fréquentes cicatrices que l'on rencontre dans les poumons, reconnaissent pour cause, plus souvent l'apoplexie que la phthisie.

M. *Bricheteau* (*Archi. génér. de Médecine*, décembre 1836) prétend, contrairement à ce que disent MM. *Bouillaud, Cruveilhier,* M. *Laennec* et M. *Rousset,* que jamais les foyers sanguins pulmonaires ne deviennent enfermés dans un kyste, comme les apoplexies cérébrales, parce qu'il n'y a pas analogie de tissu, de composition et de fonction entre le cerveau et le poumon. Ce motif ne prouve rien à mon avis.

L'apoplexie pulmonaire précède-t-elle ou reconnaît-elle pour cause le ramollissement du poumon? C'est un point sur lequel les anatomo-patologistes ne sont point tout-à-fait d'accord: suivant M. *Andral,* le ramollissement est tantôt cause, tantôt effet de la pneumo-hémorrhagie ; telle est aussi l'opinion généralement adoptée pour les hémorrhagies cérébrales.

Outre les lésions que j'ai indiquées ci-dessus l'on rencontre encore des affections organiques du cœur : comme un rétrécissement des orifices, une hypertrophie du ventricule droit et quelquefois du gauche, des tubercules, des kystes et des masses cancéreuses dans le poumon.

SYMPTOMES, MARCHE, TERMINAISONS.

On a vu (rarement je dois le dire) l'apoplexie pulmonaire arriver subitement, sans aucuns symptômes avant-coureurs, et tuer le malade comme dans l'observation de *Corvisart.*

Mais, le plus souvent, cette hémorrhagie est accompagnée de symptômes généraux.

Ces symptômes étant les mêmes que ceux de l'hémoptysie, je renvoie le lecteur au chapitre où il est question de cette dernière maladie (voir IIIe. Section, chap. II). Je vais m'arrêter seulement sur quelques-uns d'entre-eux.

L'apoplexie pulmonaire peut, quelquefois, n'être pas accompagnée de crachemens de sang (*Laennec et Andral*) : cela a lieu quand le foyer n'occupe que peu d'étendue : *Laennec*, dans ce cas, la nomme *Apoplexie latente*.

Mais, le plus souvent, cette affection est accompagnée d'un crachement de sang, rouge, vermeil, écumeux; plus ou moins abondant; continue ou intermittent. La quantité de sang rendu par la bouche n'est point toujours en raison directe de celle de celui épanché dans le tissu du poumon. Ainsi, une hémoptysie très-abondante peut être la suite d'un faible engorgement sanguin; comme celui-ci, être la cause d'une légère hémoptysie.

Lorsque les crachats deviennent fétides, noirs, sanieux, verdâtres, diffluens, on doit craindre que l'apoplexie ne se transforme en noyau gangréneux. (Voyez gangrène du poumon.)

Là dyspnée est grande, les mouvemens de la poitrine sont inégaux, irréguliers, intermittens, grands et petits tour à tour (*Collin*).

Quant à la toux, elle est telle que je l'ai décrite en parlant de l'hémoptysie.

Chez l'enfant, l'apoplexie pulmonaire a pour symptômes prédominans : la difficulté de la respiration ; un cri obscur, pénible et court et la suffocation (*Billard*). Ces symptômes sont ceux de l'hypérémie pulmonaire, seulement ils sont portés à un haut degré.

Je vais maintenant m'arrêter sur le diagnostic différentiel, ce qui me conduit à parler des signes donnés par la percussion médiate et l'auscultation.

Quand les foyers apoplectiques sont petits, la percussion, même plessimétrique, est d'un faible secours; à fortiori lorsqu'il n'y a qu'un seul engorgement et qu'il siège au centre du poumon; cependant, si le noyau hémoptoïque a une certaine étendue, la percussion rencontrera de la matité dans le lieu qui lui correspondra, tandis qu'ailleurs le thorax aura conservé sa sonoréité et son élasticité naturelles. M. *Piorry* dit (*Percussion médiate et Traité de diagn.*) avoir pu ainsi reconnaître et circonscrire plusieurs apoplexies pulmonaires.

Lorsque l'épanchement sanguin est abondant, comme dans l'observation de *Corvisart*, et, qu'en outre il s'étend jusque dans la plèvre, la matité doit être de toute évidence et très-facile à saisir.

Si l'engorgement hémoptoïque est petit, ou situé profondement, le stéthoscope n'est pas plus heureux que le plessimètre pour le signaler.

Il y a quelque temps que, malgré les précautions les plus grandes et l'attention la plus minutieuse apportées à la percussion médiate et à l'auscultation, je n'ai pu rencontrer des foyers apoplectiques, que tout me faisait soupçonner, chez un confrère. Je me rappelle avoir vu le docteur *Piorry*, (j'étais alors chef de clinique interne par intérim à la Pitié) en diagnostiquer un chez une phthisique ; la fille *Marois*. Cette fille n'ayant point succombé; le diagnostic ne put être vérifié. (*Clini. de la Pitié, en* 1852, *par Piorry; pag.* 52.)

Quoi qu'il en soit, voici, suivant *les Auteurs*, quels sont les signes stéthoscopiques.

Absence ou diminution de la respiration dans l'étendue du foyer, et, quand celui-ci est considérable, souffle bronchique (*Clin. médic. obs. XII, Andral*) et par suite de la bronchophonie ; du râle crépitant, autour du point où la res-

piration manque ou est diminuée sensiblement. Ce râle, dit
Laennec, a toujours lieu au début de la maladie ; plus tard,
il cesse souvent de se faire entendre. Deplus on reconnaît
vers la racine du poumon, un râle muqueux à grosses
bulles, dont les parois minces semblent fréquemment
crever par excès de distension.

Si l'engorgement apoplectiforme tend vers la résolution,
la matité doit diminuer en raison directe de la marche rétrograde
du mal et la sonoréité reparaître suivant la même loi; la
dyspnée diminue aussi.

Lorsque l'engorgement apoplectique se transforme en
foyer purulent, l'on ne tarde point à entendre du râle
muqueux circonscrit qui peut se transformer en râle caverneux, et être remplacé par du souffle caverneux et de
la pectoriloquie : symptômes qui indiquent une caverne
pulmonaire (voyez phthisie pulmonaire).

TERMINAISONS.

Le docteur *Rousset* (*voir sa Thèse*) dit que la portion
hypérémiée du poumon peut se ramollir, se transformer
en foyer purulent qui peut s'ouvrir tout à coup à travers
les bronches, sous la forme d'un liquide rouge sale ; et que
la pectoriloquie indique que l'excavation s'est vidée complètement (note de M. *Laennec*).

C'est à l'aide de cette explication que M. *Genest* (voir
gangrène du poumon) pense rendre compte, dans la majorité des cas, de la gangrène pulmonaire.

Quand la pneumo-hémorrhagie se termine par gangrène,
le pouls du malade devient petit, moins fréquent ; la figure
froide, pâle, livide, plombée, aplatie ; l'haleine fétide ; la

dyspnée grande; la prostration extrème; les crachats puants, noirâtres, verdâtres, diffluens, sanieux, etc., (voir le chapitre cité).

Dans ces deux cas, la mort, très-souvent, est la terminaison.

Le malade peut encore succomber subitement ou à une succession d'hémorrhagies pulmonaires et bronchiques qui l'épuisent, ou à la phthisie pulmonaire, ou à une affection organique du cœur.

La pneumo-hémorrhagie n'entraîne pas toujours la mort.

PRONOSTIC.

Le pronostic de l'apoplexie pulmonaire est toujours grave attendu que cette hémorrhagie accompagne presque toujours une lésion organique du poumon, ou du cœur, et, qu'à tout instant, même pour un faible écart soit dans le régime surtout, soit dans le traitement, elle peut reparaître.

La broncho-hémorrhagie est très-grave chez un sujet tuberculeux ou prédisposé aux tubercules. Elle est encore plus grave lorsqu'elle se montre dans les poumons d'un individu épuisé, c'est-à-dire prédisposé à la gangrène du poumon.

Le pronostic est d'autant plus sérieux, que le foyer est plus vaste, que le sujet est plus exposé à des rechutes, et que des symptômes de gangrène sont apparens.

DIAGNOSTIC.

On est forcé de convenir que le diagnostic d'un foyer apoplectique pulmonaire est toujours, à moins qu'il ne soit très-considérable, d'une très-grande difficulté ; et qu'il est rarement impossible de ne pas confondre la pneumo avec la broncho-hémorrhagies. Ce qui du reste, importe fort peu, attendu que le traitement est le même dans l'un et l'autre cas.

TRAITEMENT.

Le traitement de l'apoplexie est le même que celui de l'hémoptysie : ainsi les saignées générales et copieuses, le repos, le silence, l'inspiration d'un air frais, la diète, les boissons froides, les lavemens drastiques, etc., en forment la base. Viennent ensuite les saignées locales pour rappeler ou remplacer une hémorrhagie habituelle, puis les révulsifs (voyez le traitement de l'hémoptysie).

Lorsque la gangrène a lieu, il faut avoir recours à la thériaque, aux chlorures (voyez, pour plus amples détails, le chapitre gangrène du poumon).

CHAPITRE V.

PNEUMONITE.

La *Pneumonite* est l'inflammation du parenchyme pulmonaire.

Arétée, Cullen, Laennec etc., désignaient cette phlegmasie sous le nom de *Péripneumonie; Sydenham, Huxam, Linnée, Vosgel, Brown* l'appelaient *Pleuro-pneumonie; Triller*, **MM.** *Roche* et *Piorry* la nomment *Pneumonite*; c'est elle que *Macbride, F. Hoffmann* décrivent sous le nom de *Fièvre péripneumonique* et qui, vulgairement, est dite *Fluxion de poitrine.*

Par tissu ou parenchyme pulmonaire, j'entends la muqueuse bronchique et vésiculaire, les vaisseaux sanguins et le tissu cellulaire qui unit entre-elles toutes ces parties.

Cette affection grave (*Baglivi, Laennec, Andral, Chomel*) est très-anciennement connue, c'est une des maladies qui ont été le mieux étudiées, et sur la nature de laquelle les opinions sont le mieux arrêtées.

La pneumonite peut être simple : ce qui est très-commun au dire de *Laennec*; ou compliquant d'autres affections; ou compliquée par elles.

Rarement elle est circonscrite à quelques lobules isolés : le plus communément, elle envahit un ou plusieurs lobes du même poumon ; et, ce n'est que quelquefois qu'on l'a voit occuper en même temps les deux poumons.

Elle peut être aiguë ou chronique ; continue ou intermittente et épidémique.

On l'a voit quelquefois affecter le caractère bilieux (*Stoll*) ; la forme la latente (*Sydenham, chap. VI, in-4.°, édit. de* 1725, *Huxam dissert. sur les pneumonies*).

J'aurai soin de l'étudier sous toutes ces formes et sous d'autres encore qu'il est inutile d'indiquer ici.

ÉTIOLOGIE.

La pneumonie, comme toutes les autres affections, reconnaît deux ordres de causes. Dans le premier, viennent se ranger les causes prédisposantes ; dans le second, l'on place les causes, dites occasionnelles ou déterminantes.

Je dois étudier séparément chacun de ces ordres de causes.

Causes prédisposantes.

La prédisposition à la pneumonie n'est encore que fort peu connue, et malheureusement ; car, dit M. *Chomel*, dans presque tous les cas, la pneumonie se développe sous l'influence d'une prédisposition intérieure dont l'essence nous échappe ; avant ce *professeur, Laennec* avait dit : rien n'est plus commun que de rencontrer des pneumonies auxquelles on ne saurait assigner des causes occasionnelles.

Hippocrate qui a écrit fort au long sur la péripneumonie dans son *Traité des maladies internes*, a fait des remarques, qui, chaque jour, sont reconnues justes : après avoir observé que les causes ordinaires des maladies internes sont les boissons, l'échauffement, le refroidissement, il dit avoir remarqué que les vents froids du nord-est amènent les maladies de poitrine (sin aquilonia tempestas fuerit, tusses movet (*Aph. I et V, Sect. III*).

On reconnaît, dit *Huxam*, qu'immédiatement après avoir eu froid, les poumons sont plus ou moins fatigués par la toux.

La pneumonie est, en général, une maladie de l'hiver et des climats froids; elle est rare dans les régions équatoriales (*Laennec*).

Il découle de tout ceci, qu'une des causes prédisposantes de la pneumonie consiste dans le froid, les brusques variations atmosphériques; aussi observe-t-on chaque jour que l'inflammation du poumon est fréquente chez les individus exposés à ces variations de température et aux intempéries de l'air : comme les forgerons, les boulangers, les manœuvres, les charpentiers, etc.

Sur quatre-vingt dix-sept pneumonies ; de février en août, il s'en est montré quatre-vingt et une. (*Louis* et *Chomel*; *Dict. de médec.*, *p.* 210, *t. X.*)

La pléthore sanguine, admise comme cause de pneumonie par *Hippocrate* (*Régime, ch. V*), par *Huxam*, doit être considérée comme une cause prédisposante.

M. *Andral* pense que tous les âges sont à peu près également disposés à l'inflammation du poumon.

Cependant, le *Professeur Chomel* a trouvé que l'époque de la vie, à laquelle on est le plus exposé à cette phlegmasie, est celle de 20 à 30 ans ; car, sur cinquante six sujets, vingt-huit avaient cet âge.

De son côté, M. *Guersent* dit avoir remarqué que les trois cinquièmes, au moins, des enfans qui meurent dans les hôpitaux, depuis la naissance jusqu'à la première dentition, succombent à des pneumonies latentes.

De plus l'on sait qu'il y a une forme de pneumonie qui affecte surtout les vieillards, les personnes faibles, qui gardent pendant long-temps la position horizontale : pneumonie entre-vue par *Sydenham* (*l. c.*), par *Boerhaave* (*Prax. méd.*, *vol.* 4, *de Peripneumoniâ nothâ*), qui a été étudiée à fond par mon ancien maître, M. le docteur *Piorry* (*Clini. médic.*) et qu'il a désignée sous le nom de *Pneumonie hypostatique.*

Ainsi l'on voit que la pneumonie, qui peut attaquer les enfans pendant la vie intra-utérine (*Mauriceau, Billard*), ceux qui sont à la mamelle, les adultes et les vieillards, s'adresse cependant le plus souvent à la première enfance, à la vieillesse, puis à l'époque de la vie qui se trouve comprise entre vingt et trente ans.

Sur quatre-vingt dix-sept cas de pneumonie M. *Chomel* ne trouva que vingt quatre femmes : donc, il est évident que le sexe entre pour beaucoup dans la prédisposition à la phlegmasie du poumon. La cause principale de cette énorme différence, dit M. *Bouillaud* (*Dict.*, *p.* 381, *t. XIII*), vient évidemment de ce que la nature des occupations des femmes les expose moins que les hommes aux causes occasionnelles ou déterminantes de la pneumonie. Ainsi, c'est parce que les femmes sont moins exposées que les hommes aux variations atmosphériques et aux intempéries de l'air, qui constituent, comme je l'ai dit plus haut, une cause prédisposante puissante à la pneumonie, que parmi elles la pneumonie est moins fréquente que parmi les hommes. S'il

en est ainsi, ilest évident que l'influence du sexe rentre
dans celle du froid, des variations de température et des
intempéries de l'air.

Les tubercules sont encore une cause puissante de
phlegmasie du poumon : chez les phthisiques, dit M. *Andral*
(*Clinique*, *p.* 513, *t. I*, 2°. *édit.*), l'inflammation aiguë
du poumon paraît être déterminée par l'irritation habituelle
que la présence des tubercules produit dans le parenchyme
pulmonaire.

Enfin, parmi les causes prédisposantes, l'on doit ne
point oublier certains miasmes putrides (*Huxam*); certaines éruptions cutanées et la morve aiguë chez l'homme
(*Académie de Médecine*, *séance du* 9 *Octobre* 1838).
Dans la dothiénentérie c'est ordinairement la pneumonie
hypostatique qui se montre, et qui est produite par la
faiblesse, jointe à la position déclive dans laquelle se
trouve la partie malade du tissu pulmonaire.

Telles sont les causes que, dans l'état actuel de la
science, l'on peut regarder comme formant la prédisposition
à la pneumonie. Mais il doit nécessairement y en avoir
encore bien d'autres qui ne sont pas connues; car par
exemple, la chimie et la physique ne nous ont point
encore montré les causes prédisposantes qui sont constituées
par la nature des sécrétions et les variations électriques.

Causes occasionnelles ou déterminantes.

Elles sont très-nombreuses et variées. Parmi elles je
citerai les contusions du thorax, les plaies pénétrantes de
poitrine; les amputations et autres grandes opérations;
les vastes brûlures (*Dupuytren*, *Leçon t. I*, *p.* 437); un
chagrin violent et subit (*Roche et Sanson*, *p.* 429, *t. I*,
3°. *édit.*); les cris, les courses forcées et celles faites
contre le vent; la disparition d'une maladie cutanée; la

suppression d'une hémorrhagie habituelle, d'un exutoire ancien, d'un ulcère ; l'inspiration d'un air chargé de poussière (voir corps étrangers dans les bronches et le tissu pulmonaire), de gaz irritans.

Parmi les causes occasionnelles, on cite les suivantes , comme les plus communes et les plus puissantes: le passage subit du chaud au froid, quand le corps est en sueur; l'ingestion des boissons froides dans les mêmes circonstances ; le refroidissement partiel d'une partie quelconque du corps, la poitrine ou les pieds surtout. *Huxam* insiste fortement sur la correspondance qu'il y a entre le poumon et les extrémités inférieures.

Je dois dire aussi que je suis convaincu que, très-souvent, le passage du froid au chaud amène l'inflammation pulmonaire. (Voir *t. I, p.* 265.)

A tous ces causes déterminantes, il faut joindre la bronchite capillaire (*Broussais, Andral*), l'inflammation de la plèvre (*Huxam*), du foie (*Boerhaave, Stoll*), la rougeole, la coqueluche, la variole, et, chez les petits enfans, la gangrène de la bouche et l'entérite chronique (*Rilliet et Barthez*). C'est à la réunion de la pneumonie à la pleurésie que l'on a donné le nom de *Pleuro-pneumonie*: maladie que j'aurai soin de décrire en parlant de la pleurésie.

CARACTÈRES ANATOMIQUES.

Les lésions anatomiques, que laisse après elle l'inflammation du poumon, varient suivant la période de la malladie pendant laquelle le malade a succombé.

Je vais, aussi brièvement et exactement que possible,

décrire toutes ces lésions que, grâce aux travaux de *Laennec,* de MM. *Broussais, Andral,* l'on reconnaît si bien maintenant.

Sur deux cents dix pneumonies, M. *Andral,* en a trouvé cent vingt-une droites; cinquante-huit gauches; vingt-cinq doubles et six dont le siège n'a pas paru déterminé.

Sur quatre-vingt huit cas, il a trouvé quarante-sept fois l'inflammation du lobe inférieur, trente fois celle du lobe supérieur, et onze fois le poumon enflammé dans toute son étendue (*Clinique,* t. *I, p.* 508).

Laennec (*Traité de l'auscultation, t. I, p.* 593) a reconnu trois degrés dans l'inflammation du parenchyme pulmonaire : il les a désignés sous les noms 1°. d'engouement ; 2°. d'hépatisation rouge; 3°. d'hépatisation grise.

Le professeur *Andral* appelle ces deux derniers degrés ramollissement rouge, ramollissement gris. Dans l'état, qu'on désigne le plus ordinairement sous les noms d'hépatisation rouge et grise, dit cet auteur, le poumon est singulièrement ramolli et très-friable; dans quelques cas beaucoup plus rares seulement, il est plus dur que lorsqu'il est sain.

Que l'on nomme ces degrés de l'inflammation pulmonaire hépatisation ou ramollissement; on ne peut nier ceci: c'est que, comme le dit *Laennec,* on remarque une augmentation d'humidité.

Sur le même sujet, dans un même poumon, voire dans un seul lobe, l'on peut rencontrer les caractères anatomiques des trois degrés de la pneumonie.

Dans l'engouement, ou premier degré anatomique de l'inflammation du parenchyme pulmonaire, le poumon est plus lourd, plus compact, moins souple que dans l'état naturel. Il présente, à l'extérieur, une couleur foncée, livide et violacée. En le comprimant entre les doigts, on reconnaît qu'il est crépitant, mais bien moins que dans l'état normal. Souvent la crépitation est aussi faible que celle que fournit le poumon d'un fœtus qui n'a point respiré. L'on sent qu'il est engorgé par un liquide. Si on l'incise, ou le déchire, l'on voit ruisseler, des lèvres de la plaie, un liquide spumeux, plus ou moins visqueux, trouble et rougeâtre ; et le tissu pulmonaire paraître d'un rouge livide. Comprimées entre les doigts et lavées, ces parties se dégorgent de la matière spumeuse qu'elles contiennent et reprennent leur élasticité et leur crépitation naturelles.

Cette matière spumeuse n'est autre chose que de la sérosité mêlée à du sang. (Voyez œdème du poumon, l'hypérémie des bronches et du poumon.)

La durée moyenne et ordinaire de ce degré est de trois jours : ce n'est guère qu'après ce laps de temps qu'il passe à l'hépatisation complète.

Bayle, le premier, a désigné cet état du poumon sous le nom d'engouement (*Rech. sur la Phth. pul.*, *p.* 378 *et* 379).

Il est rare de rencontrer seulement de l'engouement dans un poumon ; dans le cas où cela est, cependant, on ne peut que difficilement reconnaître si cet état est le premier degré de l'inflammation, ou un résultat hydro-statique de l'engorgement sanguin qui a presque toujours lieu dans les derniers instans de la vie et auquel le docteur *Piorry* a donné le nom d'écume bronchique (voyez hypérémie des bronches et du poumon).

Pour parvenir à distinguer ces deux genres de lésions anatomiques, il faut se rappeler que la mort arrive très-rarement par la seule cause d'une inflammation au premier degré du poumon, puis avoir égard aux symptômes offerts pendant la vie.

De l'engouement, le tissu pulmonaire enflammé ne passe pas directement au ramollissement rouge; il devient plus dense, plus friable et se laisse écraser avec plus de facilité que dans l'engouement; le liquide qu'il contient est aussi moins abondant et moins spumeux.

Cet état inflammatoire du parenchyme pulmonaire, intermédiaire entre l'engouement et l'hépatisation, a reçu le nom de splénisation. (*Andral et Chomel.*)

Dans le deuxième degré ou hépatisation rouge, le tissu du poumon est encore plus lourd, plus compact, moins perméable à l'air et moins crépitant que dans la splénisation. Sa couleur extérieure est uniformément rouge. Sa friabilité est grande; la moindre pression l'écrase. Il paraît plus volumineux que le poumon sain. MM. *Broussais* (*Exam. des doct.*, t. *II*, p. 718), *Roche* (*Elém. de pathol.*) soutiennent que, quelquefois, il porte l'empreinte des côtes. *Laennec* et M. *Andral* n'ont jamais vu cette empreinte que le docteur *Rampold* (*Gazette médic.* 1838) dit avoir remarquée sur un poumon enflammé et gangréné. (Voir le chapitre gangrène du poumon.)

Si on l'incise, le liquide rouge qui s'en écoule n'est plus aussi écumeux, ni si abondant que dans le premier degré, et l'on remarque que son parenchyme paraît composé d'une foule de petits grains rouges et oblongs.

Le ramollissement rouge dure d'un à trois jours avant que des points d'infiltration purulente ne se manifestent dans son intérieur.

Si l'on examine le poumon d'un individu, qui a succombé sur la fin de la résolution d'une inflammation pulmonaire, on le trouve plus ou moins gorgé d'un liquide, spumeux, rougeâtre. Les lobes qui contiennent du liquide (qui est la cause du râle sous-crépitant humide, ou redux) ne s'affaissent point au contact de l'air, ne surnagent point à l'eau. (Voyez œdème du poumon, et hypérémie pulmonaire.)

Dans le troisième degré, l'on trouve encore des granulations; seulement, au lieu d'être rouges, elles sont blanches ou grises. Ces granulations sont disséminées ou agglomérées.

Le tissu pulmonaire très-pesant, ramolli, est tout-à-fait imperméable à l'air. Quand on l'incise, l'on voit se former des petites gouttelettes d'un pus inodore, quelquefois mêlé à du sang. Souvent, pour le faire couler, il faut presser le parenchyme, mais très-légèrement; car, étant très-friable, une légère pression sur une place suffit pour y déterminer une cavité qui se remplit de pus.

C'est ce degré que l'on appelle hépatisation grise ou ramollissement gris : est-ce à lui qu'on doit rapporter le premier cas de suppuration au poumon, décrit par *Hippocrate* (*Des maladies internes*)?

La durée moyenne du ramollissement gris est de deux à six jours.

Laennec admet encore la formation d'abcès dans le parenchyme pulmonaire. Ces abcès, d'abord niés, sont maintenant reconnus possibles; moi-même j'en ai observé un : le pus avait le caractère de pus louable, inodore; contenant quelques stries de sang; il était enfermé dans une poche arrondie, dont la grosseur égalait celle d'un œuf de pigeon. Il était situé dans le lobe supérieur du poumon droit. Je n'ai pu obtenir aucun renseignement sur le sujet qui me l'a offert et qui m'avait été livré dans une distribution faite à l'*Ecole pratique*. Ordinairement ces abcès sont situés dans la profondeur du poumon.

Dans la pneumonie traumatique, c'est-à-dire dans celle qui reconnaît pour cause une résorption purulente ou une phlébite (*Dance, Maréchal,* MM. *Blandin, Sanson*), les abcès sont, en général, petits, nombreux, disséminés à la surface du poumon qui est sain autour d'eux.

Les uns regardent ces abcès comme autant de pneumonies lobulaires; les autres comme des produits d'une exhalation. Les premiers admettent la phlébite, les seconds la résorption pure et simple. L'on ne saurait adopter exclusivement l'une ou l'autre de ces opinions.

Quand l'inflammation pulmonaire succède à la grippe (voyez cette maladie) il n'est pas rare de rencontrer des cylindres pseudo-membraneux, blanchâtres, solides, procédant des ramuscules bronchiques vers les troncs. (*Nonat*, *Gaz. méd.*, t. *V*, p. 114. Voyez bronchite pseudo-membraneuse.)

L'inflammation n'occupe pas toujours, dans toute son étendue, une portion plus ou moins grande du poumon; souvent on trouve et surtout chez les enfans, des points enflammés, isolés et séparés les uns des autres par un tissu parfaitement sain.

Ces parties malades peuvent offrir toutes les nuances de l'inflammation.

Tantôt on n'observe qu'un petit nombre de ces points, tantôt ils sont très-multipliés; et si, comme le dit M. *Andral,* on les réunit par la pensée, on voit qu'ils occupent une grande partie du parenchyme pulmonaire.

Cette sorte de pneumonie, qui a reçu les noms de *lobulaire* ou *vésiculaire,* ne doit point être confondue avec la pneumonie *lobaire,* qui veut dire, pneumonie qui a envahi tout un lobe.

L'inflammation du parenchyme pulmonaire a encore d'autres terminaisons que la résolution et la suppuration ; c'est d'elles que je vais m'occuper.

La phlegmasie peut se terminer par gangrène « *Hippocrate* (*Coaques*), *Baglivi* (*Opera, Lugd., p.* 87), *Boerhaave* (*Aphorisme* 844), *Stoll* (*Aph.* 161), *Huxam* (*l. c.*) ; voyez gangrène du poumon » ; ce qui n'est pas moins rare que la formation des abcès; *Laennec* en rapporte plusieurs exemples, aux quels il faut joindre les 63, 64, 65me. *Observations* de la *Clinique* de M. *Andral* et la *deuxième* du docteur *Rampold*.

Quand l'inflammation est passée à l'état chronique, outre les altérations ci-dessus décrites, le poumon peut encore présenter deux autres états que le professeur *Andral* à nommés induration grise, induration rouge.

Le tissu, au lieu d'être ramolli, est dur et sec ; tantôt il est rouge, d'autres fois il est gris. Au centre de ces indurations l'on peut rencontrer des points ramollis et pâteux; comme si le tissu était ramolli et putréfié.

C'est à une pneumonie chronique qu'il faut rapporter, l'engorgement gris, vitriforme que l'on rencontre presque toujours dans les poumons tuberculeux.

La pneumonie chronique n'existe point chez les enfans (*Rilliet* et *Barthez*); chez eux après l'âge de huit à neuf ans, l'on ne rencontre plus la forme lobulaire et mamelonnée . (*Léger, Thèse*, 1825, et M. *Burnet*). La pneumonie mamelonnée partielle, ou formée par des noyaux circonscrits, n'est point la seule qui se rencontre chez les enfans, on en trouve encore une autre disséminée : celle-ci se montre ordinairement d'emblée ; celle-là accompagne les affections chroniques et se montre surtout chez les jeunes enfans *Rilliet* et *Barthez*).

La muqueuse des bronches qui se rendent dans le tissu pulmonaire enflammé, offre des traces de phlegmasie aiguë ou chronique (voyez bronchite aiguë et bronchite chronique).

Morgagni (*Lettre XXI*, § 5) attribue aux péripneumonies la grosseur beaucoup plus considérable de l'artère bronchique, les varices de l'un des vaisseaux qui accompagnent les bronches, l'union beaucoup plus étroite qu'à l'ordinaire de ces vaisseaux avec les bronches.

Cet auteur a démontré aussi (*Lettres XX* et *XXI*) combien il est fréquent pendant une péripneumonie de voir s'accumuler, dans le péricarde, de la sérosité épaisse.

Très-souvent, la séreuse qui tapisse le poumon malade offre des signes de phlegmasie. Ainsi, l'on trouve, à sa surface, des fausses membranes, et, dans sa cavité, un épanchement séreux, purulent, sanguin (voyez pleurésie).

M. *Broussais* (*Phlegm. chron.*, *p.* 74, *t. I*, 4me. *édit.*) croit que le point de départ de la pneumonie est dans les vaisseaux capillaires du parenchyme du poumon. Il est certain, dit-il, que la péripneumonie est, dès le moment de son début, la phlegmasie de tous les capillaires sanguins de l'organe respiratoire.

M. *Andral*, au contraire, pense que le siège prinicpal de l'inflammation est dans la muqueuse des vésicules pulmonaires (*l. c.*, *p.* 502).

Pour prouver cette proposition, il s'appuie surtout sur le point de départ de l'expectoration sanguinolente, sur le siège du râle crépitant, (on verra plus bas que l'expectoration rouillée et le râle crépitant sont les deux symptômes les plus constans de la pneumonie).

Le docteur *Roche* (*Elém. de path.*, *t. I*,) a adopté cette manière de voir.

Cependant on est porté à croire que le point de départ de la pneumonie est dans les vaisseaux sanguins quand elle est hypostatique; ou accompagnée des symptômes de la grippe (voir cette maladie), ou d'une affection de l'organe central de la circulation, ou de phlébite.

SYMPTOMES.

Au début de l'inflammation et tant que la fièvre est intense, la face est ordinairement rouge. Plus elle est vultueuse, plus la fièvre est grande. La rougeur souvent est bornée aux pommettes et même à celle qui se trouve du côté du poumon enflammé. Cette rougeur dépend du décubitus, suivant les uns (*Andral*); et du siège de l'inflammation, suivant d'autres. M. *Bouillaud* a remarqué que la rougeur de la pommette correspond souvent à la phlegmasie du lobe supérieur du poumon du même côté.

Dans quelques pneumonies très-violentes, les yeux sont étincelans, fixes et enflammés; le visage est bouffi, et presque livide. (*Huxam*, *ch. I*, *l. c.*)

En général, plus la dyspnée est grande, plus le visage est livide.

Lorsque la suppuration a lieu, le teint devient jaune, l'œil abattu.

Dans la pneumonie, suite de phlébite ou de résorption purulente, le visage peut être rouge, très-injecté, ou pâle avec une nuance ictérique.

Lorsque le point de côté est violent, le facies exprime la souffrance, l'inquiétude, surtout pendant les inspirations profondes : une contraction subite et passagère des muscles de la face accompagne la toux (voyez pleurésie).

Chez l'enfant, la figure, souvent colorée, peut devenir bouffie et œdémateuse ; les ailes du nez sont tirées en dehors.

Lorsque la pneumonie offre le cachet bilieux, une nuance ictérique colore la sclérotique, et jaunit légèrement les parties voisines du nez et de la bouche.

Le visage devient ordinairement, aplati, pâle, livide, plombé, dans les cas où l'inflammation se termine par la gangrène (voir gangrène du poumon).

Dans la pneumonie chronique, il est pâle, jaune, terreux, comme dans la phthisie pulmonaire (voyez cette maladie).

La peau est chaude, brûlante, souvent elle se couvre de sueur ; il est à remarquer que les vésicatoires, employés contre l'inflammation du poumon, réussissent très-souvent (quand la pneumonie est simple), si, le lendemain de leur application il survient des sueurs. Ce que je dis des vésicatoires s'applique également à l'émétique à hautes doses.

Les sueurs peuvent être générales ou partielles ; chaudes ou froides (voyez pronostic).

Le pouls est large, plein, quelquefois petit et concentré (*Huxam*). Il n'est irrégulier, intermittent que sur le déclin de la maladie, lorsque la terminaison doit être funeste, ou quand il y a complication d'une affection organique soit du cœur soit de l'aorte.

Sa grande fréquence est toujours en raison directe du nombre des mouvemens respiratoires : quelquefois, on le voit revenir à son type naturel quoique la respiration devienne de plus en plus accélérée (voyez pronostic).

Terme moyen, il donne cent pulsations à la minute, on le voit aller jusqu'à en donner cent trente à cent quarante dans le même laps de temps (voir pronostic).

Lorsqu'après de nombreuses évacuations sanguines, l'inflammation paraissant se résoudre, le pouls cependant conserve toujours de la dureté et de la raideur, on doit soupçonner une hypertrophie du ventricule gauche du cœur.

Il n'est point rare de rencontrer des malades dont le pouls est revenu à l'état physiologique, quoique la phlegmasie pulmonaire ne soit pas encore terminée; et d'autres, chez lesquels, la fréquence du pouls persiste, quoique la partie enflammée semble revenue à son état naturel. Dans ce dernier cas, où nos moyens d'investigation sont insuffisans en ne démontrant point qu'il reste encore un noyau phlegmasique, ou c'est le sang lui-même qui est malade, (voyez *l'article hémite du Traité de Médecine pratique* de mon savant maître, le docteur *Piorry*).

De la chaleur de la peau, réunie à la fréquence du pouls résulte la fièvre: dans la majorité des cas, elle s'annonce par un frisson dont la durée et l'intensité sont très-variables.

En général, la fièvre, qui, tous les soirs, a un redoublement, est proportionnelle à l'intensité de l'inflammation et à son étendue. Terme moyen, la phlegmasie des lobes supérieurs entretient plus long-temps que celle des autres lobes, le mouvement frébrile et le rend aussi plus intense.

Souvent la fièvre, affectant la forme hématosique sténique, angioténique, inflammatoire, précède de quelques jours les symptômes de la phlegmasie pulmonaire : ce qui prouve alors (car il n'y a point d'effet sans cause), ou que l'inflammation avait trop peu d'étendue et d'intensité pour se révéler par d'autres symptômes, ou qu'il y avait tout simplement hémite.

La fièvre, assez souvent, persiste long-temps après la disparition des autres symptômes de la phlegmasie; dans ces cas, l'on doit redouter la formation ou la présence de tubercules ; d'autres fois au contraire, elle cesse bien avant les symptômes stéthoscopiques et plessimétriques : ce phénomène est surtout très-sensible chez les pneumoniques non saignés et traités par l'oxide blanc d'antimoine.

Le sang tiré de la veine est presque toujours recouvert d'une couenne dont l'épaisseur, la quantité, la couleur et la densité varient suivant bien des circonstances. Quelquefois le sang de la première saignée n'en offre pas. L'absence de cette couenne peut encore dépendre de ce que l'ouverture de la veine est trop petite, la bande trop serrée, ou de ce que la peau recouvrant l'orifice empêche que le sang ne sorte à plein jet (*Huxam*). En général, plus on répète les évacuations sanguines, moins la couenne est abondante et épaisse.

Il peut se former des congestions au cerveau : de là, la céphalalgie, et, quelquefois, le coma que *Laennec* regarde comme d'un mauvais augure, surtout chez les vieillards pléthoriques ; le délire avec respiration courte, signe mortel a dit *Hippocrate*. (*Coaq.* 94, *ch. I.*)

Suivant *Laennec*, le délire furieux est moins à craindre que le coma (voyez *Huxam*). Jusqu'alors je n'ai encore rencontré qu'un seul malade qui délira pendant plusieurs jours, il guérit quoique atteint d'une pneumonie double.

Un léger délire taciturne accompagne très-souvent la pneumonie hypostatique et la pneumonie, suite de résorption purulente : il ressemble beaucoup à la typhomanie (forme de délire que l'en rencontre dans la fièvre typhoïde).

La plupart des auteurs regardent l'inflammation du sommet du poumon droit, comme produisant plus souvent le délire, que celle de toute autre partie des poumons. Ce fait est trop généralisé, et je ne suis point le seul de cet avis; car je lis, dans le *Traité de diagnostic* du docteur *Piorry* (*t. 3, page* 316) : je l'ai vu (le délire.) coïncider quelquefois avec cette lésion, mais à coup sûr, ce n'est pas dans la moitié des cas.

La langue est ordinairement pâteuse, blanche, humide, quelquefois rouge et sèche, rarement amère. Il n'est pas extraordinaire de la voir fendillée, noirâtre, et cela, surtout dans la pneumonie hypostatique et dans celle qui reconnait pour cause la phlébite.

La chaleur piquante de la surface de la langue suffit, suivant le docteur *Addison*, dans beaucoup de cas, pour faire reconnaître la pneumonie à son premier degré. Je ne dis pas, écrit cet *observateur*, que ce phénomène se présente exactement dans tous les cas, bien que je ne l'aie pas vu manquer; mais je puis affirmer que quand l'inflammation est bornée à la poitrine, quelques variés que soient les tissus envahis par l'inflammation, on peut affirmer qu'il y a pneumonie. (*Gaz. médic. de Paris*, p. 667, 1857.)

Je puis dire que, depuis cette remarque, j'ai questionné tous mes pneumoniques sur ce point de pathologie et que pas un ne me l'a accusé. *Hippocrate*, avait déjà, et bien inutilement, attaché beaucoup d'importance à l'état de la langue. (*Voir Traité des maladies internes, liv. II, chap. XIV et XV*; *Liv. III, ch. XVII.*)

L'appétit ordinairement est ou nul ou diminué, et la soif augmentée.

La constipation n'est point rare dans la pneumonie et quelquefois elle se transforme en une diarrhée critique. Quand la pneumonie est chronique le dévoiement survient fréquemment avec ou sans coliques (voyez pronostic).

Les vomissemens ne se montrent que lorsque la pneumonie est compliquée d'une inflammation de l'estomac.

Les urines sont ordinairement rouges, épaisses, et laissent un dépôt briqueté. *Hippocrate* (*De vict. acut.*, § 53) a remarqué que, lorsque l'urine est épaisse et abondante, elle emporte la péripneumonie et que, si elle reste long-temps rousse et limpide (ce qui prouve que la coction de la maladie n'a pas lieu), il est dangereux que les forces du malade ne puissent point suffir à la coction de l'affection (*Pronost.*, *ch. VIII*) ; il a encore remarqué, et avec raison, que c'est un mauvais symptôme quand l'urine, d'épaisse qu'elle était d'abord, devient tenue : perniciem urina præ se fert quæ ex nigrà in tenuem transit. (*Coaques, ch. XXVI, etc.*)

Lorsque la pneumonie est passée à l'état chronique, les forces diminuent chaque jour ; le malade, miné qu'il est par la fièvre, les sueurs, l'expectoration, la diarrhée, tombe dans le marasme.

La douleur peut manquer, ou n'exister que sourdement et cela parce que le tissu pulmonaire est peu sensible comme le dit *Arétée*: péripneumonia, dit *Hoffmann*, plus periculi quàm doloris affert.

Comme, souvent, l'inflammation du poumon est accompagnée d'une pleurésie, il arrive fréquemment aussi que le point de côté devient manifeste. Dans ce cas, il affecte le siège, la forme, l'intensité de celui de la pleurésie simple. (Voyez cette maladie.) M. *Andral* croit que la douleur ne subsiste que lorsqu'il y a en même temps pleurésie.

Dans la pneumonie par phlébite, le malade accuse des douleurs vagues, erratiques, quelquefois aiguës dans tout le thorax.

Le décubitus n'offre rien de bien tranché : le plus ordinairement il est dorsal, ou diagnonal vers 'le côté malade.

Dans la pneumonie, les parois pectorales, qui correspondent au poumon malade, restent toujours mobiles, à moins que la pleurésie n'accompagne l'inflammation du poumon (voyez pleurésie).

Lorsque l'inflammation occupe une très-grande étendue d'un poumon, ou les deux organes à la fois, le patient est souvent forcé de se tenir assis, le torse plus ou moins incliné en avant.

L'air expiré est chaud, quand la fièvre est intense; il n'est froid que lorsque la terminaison funeste est imminente; et fétide que dans les cas où la phlegmasie produit la gangrène (voyez gangrène du poumon).

En général, la respiration est accélérée, incomplète et difficile, quelquefois douloureuse.

La dyspnée varie suivant l'idiosynorasie du malade, l'étendue de l'inflammation, son siège, sa marche et ses complications.

Certains individus sont, toutes choses égales d'ailleurs, affectés d'une dyspnée plus grande, et cela, à cause de leur tempérament, de leur sensibilité morale; des variations hygrométriques, barométriques et surtout électriques de l'atmosphère.

Ordinairement, plus la surface enflammée est grande, le point douloureux intense; plus la dyspnée est grande; elle peut même être portée jusqu'à l'orthopnée.

M. *Andral* a remarqué que la pneumonie des lobes supérieurs donne lieu, toutes choses égales d'ailleurs, à une dyspnée plus grande que celle fournie par la pneumonie des autres lobes.

Moins l'inflammation met de temps à envahir le tissu pulmonaire, plus la dyspnée qui résulte de la phlegmasie est intense. En effet, en pareil cas, l'influence de l'habitude n'a pas le temps de se faire sentir.

Il est bien évident que si la pneumonie vient attaquer un poumon infiltré de tubercules ; ou celui d'un individu porteur soit d'un œdème du poumon, soit d'une affection de l'aorte, soit du cœur, la dyspnée qui résultera de l'ensemble de ces deux maladies devra être grande.

La dyspnée peut ne se faire sentir au malade que pendant les mouvemens ; celui-ci peut même n'en accuser aucune, tandis que l'œil du médecin la saisit très-bien, si le patient vient à causer, tousser ou à faire quelques mouvemens.

Souvent, après avoir éprouvé une grande diminution et même après être disparue entièrement, elle se montre de nouveau, soit telle qu'elle avait été, soit moindre, soit plus forte.

Le médecin doit toujours tenir compte de la fréquence de la respiration et de ses autres caractères ; en effet, aidé de la connaissance exacte de la marche de ce symptôme, il pourra très-souvent apprécier les phases de l'inflammation pulmonaire.

C'est la dyspnée jointe à la douleur pleurétique qui rend brève, saccadée et entrecoupée la parole des pneumoniques.

Chez l'enfant, le cri est incomplet, étouffé ; il existe plus particulièrement dans la reprise (voir prolégomènes) : ce qui n'a pas lieu dans l'état de santé.

La toux est commune dans la pneumonie, je ne l'ai vue manquer que quelquefois.

L'époque à laquelle elle se montre n'est point toujours

même : ainsi, tandis qu'elle précède la pneumonie, lorsque celle-ci succède à la grippe, à la bronchite capillaire (voyez ces deux maladies); d'autres fois, elle ne paraît qu'en même temps que l'inflammation pulmonaire, ou même que quelque temps après. J'ai dit plus haut qu'elle pouvait manquer : ce n'est pas chose rare.

La fréquence et l'intensité de la toux dépendent de plusieurs circonstances : plus la bronchite est intense, plus elle est capillaire, plus alors la toux est quinteuse et opiniâtre.

Elle est douloureuse quand le point de côté est violent, ou la bronchite intense.

La toux, d'abord sèche, quand la pneumonie ne succède point à une bronchite quelconque, ne tarde pas ordinairement à être suivie d'expectoration; cependant, cette dernière peut manquer comme j'ai eu l'occasion de le voir plusieurs fois.

L'expectoration dans la pneumonie est caractéristique, et tellement, suivant M. le docteur *Louis* (*Lecons orales* 1833), que tous les autres symptômes venant à manquer; ce qui ne peut guère avoir lieu que dans une pneumonie lobulaire ou centrale, seule elle suffit pour faire diagnostiquer l'inflammation pulmonaire.

On ne peut assigner l'époque à laquelle les crachats deviennent caractéristiques; effet, tantôt ils le sont dès le début; tantôt ils ne le sont que plus tard; d'autres fois, ils ne le sont pas du tout; et même ils peuvent manquer, comme je l'ai dit ci-dessus.

Paraissant le plus ordinairement au commencement de l'inflammation, ils sont transparens, plus ou moins visqueux, écumeux et faciles, selon le degré de la phlegmasie. A cette époque, ils forment une nappe au fond du vase.

Plus l'inflammation est intense, plus alors la masse est tremblotante, gélatiniforme et adhérente aux parois du vase.

Leur teinte est d'un rouge foncé, safrané, vert et jaunâtre, suivant la quantité du sang qui se trouve intimement uni et mélangé au mucus : alors ils sont rouillés, comme on le dit.

Dans la pneumonie du lobe supérieur, ce caractère pathognomonique de l'expectoration persiste, terme moyen, durant dix jours; et pendant sept, dans celle des lobes inférieurs.

Souvent ils acquièrent une telle viscosité que le malade ne peut les rendre que très-difficilement et même pas du tout. Dans ce dernier cas, ils s'accumulent dans les bronches, les remplissent ainsi que la trachée : ce qui détermine l'asphyxie (*Traité des maladies, liv. I, chap XIII*). *Hippocrate* a aussi dit (*Coaq. ch. II*) : le crachat, dans toutes les péripneumonies, doit se rendre facilement, promptement, être jaune; bien mêlé..;tout ce qu'on crache avec peine, à la suite d'une toux violente, qui ne diminue ni la douleur ni l'oppression, démontre que la maladie va mal.

Deux fois, j'ai vu les crachats de la pneumonie tout-à-fait rouges, rutilans, comme ceux de l'hémoptysie.

L'inflammation se dissipe-t-elle ! ils deviennent rares, moins visqueux, moins rouillés et sont expectorés plus facilement.

Lorsque, dit *Huxam* et avec quelque raison, une nouvelle douleur se fait sentir avec un peu de violence, l'expectoration, quoique libre et abondante auparavant, cesse tout-à-coup, ou se fait avec beaucoup de peine : la violence de la douleur ne permettant pas à la poitrine de se dilater suffisamment, ni aux *muscles des poumons*, du thorax et de l'abdomen, d'agir avec assez de force pour rejeter la la matière ; sans compter que l'inflammation empêche que la mucosité, destinée a lubrifier la membrane interne de la trachée-artère et des bronches, ne se sépare en assez grande quantité, pour faciliter l'expulsion des matières qui y sont contenues (*l. c.*, *chap. II*).

Si, dans le cours de l'inflammation, il y a récrudescence, ils redeviennent visqueux et rouillés ; mais tous ne sont pas tels, parce que la récrudescence n'occupe pas tous les points à la fois.

Dans la pneumonie au troisième degré, ils sont tout-à-fait purulents ; ou bien ils sont transformés en un liquide, ayant la consistance de l'eau de gomme, d'un jaune brunâtre, plus ou moins foncé et même tout-à-fait noir, assez semblable à du jus de réglisse ou de pruneaux. Très-souvent, ces crachats coïncident avec une pneumonie au troisième degré : c'est à **M.** *Lherminier* (*voyez Clinique d'Andral*) que l'on doit cette remarque. *Laennec* ne croit point à cette donnée de l'ex *médecin de la charité*.

Dans tous ces cas, l'expectoration, comme l'haleine du malade, n'offre aucune odeur caractéristique. Il n'en est plus de même lorsque la phlegmasie pulmonaire se termine par gangrène. Voici quel est alors l'aspect des crachats (voyez gangrène du poumon), j'en emprunte la description à *Huxam* : la matière est livide, glaireuse et sanieuse ; elle ressemble à de la lie de vin rouge, quelquefois plus noire et très-puante. *Hippocrate* (*Coaques*), *Baglivi* (*Opera, Lugd. p.*', 87) avaient reconnu le mauvais signe, indiqué par ces crachats ; ce dernier dit : qui spuunt sanguinem nigrum, porosum ad instar spongiæ, eis pars sphacela corrupta est in pulmone, et omnes pereunt.

Chez les enfans l'expectoration est -nulle, parce qu'ils ne savent pas cracher ; chez les vieillards elle est nulle ou très-difficile, en général.

A l'aide de tous les symptômes que je viens d'exposer, l'on peut assez souvent, non seulement reconnaître une inflammation pulmonaire, mais encore en suivre les progrès ascendans ou descendans ; cependant il est de la dernière nécessité de connaître ceux fournis par la percussion et l'auscultation.

Dans l'engouement, la résonnance diminue, le son perd un peu de sa clarté : le plessimètre seul alors peut indiquer ces phénomènes.

A mesure que l'inflammation marche, la sonoréité s'enfuit et finit par disparaître (la pneumonie est au second ou au troisième degré) ; la matité remplace la résonnance et augmente de plus en plus ; l'élasticité disparaît entièrement ; enfin le doigt qui frappe sur le plessimètre fait percevoir une sensation telle, qu'elle seule suffit pour faire affirmer qu'il y a une induration quelconque dans le poumon.

Tous ces symptômes peuvent occuper une surface plus ou moins étendue et ils ont ceci de caractéristique : c'est qu'ils ne changent point de place quelle que soit la position qu'on fasse prendre au malade (voyez Phthisie pulmonaire, Pleurésie).

Lorsque la résolution de la maladie a lieu, on voit diminuer la matité, la résistance au doigt ; puis reparaître peu à peu un son obscur, puis clair, accompagné d'élasticité.

En général, pour rendre plus sensibles les phénomènes plessimétriques, le médecin doit percuter comparativement le côté sain de la poitrine.

On comprend d'après toutes ces données que, par le moyen de la percussion médiate, l'on peut facilement, dans certaines circonstances, limiter l'inflammation pulmonaire.

Quand la pneumonie occupe la racine du poumon, qu'elle est ou centrale ou lobulaire, la percussion peut bien ne fournir aucun renseignement; cependant, lorsque la pneumonie centrale, au second degré, a envahi une grande étendue de tissu pulmonaire, elle peut encore être soupçonnée par le plessimètre; mais, pour cela, il faut une percussion forte; en effet, la percussion légère n'indique que l'état de la lame superficielle du poumon.

Au début de l'inflammation, l'auscultation fait entendre dans les points de la paroi pectorale qui y correspondent, et cela, dans une étendue plus ou moins grande, un râle sec, sonore, crépitant; c'est le râle vésiculaire de M. *Andral* (voir prolégomènes); il altère et obscurcit plus ou moins le bruit respiratoire naturel. A mesure que l'inflammation fait des progrès (sans cependant atteindre la splénisation, voyez plus bas), il devient de plus en plus prononcé et finit par masquer entièrement la respiration vésiculaire normale.

Quelquefois au lieu d'être sec, à grosses bulles, il est humide et à petites bulles; dans ce cas, il annonce que l'inflammation se résout, ou qu'elle succède à une bronchite avec sécrétion.

Ce râle qui indique l'engouement, n'est point toujours aussi tranché (voir prolégomènes); quelquefois il est si faible et si humide qu'il se confond avec le bruit respiratoire; il peut même manquer.

Quand la pneumonie est centrale, le râle crépitant

manque encore plus sûrement que dans la pneumonic lobulaire ; mais alors, on entend dans la lame superficielle qui enveloppe le noyau enflammé, une respiration plus forte que ne le comporte l'état de santé : c'est la respiration puérile (*voir prolégomènes*).

M. *Louis* enseigne que le râle crépitant a une durée plus longue dans la pneumonie du lobe supérieur que dans celle des autres lobes.

A mesure que l'inflammation fait des progrès ; c'est-à-dire qu'elle passe du premier au deuxième degré, le râle crépitant diminue d'intensité et finit par disparaître ; mais alors, on entend pendant l'inspiration, un bruit très-fort, semblable à celui que l'on produit en soufflant dans un tube : c'est le souffle bronchique ou tubaire (voir prolégomènes).

Quand des mucosités s'accumulent dans les grosses bronches, l'oreille perçoit un râle muqueux. Celui-ci annonce souvent aussi la suppuration du poumon ; quelquefois il est si fort et si étendu qu'on le saisit par l'auscultation à distance et qu'il masque tous les autres bruits.

En général, dans les points circonvoisins à celui enflammé, la respiration est puérile ; et quand la pneumonie occupe tout un poumon, la respiration puérile se fait entendre dans l'autre.

Si l'oreille, armée ou non du stéthoscope, est appliquée sur la paroi pectorale dans un point qui correspond à une pneumonie passée au deuxième ou troisième degré, l'on entend, pendant que le malade parle, un retentissement non articulé, sourd, mais quelquefois très-fort de la voix : retentissement qui, ordinairement, n'a pas lieu, ou seulement d'une manière douteuse, à l'état sain. Ce retentissement porte le nom de bronchophonie. (Voir prolég. p. 52.) L'auscultation à distance la fait entendre quelquefois, ainsi que le râle muqueux et le râle crépitant, surtout si l'on approche l'oreille près de la bouche du malade.

La toux rend ordinairement les râles plus sensibles et offre aussi un caractère tout particulier, quand il y a pneumonie au deuxième ou troisième degré. (Voir prolégomènes, p. 64.)

Tous ces différens symptômes ne sont point toujours aussi distincts que je viens de le dire; parce que les uns (souffle bronchique, bronchophonie) peuvent exister à l'état naturel; parce que les autres, peuvent se masquer entre eux (ainsi le râle crépitant peut l'être par le muqueux à grosses bulles); dans tous les cas, il faut toujours comparer le côté malade au côté sain.

Il arrive encore souvent que plusieurs de ces symptômes, quoiqu'indiquant des degrés différens de l'inflammation, persistent ensemble. Ainsi le râle crépitant avec le souffle bronchique; dans ce cas, on peut être assuré que, dans le tissu enflammé, une partie l'est au premier degré; l'autre au second. En général, cette réunion de symptômes, indiquant des degrés différens de l'inflammation, se rencontre le plus souvent dans les pneumonies qui se terminent par résolution.

Je ne parlerai point ici des symptômes fournis par une inflammation circonscrite du tissu pulmonaire qui se termine par la suppuration, attendu que je les ai donnés dans le chapitre précédent.

Lorsque la pneumonie se termine par gangrène, les signes stéthoscopiques et plessimétriques sont tels que je les décrirai dans le chapitre où il sera question de cette maladie.

MARCHE, DURÉE.

La pneumonie s'annonce de plusieurs manières.

Très-souvent, tout à coup frisson, bientôt suivi d'un point de côté, ou point de côté sans frisson ; d'autres fois, toux plus ou moins intense avec fièvre, sans frisson, ni point de côté.

On doit toujours se méfier d'une bronchite capillaire, accompagnée de beaucoup d'oppression et d'une fièvre intense ; parce que, dans ce cas, il est reconnu qu'il n'y a qu'un pas de l'inflammation de la muqueuse bronchique à celle des vésicules. (*Broussais*, *Andral.*) Un rhume récent, nous dit *Pringle*, peut être regardé comme le premier degré d'une péripneumonie. (*Observations sur les maladies des armées ; III*ᵉ*. partie, chapitre III.*)

Il n'est point rare de voir la pneumonie précédée de cet ensemble de symptômes, auquel on a donné le nom de fièvre inflammatoire.(Voyez hypérémie pulmonaire.) Le pouls est large fréquent, la peau est chaude ; le malade accuse de la courbature, de la céphalalgie ; toutes les muqueuses sont injectées .etc. Cet état peut durer un ou plusieurs jours ; alors, si le sujet, qui offre tous ces symptômes, porte une certaine prédisposition, la pneumonie s'annonce en succédant soit à une bronchite, soit à une hypérémie pulmonaire, sans frisson, ni point de côté ; mais avec de la toux et de l'oppression : ce dernier cas est le plus ordinaire. Voilà ce que les anciens appelaient *Fièvre péripneumonique* (*Macbride*, *J. Hoffmann*). En pareille circonstance, la fièvre est elle toujours symptomatique d'une affection pulmonaire, encore assez peu intense et étendue pour se faire reconnaître ? Je ne le pense pas : mais je crois qu'il y a hémite. (Voyez *Médecine pratique de Piorry* et plus loin le chapitre où il est traité de la pleurésie.)

Chez les anévrysmatiques il faut toujours se méfier d'une augmentation subite de dyspnée avec accélération du pouls : en effet, ces symptômes sont souvent le signal de l'inflammation pulmonaire ; ce qui a lieu chez les anévrysmatiques, a lieu aussi chez les phthisiques : chez ces derniers le point de côté accompagne souvent l'arrivée subite de l'oppression et de la fièvre.

Quand l'inflammation du tissu pulmonaire succède à la grippe (voir cette maladie t. I, p. 320), ou affecte la forme hypostatique, elle a une invasion lente et successive.

La durée moyenne de la pneumonie simple est de douze jours.

Lorsque chez un pneumonique, dont la maladie semblait marcher vers la résolution, on remarque tout à coup les symptômes suivans : redoublement de fièvre, de dyspnée ; toux fréquente, opiniâtre, suivie d'une expectoration tenace, redevenue rouillée ; on peut assurément diagnostiquer une recrudescendence de la phlegmasie, surtout si l'on voit de nouveau le râle crépitant être remplacé par de la respiration bronchique ; la matité devenir plus grande etc.

Je vais maintenant m'occuper des différentes formes qu'elle peut affecter, renvoyant au chapitre de la pleurésie ce que j'ai à dire de la *Pleuro-pneumonie.*

Il arrive quelquefois que la phlegmasie du tissu pulmonaire existe sans toux, sans crachats, sans dyspnée avec peu de fièvre et sans symptômes perceptibles par la percussion et l'auscultation. Dans ce cas, qui maintenant est peu commun, la pneumonie est dite *Latente* (notha), elle est rarement primitive.

Quand l'inflammation du tissu pulmonaire reconnaît pour cause la grippe, qu'elle succède à une bronchite ou à une broncorrhée, son invasion est lente et successive ; elle siège presque constamment à la partie déclive (voyez plus haut). L'hématose est promptement gênée ; il y a d'abord faiblesse, puis absence de respiration ; très-promptement le souffle tubaire se fait entendre, sans être précédé de râle menu ou de matité très-marquée (*Piorry*, *Gaz. méd.*, p. 217, 1837).

Dans la pneumonie *bilieuse*, outre les symptômes locaux et généraux que j'ai décrits ci-dessus, on remarque que la bouche est amère, et la langue couverte de mucus hormis à la pointe ; que les crachats sont un peu jaunâtres ; qu'une légère teinte ictérique colore la sclérotique et la peau ; que les urines sont rouges, huileuses et les matières fécales décolorées ; que la soif est vive ; qu'il existe des nausées, des vomissements bilieux ; que l'épigastre est plus ou moins chaud et douloureux.

Cette pneumonie attaque de préférence les hommes aux femmes et aux enfans et se montre surtout dans les contrées marécageuses.

Il est une forme de pneumonie, entrevue par *Boerhaave*, *Sydenham*, *Huxam* (*l. c.*), que le docteur *Piorry* nomme *hypostatique* « ce mot avait déjà été employé par *Boerhaave* (*Aph.* 830) pour désigner un des caractères de l'urine des péripneumoniques » et qui ne fut bien étudiée que par lui (voyez sa *Clinique médicale*). Très-insidieuse à son début et très-souvent mortelle, elle mérite d'être étudiée avec beaucoup de soin.

En vertu des lois de la pesanteur, le sang tend à séjourner dans les parties déclives ; c'est ce qui arrive dans les poumons, surtout chez les enfans, les vieillards et les personnes affaiblies par une longue maladie, chez celles qui ont la fibre lâche ; qui sont grasses, paresseuses ; et cela, surtout dans les temps humides, mous, pleins de brouillard et dans l'hiver. (*Huxam, ch. III, de la fausse péripn.*) Peu à peu, le sang s'amasse dans la partie postérieure et inférieure ; celle-ci se congestionne, s'hypérémie passivement ; et, lorsque cette hypérémie est parvenue à un certain degré, l'inflammation, arrive sans réaction, sans symptômes généraux. Au début, le malade n'accuse ni douleur, ni dyspnée, ni toux, ni fièvre ; c'est là ce qui trompe souvent le médecin, qui fréquemment ne reconnaît le mal que lorsqu'il est déjà au-dessus des ressources de la thérapeutique.

Si, au bout de quelques jours qu'un malade, exposé à une des causes ci-dessus mentionnées, garde la position horizontale, l'on percute la poitrine en arrière, on reconnaît qu'elle perd de sa sonoréité et de son élasticité ; ce qui augmente toujours si la même position est conservée. Bientôt ces phénomènes viennent aussi apparens que dans la pneumonie franche au deuxième degré. L'auscultation fournit des renseignemens non moins utiles que ceux donnés par la percussion médiate. D'abord la respiration vésiculaire paraît moins forte, puis elle devient en quelque sorte humide ; bientôt elle est mêlée à un léger râle souscrépitant humide qui, de plus en plus manifeste, finit par la masquer entièrement : alors le râle est crépitant. Ce n'est qu'à cette époque que, quelquefois, il survient de la toux, de la dyspnée et de la fièvre. Plus tard, apparaissent la respiration bronchique et la bronchophonie.

C'est surtout dans cette espèce de pneumonie et dans celle par résorption purulente (voir plus bas) que la langue, les gencives et les lèvres se couvrent de fuliginosités (voyez

6

Hippocrate, ch. XIV, liv. II, Des maladies), et que le malade est atteint d'un léger délire taciturne : cette forme de pneumonie accompagne souvent la fièvre typhoïde.

Le malade atteint de la pneumonie qui reconnaît pour cause une *phlébite* ou une *résorption purulente* accuse ordinairement les symptômes suivans :

La plaie change très-souvent d'aspect ; les chairs ne sont plus vermeilles ; le pus qui s'en écoule n'est plus louable : il est sanieux, rougeâtre et moins épais. Le patient est jeté dans une grande prostration ; il accuse des douleurs dans les articulations et surtout dans la poitrine : ces douleurs sont vagues, peu intenses ; l'oppression survient accompagnée d'une petite toux, sèche, fréquente, qui ne laisse pas que de tourmenter beaucoup le patient, qui se plaint de frissons, affectant assez bien le type intermittent. Une sueur copieuse couvre sa peau dont le toucher offre quelque chose de visqueux ; une légère nuance ictérique est répandue sur sa peau et colore ses sclérotiques ; ses pommettes sont plus ou moins rouges. Le pouls petit, fréquent, est assez régulier, si ce n'est lorsque la terminaison funeste est prochaine. La langue, les gencives et les lèvres sont couvertes de fulginosités. La soif est ardente, l'appétit nul, quelquefois il y a diarrhée ; le le malade est presque toujours assoupi, et affecté d'un léger délire taciturne. Lorsqu'on le tire de son sommeil, il répond, d'une voix faible, assez exactement aux questions qu'on lui pose ; son œil est triste et son regard à demi éteint ; ses membres sont fréquemment atteints de petits tremblemens et de soubresauts dans leurs tendons.

La percussion et l'auscultation sont d'une faible ressource dans cette affection le plus ordinairement mortelle. La

première peut indiquer l'hypérémie pulmonaire ; la seconde
ne donne aucun renseignement parce que les abcès sont
trop petits.

La *Pneumonie des enfans* se montre rarement d'emblée :
le plus ordinairement elle survient chez les enfans atteints
d'une autre maladie et surtout chez ceux âgés de deux à
cinq ans. (*Rilliet* et *Barthez.*) Suivant ces deux mêmes
Auteurs, elle succède très-souvent à une bronchite, ce que
l'on n'ignore pas depuis long-temps ; ou fréquemment, elle
complique la rougeole, l'entérite chronique, la coqueluche,
la variole et la gangrène de la bouche : j'ai eu soin de
placer ces maladies par ordre décroissant de la fréquence
de leur complication.

MM. *Rilliet* et *Barthez* ont encore émis ces deux propositions : 1.° la forme de la maladie (l'on se rappelle que
j'ai dit qu'elle pouvait être mamelonnée ou disséminée ;
voir caractères anatomiques) dépend de la cause qui lui a
donné naissance ; 2.° la marche qu'elle suit est en rapport
avec celle de l'affection dans le cours de laquelle elle se
manifeste : d'où deux divisions :

1.° Pneumonie lobulaire simple, lobulaire lentement généralisée, ou lobulaire, survenant dans le cours d'une affection chronique : cette première sorte se montre surtout
chez les très-jeunes enfans ; elle est très-difficile à connaître,
fort insidieuse : par suite beaucoup dangereuse ; elle ne se
montre jamais d'emblée et attaque de préférence les enfans
atteints d'une affection chronique intestinale.

2.° Pneumonie lobulaire simple, lobulaire promptement
généralisée, ou lobaire, survenant soit dans le cours d'une
bonne santé, soit comme complication d'une maladie aiguë
et revêtant la forme aiguë. Celle-ci succède souvent à une

bronchite aiguë, et fréquemment se montre d'emblée ; elle
est bien moins grave que la précédente ; bien plus facile à
diagnostiquer, à combattre ; et frappe surtout les enfans de
six à quinze années.

Voici quels sont, en général, les symptômes de l'inflammation pulmonaire chez les enfans ; je dois répéter
qu'ils sont très-souvent obscurs, très-difficiles à saisir, et
fréquemment très-passagers : la respiration est plus ou moins
gênée, courte et parfois suffocante en raison directe de
l'étendue et de la rapidité de la phlegmasie. Le cri est
incomplet, étouffé et existe plus particulièrement dans la
reprise, phénomène qui n'a poir   à l'état normal. La
toux, qui peut manquer, est d'abord peu   ou moins
fréquente, douloureuse. et sèche ; au bout de quelques
jours elle devient grasse, et finit par devenir très-faible
quand une grande étendue du poumon est envahie par la
phlegmasie. L'expectoration manque toujours chez les très-
jeunes enfans, et n'a lieu que rarement chez les plus
grands. Il n'y a que ces derniers qui peuvent accuser le
point de côté. La face est souvent colorée surtout dans
les pneumonies franches ; dans les pneumonies insidieuses
elle est parfois bouffie, œdémateuse et encore dans les
premières quand la terminaison doit être fatale. Ordinairement les ailes du nez sont tirées en dehors, et cela, en
raison directe de la promptitude de la marche et de
l'étendue de la phlegmasie. Pendant la toux, la face se
grippe plus ou moins : ce qui dépend de l'intensité du
point douloureux. La peau est chaude, halitueuse. Le
pouls est fréquent ; quand il est extrêmement petit, le
danger est très-grand. Les urines sont rouges, épaisses ;
la constipation est commune, excepté quand il y a entérite

chronique. Le râle crépitant est rare ; mais en revanche
on entend souvent du sous-crépitant, très-difficile à saisir,
qui se montre de préférence en arrière. Avec MM. *Rilliet*
et *Barthez*, je dirai qu'il m'est arrivé quelquefois de rencontrer du râle crépitant chez les jeunes enfans de deux
à cinq ans, ce qui contredit l'assertion de MM. *Rufz*,
Ghérard (*Journal des Connaissances médico-chirurgicales*,
page 102, 1835). Le râle sous-crépitant a, en général,
peu de durée, il est presque toujours accompagné de la
respiration bronchique, qui est courte, peu apparente, et
la plupart du temps masquée plus ou moins par un râle
muqueux, à bulles assez grosses et tenaces, produit par
la bronchite qui souvent précède la pneumonie franche,
ou l'accompagne. La bronchophonie existe le plus ordinairement, elle s'entend pendant les cris, qui sont si
fréquens surtout après les quintes de toux et qui prouvent
que celle-ci est douloureuse, ce qui est une raison qui
peut faire soupçonner le point de côté.

La matité, avec résistance forte au doigt, est rare ; on
ne la rencontre jamais tant que l'inflammation est lobulaire :
le plus ordinairement le plessimètre ne révèle qu'un son
obscur, avec une légère diminution de l'élasticité, toujours
avec du souffle tubaire.

Il ne m'est point arrivé de voir un enfant, au-dessous
de six années, succomber presque subitement pendant une
pneumonie ; à cette époque de la vie cette inflammation a
une durée de onze à quinze jours, et c'est ordinairement
du cinquième au neuvième jour que le mieux s'annonce.

Morton, *Lautter*, *Laennec* ont observé des fièvres péri-
pneumoniques intermittentes, caractérisées par les stades de
froid, de chaleur, de sueurs et par les symptômes de l'inflammation du poumon.

Outre ces nombreuses formes de l'inflammation pulmonaire, l'on est encore forcé de reconnaître que celle-ci doit encore offrir d'autres variétés qui dépendent d'une foule de circonstances : le tempérament, les maladies antérieures ou concomitantes, les forces de l'individu, la constitution médicale, les causes prédisposantes et occasionnelles, etc. C'est ici que je dois parler d'une sorte de pneumonie encore peu connue, je veux dire, *celle produite par la morve aiguë.*

La respiration est difficile, il y a de la dyspnée, de la toux, suivie fréquemment de crachats rouillés. A l'ouverture du cadavre, l'on rencontre des pétéchies dans le larynx et les poumons, des infiltrations sanguines dans les poumons qui offrent encore des engorgemens noirâtres. (*Rayer, Sé. de l'Académie du* 28 *février.*)

TERMINAISONS.

L'inflammation du parenchyme pulmonaire peut se terminer de différentes manières :

Lorsqu'elle doit avoir une terminaison heureuse ou qu'elle marche vers la résolution, on voit la dyspnée diminuer d'intensité, la fièvre devenir moins forte et même cesser d'être continue, la toux être moins fréquente ; l'expectoration plus facile, moins visqueuse, moins tenace et moins rouillée. Le décubitus se montre moins laborieux ; la matité et la résistance au doigt diminuent, sont remplacées par un son obseur et une faible élasticité qui, eux-mêmes, finissent par l'être par de la sonoréité et de l'élasticité. La bronchophonie et la respiration bronchique deviennent moins sensibles, puis ne tardent pas à être mêlées à de la crépitation, puis à être remplacées par du râle crépitant humide à bulles quelquefois inégales, qui bientôt est mêlé au murmure vésiculaire qui finit par prendre le dessus.

Au fur et à mesure que les signes fournis par la percussion et l'auscultation s'effacent dans la partie enflammée, l'on voit aussi la respiration puérile devenir de moins en moins forte jusqu'à ce qu'elle ait recouvré son type naturel.

Cette marche vers la terminaison n'est pas toujours aussi facile à saisir et n'est point toujours telle que je viens de la décrire. Ainsi lorsque, sous l'influence de l'oxyde blanc d'antimoine, l'inflammation doit se terminer heureusement, on voit tous les phénomènes généraux diminuer et même se dissiper pendant que les symptômes locaux persistent et restent mêmes, etc. ; ainsi quand la pneumonie est centrale, ou lobulaire, il est le plus ordinairement impossible de suivre pas à pas la diminution des signes plessimétriques et stéthoscopiques.

Cette heureuse terminaison, est quelquefois la suite d'une crise.

J'ai dit (voyez symptômes) que les sueurs étaient très-abondantes dans la pneumonie et qu'elles étaient presque toujours d'un heureux augure. *Frank* a écrit : ut plurimum per sudores terminatur peripneumonia. Cependant je dois dire qu'elles sont toujours assez copieuses chez un individu atteint d'une phthisie lente, et qui va succomber dans deux à trois jours à une pneumonie aiguë.

La diarrhée sert aussi quelquefois de crise heureuse. *Hippocrate* a observé que des selles bilieuses ; qu'une urine épaisse, rougeâtre, qui dépose, emporte les péripneumonies. (*De vict. acut., parag.*) J'ai eu l'occasion de voir une pleuro-pneumonie guérir sous l'influence d'une abondante diarrhée cholérique._ On trouve une observation semblable dans la *Gazette médicale* (1832). Une hémorrhagie peut encore servir de crise : M. *Andral* (*Obs.* 7) et M. *Latour* en rapportent chacun un exemple ; j'ai eu l'occasion d'observer une ménorrhagie très-abondante, chez une jeune fille de vingt ans ; à la suite de laquelle l'inflammation pulmonaire marcha promptement vers la résolution.

M. *Andral* a remarqué que les jours critiques de la pneumonie sont les onzième, quatorzième et vingtième ; ce qui prouve que le *vieillard de Cos* n'est pas très-éloigné du vrai, en disant : que les fièvres se jugent le quatrième, septième, onzième, quatorzième, dixseptième et vingt et unième jours. (*Jours critiques.*)

La résolution malheureusement n'est point la seule terminaison de l'inflammation du tissu pulmonaire ; mais est toujours celle que l'on doit désirer le plus.

La mort peut venir rapidement, mais seulement chez les vieillards et les adultes.

La suppuration du poumon peut être une des conséquences de la pneumonie : on la reconnaît aux symptômes généraux et locaux que j'ai indiqués en exposant la symptomatologie.

La pneumonie aiguë peut se terminer par gangrène. *Boerhaave* (*Aph.* 844), *Stoll* (*Aph.* 161), *Laennec* (*l. c.*), *Andral*, *Bouillaud*, *Genest*, *Rampold* (voyez gangrène pulmonaire). Ce cas est heureusement très-rare. Je ne parlerai point ici des symptômes de cette terminaison, parce qu'ils ont déjà été annoncés plus haut et qu'ils seront avec détail exposés dans le chapitre consacré à l'étude de la gangrène du poumon.

La pneumonie aiguë, considérée sous toutes les formes

que j'ai exposées ci-dessus, peut amener la mort; dans presque tous ces cas le malade meur* asphyxié : il tombe dans le râle, dit *Hippocrate* et succombe. (*Voyez l'Aphor. 54, du liv. VI.*)

Il me reste encore à examiner une terminaison de la pneumonie, je veux dire son passage à *l'état chronique*, que l'on ne rencontre point chez les jeunes enfans.

Que la pneumonie chronique serve de terminaison à l'inflammation aiguë du poumon; soit qu'elle se développe lentement chez un individu épuisé, ou prédisposé aux tubercules, ou porteur de ces productions, elle offre les symptômes et la marche suivante. Petite toux, arrivant le soir et la nuit, puis régnant pendant toute la journée, et augmentant par les brouillards, les temps froids, humides et les gelées dites blanches; sans expectoration, ou suivie de crachats épais, jaunes, verdâtres, purulens, plus ou moins abondants. La peau est chaude, le pouls accéléré surtout le soir. Dyspnée continuelle, augmentant au moindre mouvement, sous l'influence des variations atmosphériques, et par la conversation. La figure devient pâle, bouffie, cependant les pommettes restent souvent colorées ou ne le deviennent que pendant le redoublement de fièvre accompagné de soif, ou durant le sommeil; la tête, la poitrine se couvrent souvent de sueur. La percussion trouve de la matité, l'auscultation fait entendre des râles muqueux à plus ou moins grosses bulles.

Le malade est emporté par une pneumonie aiguë qui vient se greffer sur la phlegmasie chronique. (*Broussais l. c.*) Souvent aussi le dépérissement s'annonce, le marasme survient plus ou moins promptement suivant l'intensité de la fièvre hectique : la diathèse séreuse se montre : l'hydropisie accompagne ou suit aussi fréquemment la péripneumonie dit *Stoll* (*Aphorisme*, N.° 160) ; l'expectoration, après avoir été très-abondante, devient de plus en plus difficile ; la dyspnée augmente, enfin le malade succombe tout-à-coup, ou il est emporté par l'asphyxie.

Lorsque les signes plessimétriques et stéthoscopiques font voir que la résolution n'a point lieu franchement ; lorsque le malade continue à accuser une petite toux sèche, opiniâtre, accompagnée de dyspnée légère, d'un faible mouvement fébrile, de sueurs copieuses, et partielles seulement sur la partie supérieure du thorax ; un amaigrissement progressif et la forme hippocratique de ses doigts (voir prolégomènes et phthisie pulmonaire), l'on a tout lieu de craindre fortement la présence de tubercules au milieu de la partie enflammée du parenchyme pulmonaire.

PRONOSTIC.

En général, la pneumonie au premier degré est moins grave que celle au second ; celle-ci l'est moins que celle au troisième. Nous ne possédons, dit M. *Andral* (*l. c.*, *t. I, p.* 551), aucun fait qui puisse nous faire croire que la pneumonie au troisième degré soit susceptible de guérison.

En général, plus la partie enflammée est grande plus la pneumonie est grave.

Toutes choses égales d'ailleurs, la phlegmasie du lobe supérieur est plus grave que celle des autres lobes.

Le pronostic de la pneumonie varie aussi suivant la forme de l'inflammation.

Ainsi la pneumonie aiguë est moins dangereuse que la

chronique; la pneumonie latente, la pneumonie centrale, la formulaire, l'hypostatique sont plus sérieuses que la pneumonie aiguë franche, et cela parce que leur diagnostic est souvent d'une grand difficulté (*Stoll, Aph.* 184).

Chez un tuberculeux, chez celui qui est prédisposé aux tubercules pulmonaires, l'inflammation du poumon est un accident sérieux, parce qu'il engendre ces corps ou hâte leur marche.

Il est rare que la pneumonie qui se termine par gangrène ne soit pas fatale (voyez gangrène du poumon): inde autem cita mors (*Boerhaave, Aph.* 844, et *Stoll, Aph.* 180).

La pneumonie épidémique est plus à craindre que la pneumonie simple et franche, par la raison qu'elle porte avec elle un cachet particulier qui tient à la constitution médicale.

De toutes les espèces de pneumonies, la plus dangereuse est la traumatique, et par là j'entends celle qui reconnaît pour cause une phlébite ou la résorption purulente.

La gravité de la pneumonie, toutes choses égales d'ailleurs, dépend aussi des variations atmosphériques, et est grande en raison directe de l'âge du malade.

Le délire avec respiration courte est un signe mortel (*Hipp. l. c.*); l'urine qui d'épaisse devient claire est un mauvais signe. (*Hipp.*) En général, plus la respiration est fréquente, plus le danger est grand; ce que je dis de la respiration, s'applique également au pouls.

Hippocrate dit que la diarrhée est un mauvais symptôme (*Aphorisme* 16, *liv. VI*) dans la pneumonie, et que dans tous les cas où les crachats se suppriment le danger est imminent. (*Aphorisme* 16, *liv. VII.*)

Quand on voit le pouls r[illegible] son type naturel,
quoique la respiration devienne [illegible] plus [illegible],
c'est un mauvais signe, ainsi que les sueurs fro[illegible]
refroidissement des extrémités (*Hipp.*, *Aph. I, liv. VII*).

Hippocrate a observé que les personnes fortes et laborieuses sont les plus dangereusement affectées (*Prænot.,
lib. II, cap XVI*). Cet auteur regarde aussi comme mortelle la péripneumonie des femmes grosses (*Traité des
maladies, liv. I*); c'est aphorisme est, à mon avis, trop
général.

Chez les enfans le danger est grand lorsque le pouls est
extrêmement [illegible] quand la pneumonie offre la première
des formes que j'ai indiquées et qu'elle accompagne une
affection chronique quelconque, mais surtout du tube
digestif.

La respiration facile (*Baglivi*); les sueurs abondantes
(*Frank*); une expectoration aisée de crachats abondans,
ni livides, ni bruns, ni verdâtres (*Hippocrate*) sont d'un
prónostic favorable.

DIAGNOSTIC.

Il n'est pas toujours aussi facile de diagnostiquer exactement l'inflammation du tissu pulmonaire qu'on pourrait
le croire; ce que je vais dire suffira pour prouver ma
proposition.

D'abord le râle crépitant ne peut à lui seul être signe
de pneumonie, puisqu'il se rencontre dans la bronchite
aiguë; dans l'œdème, dans l'emphysème du poumon;
dans la broncho et la pneumo-hémorrhagies (voyez ces
maladies). Si ce râle est réuni à de la matité, qui ne

change point de place; alors le diagnostic est plus restreint. Cependant lorsqu'il y a tubercules pulmonaires et une légère hémoptysie, on peut trouver réunis la matité et le râle crépitant. Ce que je dis ici s'applique également à l'apoplexie pulmonaire, qui peut donner et de la matité circonscrite, invariable, et un râle muqueux à très-petites bulles. Au premier abord, l'on pourrait croire que l'expectoration, en pareils cas, suffit pour lever la difficulté : eh bien ! cependant, il n'en est pas ainsi ; car les crachats de la pneumonie peuvent être fournis par du sang tout pur comme dans l'hémoptysie et de la pneumo-hémorrhagie. Pour sortir de là il faut étudier la marche de l'affection, son début, ses causes et ses symptômes généraux. Ce cas que je viens d'exposer, n'est point théorique mais pratique : j'ai eu, il y a quelques jours l'occasion de m'en convaincre.

Non seulement ce râle crépitant peut se montrer dans plusieurs affections, mais il peut encore manquer : dans la pneumonie centrale, par exemple.

Toutes les fois que l'on trouve des crachats rouillés, accompagnés ou non d'autres symptômes, l'on peut être sûr qu'il y a pneumonie. Ce signe est infaillible ; mais malheureusement, ils se rencontre quelques cas rares, dans lesquels l'expectoration manque entièrement, ou est tou-à-fait rouge et rutilante.

Si, chez un individu, l'on observe un râle crépitant, bientôt remplacé par du souffle bronchique et de la bronchophonie et accompagné de matité qui ne change point de place, l'on pourra annoncer positivement une pneumonie, surtout si, à ces symptômes, viennent s'en joindre d'autres : comme le point pleurétique ; la toux ; la dyspnée ; la fièvre ; l'expectoration rouillée.

Je ne parlerai point ici des symptômes de la pleuro-pneumonie, ni de ceux à l'aide desquels on peut ne pas confondre la pneumonie avec la pleurésie, par la raison qu'ils seront exposés au chapitre de la pleurésie.

La pneumonie chronique pourrait, jusqu'à un certain point, être confondue avec la bronchite chronique, si l'on ne se rappelait la marche de l'une et de l'autre affection, les symptômes passés, et que la première est toujours accompagnée de matité avec une résistance plus ou moins forte.

Je donnerai, en traitant de la phthisie pulmonaire, la marche à suivre pour ne pas confondre la pneumonie chronique avec les tubercules pulmonaires (voyez phthisie, article diagnostic).

TRAITEMENT.

Je vais d'abord exposer le traitement de la pneumonie aiguë et franche, après quoi je passerai à celui des différentes formes que j'ai décrites.

En général, les auteurs qui ont écrit sur l'inflammation du tissu pulmonaire ont conseillé la phlébotomie, *Hippocate*, *Arétée*, *Sydenham*, *Huxam*, *Frank*, *Cullen* etc., y ont eu recours.

La saignée du bras est préférable à toutes les autres, parce qu'elle est plus facile, qu'elle peut fournir beaucoup de sang. L'ouverture de la veine doit être large afin que la fibrine puisse sortir aussi abondamment que possible. (Voyez *Huxam*.)

Les médecins anciens ne voulaient pas qu'on y eut recours passé le cinquième jour (*Huxam*). Il est évident pour tout praticien, qu'il ne peut y avoir un jour fixe, passé lequel on ne doit plus saigner : en effet, chez tel individu, l'inflammation peut avoir une marche beaucoup plus prompte que chez tel autre, ce qui dépend de bon nombre de circonstances.

Quand la pneumonie est au troisième degré, on peut encore avoir recours à la saignée si la dyspnée est intense; le pouls plein, raide, fréquent et le sujet robuste.

La faiblesse des battemens artériels, au commencement de la maladie, n'est point une contre-indication à la saignée, chez un individu jeune ou fort. (*Huxam* et non point M. *Broussais* comme on le croit généralement est le premier qui a posé cette règle.)

L'évacuation sanguine doit être proportionnée à la force de l'individu, à son influence sur le pouls et à l'intensité de l'inflammation, tel est le conseil de *Stoll*. (*Aph.*)

Si une première saignée (dit *Huxam*) ne calme pas les symptômes, il faut la répéter au bout de huit, dix ou douze heures et même plus tôt; s'ils viennent à augmenter, on pourra y revenir une troisième fois; si l'oppression, la difficulté de respirer, l'anxiété augmentent ou se soutiennent avec la même force, surtout si le sang qu'on a tiré parait très-ferme et très-dense, et couvert d'une croûte épaisse et jaunâtre, la saignée est encore indiquée.

En général, dit M. *Bouillaud,* on ne doit renoncer décidément aux évacuations sanguines que du moment où la réaction fébrile est nulle ou presque nulle; et que la dyspnée et la douleur ont à peu près également cessé. Si, comme toutes les règles générales, ajoute cet écrivain, celle-ci comporte quelques exceptions, elles sont très-peu nombreuses.

La méthode de cet auteur, appelée *jugulante,* consiste

à saigner le malade le premier, le second, troisième et quatrième jours, si la résolution ne s'annonce pas; et à accompagner ces évacuations sanguines générales de ventouses scarifiées ou de sangsues sur le point de côté. Si, à cette époque, l'inflammation n'est point jugulée, il conseille un large vésicatoire. Si, le cinquième ou sixième jour, la phlegmasie n'est point enrayée, il lui semble que c'est alors ou jamais qu'on pourrait tenter avec quelque avantage le tartre stibié à haute dose. J'aurai l'occasion de revenir sur cette dernière partie du traitement.

La moyenne de ce traitement est de quatre saignées et un peu plus; et de vingt deux sangsues. Ce qui équivaut en tout à, environ, quatre livres neuf à dix onces de sang: ce qui est presque le double des quarante onces indiquées par *Sydenham*.

Je ne dois point oublier de citer le passage suivant emprunté à *Morgagni* (*lettre XX*, § 25): rien n'accélère plus la mort dans la péripneumonie que la suppression des crachats; suppression qui est souvent le résultat de saignées intempestives, principalement chez les vieillards. J'ai connu autrefois, ajoute cet auteur, un vieux praticien qui, à force de répéter les saignées, abattait, il est vrai, la violence de la péripneumonie, mais il enlevait tellement les forces aux malades que la plupart ne pouvant expectorer étaient suffoqués dans le déclin même de la maladie, tandis qu'au même endroit, et dans la même constitution, un autre médecin qui tirait du sang, mais non pas outre mesure, sauvait presque tout le monde.

Je reviens au traitement le plus ordinairement suivi. La plupart des médecins, après avoir eu recours aux évacuations sanguines générales, en suivant la règle posée par *Huxam*,

Stoll etc., conseillent une application de sangsues sur le lieu douloureux; application que l'on renouvelle s'il y a persistance de la douleur et qu'on peut remplacer par des ventouses scarifiées.

Que si, sous l'influence de ce traitement aidé de boissons mucilagineuses (infusion de mauve , de violettes , de bouillon blanc, de tussilage ; de coquelicots, ou une légère décoction de dattes , de jujubes , de lierre-terrestre , édulcorée avec du sirop de gomme , de capillaire, de violettes), la marche de la maladie n'est point enrayée, l'on a recours à un révulsif, fait soit avec les cantharides, ce qui est le plus ordinaire , soit avec le tartre stibié, soit avec l'huile de croton tiglium, appliqué ou sur le point douloureux, ou sur les membres inférieurs.

A ce traitement l'on ajoute des loochs, des potions, des juleps gommeux que l'on rend incisifs et expectorants par le kermès minéral, l'oxymel scillitique, la gomme ammoniaque etc.

Lorsque des accidens nerveux, ne reconnaissant pas pour cause l'inflammation pulmonaire mais un état particulier soit primitif soit consécutif du système nerveux ou sanguin, surviennent, ils doivent être regardés comme une complication de la pneumonie et être combattus par le musc. C'est encore au musc que l'on doit avoir recours , quand, chez un malade, atteint seulement d'une légère inflammation pulmonaire, des symptômes adynamiques graves se prononcent et annoncent une fin prochaine que l'on ne peut attribuer à la pneumonie. C'est M. *Récamier*, qui, le premier, a fixé l'attention des praticiens sur ce point de pathologie. Toutes les fois qu'une pneumonie est accompagnée d'une grande diathèse inflammatoire, avec des symptômes appelés

7

ataxiques, et que les évacuations sanguines exaspèrent le mal au lieu de le diminuer, il faut administrer le musc. Voici comme M. *Trousseau* (*Thérapeutique*, *t. I, p.* 33) décrit *l'ataxie*, la *malignité* de la pneumonie : c'est un *delirium* avec défaut d'harmonie entre les différens symptômes et prédominance des accidens nerveux, qui sont en rapport évident avec l'inflammation du poumon ; cet état ataxique s'accroît sous l'influence des antiphlogistiques ou des antimoniaux ; la respiration est sans fréquence extraordinaire, la fièvre n'a rien d'excessif ; à n'en juger que par l'auscultation, la pneumonie est peu grave, et cependant, la résistance vitale, défaillante, désordonnée, s'affaisse tout-à-coup, et le malade meurt. Le musc se donne à la dose de 12 à 20 grains par jour ; un grain chaque heure.

Les préparations antimoniales vantées autrefois par *Rulland*, *Rivière*, *Bordeu*, *Stoll*, *Huxam* etc., sont maintenant assez souvent employées.

Rasori d'abord, puis *Laennec* ont conseillé, contre l'inflammation du parenchyme pulmonaire, l'émétique à hautes doses.

Ces deux auteurs commencent par saigner le malade, s'il est en état de supporter cette évacuation, pour enrayer l'inflammation et laisser par là au tartre stibié le temps d'agir, et suivant le *professeur italien*, afin de pouvoir sans danger l'employer à hautes doses ; de son côté le docteur *Trousseau* (*Dict. en 25 vol.*, *t. III,*) défend la saignée.

Rasori et *Thomasini* pensaient que moins l'emétique produisait d'évacuations, plus son effet était sûr. *Laennec* professait une opinion contraire.

Rasori l'employait à la dose de six à quatorze grains et quelquefois jusqu'à 4 scrupules, dans une potion de quatre onces. Le *médecin français* n'a jamais dépassé dans la journée la dose de quatorze grains; il l'administre dans une potion légèrement antispasmodique, associé au sirop diacode.

Ce traitement produit quelquefois une espèce de salivation, qui diminue dès qu'on cesse l'administration de l'antimoine.

Dans ces dernières années, **MM.** *Bretonneau* et *Trousseau* ont vanté l'oxyde de blanc d'antimoine : ils l'administrent à la dose d'un demi gros à deux gros dans un looch blanc, sans avoir eu recours préalablement aux évacuations sanguines.

Ces préparations antimoniales à hautes doses rendent le pouls faible, lent et quelquefois irrégulier (**M.** *Andral* dit n'avoir jamais observé ces phénomènes); la respiration devient moins fréquente et gênée; les urines sont abondantes quand il y a tolérance. Pendant ce traitement, l'appétit renaît souvent et, chose extraordinaire, les phénomènes fournis par la percussion et l'auscultation persistent malgré l'arrivée de tous les autres signes de la résolution. On peut établir en thèse générale (dit **M.** *Trousseau*) que l'action générale de l'antimoine sur l'économie animale est d'autant plus active que la diète est plus sévère et, au contraire, que l'action irritante locale est d'autant plus vive que la quantité des alimens est plus considérable.

Le tartre stibié étant plus soluble que l'oxyde blanc doit être préféré à ce dernier. De plus le *célèbre médecin de Tours* a remarqué que l'oxyde réussit à une époque et échoue à une autre en vertu de certaines variations atmosphériques inconnues ; ce qui prouve que, en général, le tartre stibié doit être préféré à l'oxyde. J'aurai soin de revenir plus bas sur plusieurs des faits que je viens d'énoncer,

Je ne parlerai pas de l'acétate de plomb, employé par *Rasori*, puis par *Ritscher* et *Scharf* contre les pneumonites, à la dose de quelques grains jusqu'à un gros, comme contre stimulant, par la raison que l'efficacité de ce sel, en pareille circonstance, est fort douteuse.

Je vais maintenant exposer le traitement qui, à mon avis, est le meilleur dans la pneumonie aiguë franche chez l'adulte.

La saignée générale est toujours de première nécessité, à moins que l'inflammation ne soit au troisième degré dans une très-grande étendue et depuis un temps assez long. Elle doit être répétée plusieurs fois le premier jour et renouvelée le lendemain si l'inflammation ne semble point enrayée, si le pouls reste plein, fréquent, la peau très-chaude et la dyspnée grande. La quantité de sang doit être proportionnée au degré et à l'étendue de l'inflammation, à la force du malade et à son influence sur le pouls.

S'il existe un point de côté on doit l'attaquer par des sangsues, ou des ventouses scarifiées suivant la force de l'individu, *son vouloir* et l'étendue de la pleurésie. Ces évacuations locales doivent être renouvelées si le point de côté persiste et si la force du sujet le permet. En même temps, on applique (loco dolenti) un cataplasme émollient fait avec de la semoule ou de la farine de lin délayée dans une épaisse décoction de guimauve et de têtes de pavot; si la douleur est vive, aiguë, poignante, on arrose ce cataplasme avec du laudanum et mieux avec une solution concentrée de cyanure de potassium.

On prescrit, en même temps, une diète très-sévère, le silence, le repos le plus absolu, l'habitation dans un logement sec; une boisson mucilagineuse, émolliente, prise tiède, en petite quantité à la fois et très-souvent; puis un julep gommeux, ou un looch blanc, dans lesquels on ajoute, sur le déclin de l'inflammation pour rendre l'expectoration plus facile, de l'oxymel, ou du miel scilitique, ou un à deux grains de kermès minéral, ou un demi gros d'oxyde blanc.

Lorsque, dans la convalescence, on a lieu de craindre une rechute, il ne faut pas hésiter de tirer promptement du sang (*Andral*).

Si l'inflammation résiste à tous ces moyens, ce qui arrive souvent, il faut dès qu'on a diminué les symptômes généraux par le traitement que je viens d'indiquer, il faut, dis-je, ordonner un révulsif; il est encore indiqué quand la marche rétrograde de l'inflammation est très-lente.

Les auteurs ne sont point d'accord sur le lieu où il convient le mieux d'appliquer les vésicatoires : les uns, comme *Pringle, Cullen, Stoll*, les plaçaient sur la poitrine; les autres, comme *Baglivi, Huxam*, les mettaient aux jambes.

Ces deux opinions, prises séparément, me semblent trop exclusives.

Quand l'on a affaire à une femme réglée, le vésicatoire sera appliqué aux jambes ou aux cuisses; de cette manière si les menstrues doivent être arrêtées par les nombreuses évacuations sanguines qui furent faites soit avant soit pendant leur écoulement, il arrive toujours que celui-ci continue ou reprend son cours suivant son type naturel.

Si l'inflammation pulmonaire reconnaît pour cause la suppression soit d'un ulcère aux jambes, soit de l'écoulement hémorrhoïdal ou menstruel; il paraît encore raisonnable de l'appliquer aux jambes (*Huxam*).

Ainsi, d'après toutes ces considérations, et cette règle

qui veut, en général, que, pour guérir les congestions
on applique les agens excitans aux parties qui reçoivent
un autre ordre de vaisseaux que ceux qui se rendent au
tissu congestionné (*Trousseau* et *Pidoux*, *t. II, p* 55),
l'on ne manquera pas d'appliquer un ou plusieurs vésicatoires aux membres inférieurs d'un péripneumonique, quand
son affection ne voudra pas céder aux moyens ci-dessus
indiqués. Je me trouve bien de ne jamais appliquer le
même jour deux vésicatoires, et regarde, comme d'un
très-faible secours celui appliqué à un bras.

Durant ce traitement, le malade doit prendre, d'après le
conseil d'*Hippocrate* (*De Affect.*, *Sect. V*) et d'*Arétée*
(*de Curat. pulm.*), quelques lavemens rafraîchissans. Lorsque
les intestins distendus par des excrémens pressent sur l'aorte
et l'origine des iliaques, le sang est forcé de refluer en
grande quantité vers les extrémités supérieures et surtout
sur la poitrine, ce qui augmente l'inflammation et l'oppression.
'*Arétée* va plus loin encore : il conseille des lavemens purgatifs dans certains cas : mais il faut s'en méfier, parce que,
comme l'a fort bien remarqué le *vieillard de Cos* (*Aph.*
16, *liv.*, *VI*), la diarrhée est funeste aux péripneumoniques et elle supprime l'expectoration, ce qui est un mauvais
signe. (*Aph.* 16, *liv. VII.*)

Pendant la durée de ce traitement, si l'expectoration
est difficile, si les décoctions de lierre-terrestre de polygala
de virginie, les loochs kérmétisés, ou qui tiennent en sus-
quision de l'oxyde blanc, ou les potions gommeuses avec
l'oxymel scilitique ne suffisent pas pour la rendre facile,
il faut, suivant la recommandation du docteur *Piorry*,
forcer le patient à tenir le tronc penché en avant ; je
puis assurer que cette simple précaution produit de fort
bons résultats.

Lorsqu'au bout de deux jours de l'application des vésicatoires, le mieux n'arrive point, et il est presque toujours annoncé par des sueurs abondantes, j'ai recours à
tartrate antimonié de potasse; que j'ordonne à la dose
de six ou huit grains dans quatre onces d'une potion
aromatique et gommeuse, dans laquelle je fais entrer un
extrait d'opium. Le malade prend cette potion par cuil-
lérées ordinaires, une tous les $^3/_4$ d'heures, toutes les
heures ou les heures et demie, suivant l'intensité de l'inflammation et l'idiosyncrasie du patient.

L'extrait d'opium entre dans la potion non point pour
produire la tolérance, mais uniquement pour émousser
légèrement l'excessive sensibilité de la muqueuse gastro-
intestinale, et dans l'intention de faire en sorte que le sel
antimonial agisse mieux. Je m'explique: tous les praticiens
savent que bien des agens thérapeutiques amènent plus
facilement le résultat désiré, lorsqu'ils sont associés à de
l'opium, que lorsqu'ils sont employés seuls. Parmi ces
agens thérapeutiques je citerai le deuto-chlorure de mercure, le sulfate de quinine, la quinine brute.

Il m'arrive souvent encore, quand le patient a de la
répugnance pour les révulsifs, d'employer le tartre stibié,
tout de suite après les évacuations sanguines; cette méthode
peut mener à bien le résultat de la maladie, et influe
sur la gravité, et sur la durée de celle-ci.

Lorsque, sous l'influence de la potion émétisée, la résolution arrive promptement, l'on peut remplacer celle-là par
un looch contenant ou de l'oxyde blanc ou du kermès;
cette substitution peut encore avoir lieu quand le malade
vient à éprouver un dégoût *insurmontable* pour l'émétique.
Dans ces circonstances la dose du kermès et de l'oxyde

doit être proportionnelle à l'état du malade et à la résistance de l'inflammation.

Pendant toute la durée de ce traitement l'on ne doit
point contrarier les phénomènes critiques qui ne se montrent
que très-rarement, et quand la nature ne fait que donner
des indications le médecin doit en profiter. (Naturæ
medicus interpres.)

A mon avis voilà la meilleure marche à suivre dans le
traitement de la pneumonie aiguë normale de l'adulte.
Je dois la vanter haut et la conseiller fortement parce
que *je- n'ai pas mémoire d'avoir perdu un seul malade,
parmi ceux qui, atteints d'engouement, ou de ramollissement rouge, se sont confiés à moi, et ont suivi ponc-
tuellement tous mes conseils.*

La rapidité du déclin de l'inflammation m'a paru être
quelquefois, en raison directe des évacuations produites
par l'émétique ; d'autres fois ; j'ai vu la tolérance réussir
admirablement chez des sujets faibles et nerveux.

Une chose digne d'être remarquée, c'est que la recru-
descence de l'inflammation est presque inconnue dans le
traitement par l'antimoine ; il faut pour qu'elle ait lieu,
comme le dit M. *Trousseau*, que les malades commettent
de très-grandes imprudences.

Il y a encore une chose essentielle que je ne dois point
passer sous silence, c'est que le traitement *jugulant* affai-
blit horriblement les malades, c'est une chose qui n'échappe
point aux médecins de petite ville, parce qu'ils ont constamment leur malade sous les yeux pendant la convalescence et après la guérison.

On est forcé de convenir qu'il est passablement ridicule
et absurde de laisser infailliblement succomber un malade

à une inflammation pulmonaire qui a résisté à un traitement antiphlogistique et révulsif bien dirigé, plutôt que de lui administrer l'émétique dans la crainte de lui donner une *gastrite très-intense* comme le pensent certains confrères , plus physiologistes encore que M. le professeur *Broussais.*

Plusieurs fois j'ai osé recourir aux potions émétisées pour combattre une pneumonie qui avait résisté aux antiphlogistiques aidés des révulsifs, des boissons et potions gommeuses, etc., chez des sujets atteints d'irritation de la muqueuse gastro-intestinale.

La femme Renaud, du village de Brémoncourt, atteinte d'une gastro-entérite sub-aiguë, a été le premier malade auquel j'ai ordonné l'émétique contre une pneumonie au deuxième degré de tout le poumon droit. Après avoir eu vainement recours à de très-nombreuses évacuations sanguines, à deux larges vésicatoires aidés de fomentations émollientes, de boissons pectorales, de loochs blancs, d'une diète très-sévère; j'ai conseillé plusieurs jours de suite une potion de quatre onces, dans laquelle entraient un grain d'extrait gommeux d'opium et six grains d'émétique. Les évacuations par le haut et par le bas furent si nombreuses, et abondantes que tous les assistans en furent effrayés. La malade guérit cependant, et chose bonne à noter, la gastro-entérite sub-aiguë qui, depuis long-temps la tourmentait, changea de nature, car elle disparut durant la convalescence de la pneumonie, avec quelques lavemens seulement; tandis qu'auparavant elle avait résisté à un traitement rationnel. J'ai fait voir cette femme à mes deux bons et savans confrères *Castara* et *Thomassin* qui ont observé tout ce que je viens de raconter.

Ainsi, il découle de ce que je viens de dire que, malgré une irritation sub-aiguë de la muqueuse gastro-intestinale accompagnant une pneumonie aiguë, l'on peut souvent administrer, contre cette dernière, le traitement Rasorien.

Je ne chercherai point à rendre compte du mode d'agir du tartrate d'antimoine de potasse dans la phlegmasie aiguë du poumon, par le motif que mon explication, ainsi que celle de beaucoup d'autres, serait aussi vague que celle que nous donne *Huxam*; en nous disant : que que cette préparation d'antimoine est un atténuant et un désobstruant admirable (*l. c., ch. III*).

Je vais maintenant exposer le traitement des différentes pneumonies que j'ai décrites; comme le disent *Boerhaave* (*Aph.* 849.) et *Stoll* (*Aph.* 166.), le traitement doit varier selon les différences dans l'état de la maladie et des symptômes.

Le traitement de la pneumonie latente est le même que celui de la pneumonie franche.

L'inflammation pulmonaire suite de la Grippe (voir Grippe) cède à de légères évacuations sanguines, jointes à un doux purgatif et à des vésicatoires appliqués sur le thorax; l'émétique à hautes doses réussit aussi.

M. *Bouillaud* soutient que le traitement de la pneumonie bilieuse doit être même que celui de l'inflammation simple du tissu pulmonaire, c'est-à-dire consister en saignées coup sur coup, (puisque telle est là médication que cet observateur adopte). Il y a deux distinctions à faire : l'état bilieux dépend d'une constitution médicale régnante; d'un embarras des premières voies digestives; alors le traitement de *Stoll* est le seul convenable; par là j'entends qu'il faut associer au traitement ordinaire de la pneumonie, un léger émétique ou avoir recours au traitement italien. Quand l'état bilieux reconnait pour cause nne inflammation du duodenum (*C. Broussais*) ou du foie, le traitement antiphlogistique et les révulsifs sont nécessaires.

En général, le traitement de la pneumonie hypostatique doit être composé d'une saignée générale (pour débarrasser le tissu pulmonaire autant que possible des congestions sanguines passives), de vésicatoires ; de toniques, comme le vin de Bordeaux, une infusion de quinquina ; de tisanes légèrement amères , édulcorées avec un des sirops dont j'ai parlé ; de potions, dans lesquelles ont fait entrer du kermès minéral, ou de l'oxyde blanc d'antimoine, ou de l'oxymel scillitique. C'est dans cette forme de pneumonie qu'il faut surtout insister, comme le faisaient à tort les anciens dans toutes les pneumonies, sur les expectorans.

Dès que l'inflammation franche a succédé aux congestions passives, les toniques ne conviennent plus autant que les révulsifs : dans tous les cas, la première chose à ordonner à un malade atteint de pneumonie hypostatique, c'est le fréquent changement de position dans son lit, c'est de se tenir assis tant qu'il le pourra et d'éviter de reprendre l'attitude qu'il tenait lorsqu'il fut pris de son inflammation pulmonaire.

La pneumonie qui survient dans les fièvres (pneumonie hypostatique) exige, comme le dit *Stoll* (*Aphorisme* 184), une méthode de traitement indiquée tant par l'inflammation particulière des poumons, que par la fièvre principale. En général, la pneumonie hypostatique qui survient dans la dothiénenterie doit être traitée par des révulsifs.

Les vésicatoires et les toniques sont les seuls moyens auxquels on pourrait avoir recours dans la pneumonie des agonisans.

Jusqu'à ce jour, la thérapeutique n'a fourni que des moyens impuissans dans la pneumonie causée par une phlébite ou par une résorption purulente. Les uns, ont recours aux toniques; les autres, aux antiphlogistiques énergiques; d'autres, aux révulsifs ou à l'émétique à hautes doses. Aucune de ces indications ne peut être adoptée exclusivement.

En général, il faut craindre de pousser loin les évacuations sanguines et la diète; parce que, comme l'ont prouvé *Legallois* (*J. hebd.*, *p.* 186, *t. III*) et **M.** *Magendie* (*Journ. de physiol.*), *Dugès* (*J. hebd.*, *t. I*), l'absorption est d'autant plus facile et active que le sujet est plus affaibli. La saignée générale peut être utile dans ce sens qu'elle donne issue à une partie du pus répandu dans la circulation (voyez la Théorie de **M.** *Roche* sur le traitement de l'intoxication, dans *ses Élémens de Pathologie deuxième édition*); *Pringle* (*Malad. des armées : III*e. *partie, ch. VI*) dit avoir remarqué que, dans la guérison des plaies, lorsque la matière se trouvait absorbée, l'on retirait un grand avantage de petites saignées souvent réitérées. Si l'on a tout lieu de craindre que l'inflammation vive des lèvres d'une plaie soit la cause de la pneumonie; il est indispensable d'attaquer cette phlegmasie par une évacuation sanguine locale aidée de fomentations émollientes. Quand la plaie est sèche, ou blàfarde; que le pus est de mauvaise nature, dans quelque cas, on se trouve bien de changer la nature de l'inflammation de la plaie par un vésicatoire.

La périodicité des frissons sera combattue par le sulfate de quinine associé à de l'opium.

J'ai vu plusieurs fois l'émétique à hautes doses réussir et plusieurs fois échouer. Il est impossible de donner aucune règle sur l'emploi de cette médication dans le cas présent.

Les chlorures ne doivent être négligés dans aucun cas de pneumonie traumatique ; employés en lotions, fumigations, boissons, potions, ils sont d'une grande utilité pour combattre l'intoxication.

Pour combattre la pneumonie des enfans on doit avoir recours aux moyens suivans :

D'abord, pour laisser toute liberté à la circulation pulmonaire, il faut éviter de les emmaillotter ; l'on applique quelques sangsues ou ventouses sur le thorax ; on a recours aux boissons, dites pectorales, tièdes ; aux loochs, dans lesquels (*Dugès*) il est bon de faire entrer quelquefois du miel scillitique, un $^1/_4$ de grain de kermès minéral (*Billard l. c., p.* 524), ou quelques grains d'oxyde blanc d'antimoine ; aux fomentations émollientes sur le thorax. Le sirop diacode sera conseillé quand l'agitation sera grande.

Lorsque la phlegmasie résiste à tous ces moyens il faut conseiller les révulsifs sur les membres et de préférence les inférieurs, ou sur le thorax. En pareil cas, M. *Jadelot* ordonne les bains sulfureux (chaque bain est fait avec quatre onces de sulfure de potasse). Une seule fois j'ai eu recours au huitième jour à ce moyen, que j'ai conseillé quatre jours de suite, et l'enfant a guéri. Il est bien entendu que si l'inflammation pulmonaire accompagne une affection chronique quelconque celle-ci ne doit pas être perdue de vue par le médecin, ainsi que les exanthèmes cutanés.

En terminant cet article, je dois dire que **MM**. *Rilliet* et *Barthez* ne reconnaissent l'utilité des saignées chez les enfans que dans les pneumonies franches, qu'ils rejettent l'oxyde blanc d'antimoine et les révulsifs cutanés. Ce conseil est beaucoup trop absolu.

Je ne parlerai point ici du traitement que l'on doit recommander lorsque l'inflammation pulmonaire se termine par la gangrène, parce qu'il est exposé avec détails dans le chapitre où je parle de la gangrène du poumon (voyez aussi gangrène de la muqueuse bronchite, et la phthisie pulmonaire).

Je ne saurais mieux faire que d'emprunter à l'illustre *Auteur* des *phlegmasies chroniques* l'exposé du traitement que l'on doit conseiller dans les cas de pneumonie chronique.

On écarte le froid et les causes occasionnelles; 2°. on calme l'irritation par des adoucissans, le repos et la tranquilité d'esprit; 3°. on répare les pertes avec les alimens féculens et gélatineux qui nourrissent beaucoup sans trop exciter et l'on favorise la fonction digestive, dans l'état d'apyrexie, par les toniques modérés et jamais par les âcres ni les narcotiques; 4°. on provoque l'action des appareils non malades par les diaphorétiques légers, les diurétiques faibles, les laxatifs les moins stimulans, les topiques généraux ou locaux, qui sollicitent l'excrétion cutanée; 5°. on produit des phlogoses artificielles, à titre de révulsifs par les vésicatoires et les exutoires avec division de la peau (*l. c.*, *t. I, p.* 255, 4ᵐᵉ. *édition*).

Si l'on a lieu de craindre la formation des tubercules

pulmonaires, au traitement de la pneumonie chronique il faut joindre les moyens que j'ai indiqués en exposant le traitement de la phthisie pulmonaire (voyez cette maladie).

La pneumonie intermittente doit être combattue par le sulfate de quinine associé à l'extrait d'opium, pris en pilules, ou potions, ou lavemens, ou par la méthode endermique.

Le traitement de la pleuro-pneumonie (voyez pleurésie) n'est autre que celui de la pneumonie ordinaire combiné avec celui de la pleurésie.

Je terminerai en disant que j'ai eu l'occasion de voir une inflammation pulmonaire se terminer heureusement, sans le secours d'aucune médication. Ce n'est point chose rare, l'on en trouve un exemple à la page 865 *de la Gazette médicale de Paris, année* 1852.

CHAPITRE VI.

GANGRÈNE PULMONAIRE,

Cette affection, connue d'*Hippocrate* (*liv. II*, *chap XVI*, *de la pleurésie*), d'*Arétée* (*De causis et signis acut. morb.*, *cap. I*, *de pulmonariâ*), de *Baglivi* (*Opera Lugd.*, *pag.* 87), de *Boerhaave* (*Aph.*, 844), de *Stoll* (*Aph.* 161), de *Huxam* (*Diss. sur les pleurés, et les pneumo.*, *ch. II*), décrite sous le nom de *Phthisie ulcéreuse*, par *Bayle* dans ses *Recherches sur la Phthisie* (*p.* 30), a surtout été bien étudiée, sous le nom de *Gangrène du poumon* par *Laennec* (*p.* 442, *t. I*, 3ᵉ. *édit.*,) et, depuis, par MM. *Cruveilhier* dans son *Anatomie du corps humain* (*liv. III et XI*), *Andral* (*Cliniq médic.*, *t. II*), *Bouillaud* (*Arch. de méd.*, *t. XII*), *Guislain* (*Gaz. médic.*, 1836, *N°.* 3) *et Genest* (*Gaz. médic.*, 1836, *N°.* 38 *et* 42).

ÉTIOLOGIE.

Quoique la gangrène du poumon soit assez rare, ce-pendant, son étiologie semble moins obscure que celle de bien d'autres maladies du poumon. En effet, l'on rapporte à un assez petit nombre de causes cette affection, et toutes en rendent un compte assez clair; tandis que, pour la pneumonie par exemple , on donne dans son étiologie beaucoup de causes, que l'on ne peut saisir que par induction, analogie, et difficilement encore.

Pour la gangrène du poumon, comme pour toute autre maladie, il faut admettre une prédisposition, un je ne sais quoi, qui fait que tel individu, se trouvant dans la même position que son voisin, et en but aux mêmes effets que lui, a cependant une maladie différente, quoique la cause et le point de départ soient les mêmes.

L'on ne tardera point à voir que cette cause première, inconnue, pourrait fort bien dépendre d'un virus particulier, semblable au virus charbonneux, ou consister dans une sorte d'épuisement: en un mot, être une altération du sang.

D'après *Laennec*, et bon nombre d'autres anatomopathologistes, la gangrène du poumon semble se rapprocher de la nature des maladies essentiellement gangréneuses, c'est-à-dire participer de la nature de la pustule maligne et du charbon. Dans ces affections, l'inflammation développée autour de la partie gangrénée est l'effet, et non pas la cause de la mortification.

Cependant, on comprend qu'elle puisse reconnaître pour cause une pneumonie très-aiguë : *Laennec*, *Andral*, *Rampold*; et avant eux, *Hippocrate*, *Arétée*, *Baglivi*, *Boerhaave*, *Stoll*, *Huxam*, *Morgagni* (*Lettre XX*, § 41) en rapportent des exemples (voyez pneumonie). Mais comme toutes les fois que l'inflammation du tissu pulmonaire est portée à ce degré on ne la voit pas se terminer par gangrène; il est nécessaire, comme je l'ai dit,

8

d'admettre la prédisposition, consistant probablement en une altération des liquides.

M. *Bouillaud* (*l. c.*) ayant trouvé oblitérés les vaisseaux sanguins autour des excavations gangréneuses, ne pourrait-on pas, par analogie, admettre cette oblitération comme une cause de gangrène ?

Dupuytren pensait que les gangrènes, dites séniles, admettaient pour cause principale une inflammation de la principale artère du membre : artérite qui entraîne l'oblitération du vaisseau, et par suite, la suspension de la circulation, la mortification des parties. Je viens d'observer un fait semblable sur un homme, sobre, âgé de 30 ans environ, qui a sphacélés les cinq orteils de son pied gauche, à la suite d'une artérite de la tibiale postérieure; trois de mes confrères et amis ont eu l'occasion d'observer ce malade.

L'oblitération des vaisseaux du poumon, dans le cas présent, peut encore reconnaître pour cause la compression exercée par les masses tuberculeuses. Le docteur *Carswell* en rapporte une observation, qui, suivant M. *Genest*, est la seule authentique de ce genre que l'on possède.

Dans un certain nombre de cas, la gangrène qui se développe dans le poumon ne le fait que consécutivement à un épanchement de sang considérable dans le tissu de cet organe, et surtout lorsqu'il s'établit une communication entre l'air extérieur et la cavité dans laquelle le sang est contenu. (*Genest, l. c.*) Cette manière de voir avait été entrevue par *Huxam*, dans son *chapitre II, de la Dissertation sur les pleurésies et les pneumonies.*

Il suit donc de là que la gangrène du poumon peut reconnaître et reconnaît, pour point de départ, l'hémorrhagie pulmonaire, qui est décrite, dans cet ouvrage, sous les noms d'*Apoplexie*, ou *Pneumo-hémorrhagie*.

Voici comment le *docteur Genest* explique ce phénomène et sa marche : il part d'un fait : dans un des poumons d'un homme qui avait eu des hémoptysies abondantes, et rendu des crachats très-fétides, rougeâtres et ternes, il trouva une dilatation bronchique, contenant du sang très-fétide, noirâtre et très-fluide, dont l'odeur rappelait celle des crachats; tandis que dans les autres dilatations qui communiquaient facilement avec les tuyaux bronchiques, ce qui n'avait point lieu dans le cas précédent, les caillots sanguins n'étaient point altérés; il conclut de là que ces derniers caillots pou-vaient être aisément rendus par les efforts de toux; tandis que le premier n'était point dans la même position, vu que le calibre du tuyau bronchique était très-petit: or, continue-t-il, le contact de l'air avec le sang hors des vaisseaux est la con-dition la plus favorable à la putréfaction de ce liquide; d'un autre côté, le sang, n'importe sa quantité, peut rester long-temps dans les tissus sans éprouver l'altération dont il est question, pourvu qu'il soit à l'abri du contact de l'air (deux propositions qui sont confirmées par le fait cité): donc le foyer de l'apoplexie pulmonaire, quand il est en contact avec l'air, peut se putréfier facilement, et, par suite, amener la gangrène du parenchyme du poumon.

A l'appui de cette explication il cite plusieurs faits, et, parmi eux, deux qu'il a empruntés à *Townsend et Law*, auxquels on peut joindre la première observation du docteur *Rampold* (*Gazette méd. de Paris*, *p.* 712, 1838), et celle que je rapporte plus bas.

Cette théorie doit paraître fort ingénieuse; mais il reste à lui objecter: 1º. que l'apoplexie pulmonaire ne précède point toujours la mortification du poumon; 2º. que bien des foyers apoplectiformes du poumon ne se terminent point par gangrène ; 3°. qu'il faut encore admettre une disposition sui generis.

Je me résume et dis : l'apoplexie du poumon peut être cause de la gangrène du parenchyme de cet organe, si certaines circonstances existent : ce qui ne doit se rencontrer que très-rarement. (*Voyez la Théorie du docteur Rousset dans le chapitre Apoplexie pulmonaire.*)

Le docteur *Genest* admet encore, comme cause de la gangrène pulmonaire, les résorptions purulentes qui, comme on le sait depuis long-temps, amènent des pneumonies lobulaires (voyez pneumonie) et, par suite, des abcès dans les poumons. Ces abcès, comme les noyaux de la pneumo-hémorrhagie, peuvent, suivant ce *médecin*, se transformer en foyers gangréneux, s'ils viennent à se trouver en contact avec l'air extérieur.

Ainsi que déjà je l'ai dit, cette explication est ingénieuse ; mais, est-elle rigoureusement exacte ? quelques faits chirurgicaux peuvent aider à éclairer ce point de pathologie.

Après la deuxième ou troisième ponction d'un abcès par congestion, l'ouverture reste fistuleuse, alors le pus acquiert une odeur très-fétide, il s'altère. Cette altération, en général, est attribuée à l'introduction de l'air dans le foyer ; M. *Lisfranc* pense que, dans ce cas, le pus n'est altéré que par suite de l'inflammation des parois du foyer, et non pas à cause de l'influence directe de l'air sur le pus lui-même. M. *J. Cloquet* attribue cette viciation au défaut de pression ; d'un autre côté, l'on sait que l'ouverture artificielle des phlegmons reste souvent béante sans que pour cela le pus s'altère : j'en ai encore un exemple sous les yeux chez un homme fort et robuste. Il suit donc de tout

ceci, que ce n'est point à l'air seulement qu'il faut attribuer la transformation du pus en matière putride, mais
que l'on doit admettre une cause prédisposante, première,
et principale. Elle me semble simple et facile à comprendre.

L'individu qui porte un abcès par congestion n'est-il
point peu-à-peu épuisé par cette sécrétion anormale et si
abondante? Eh bien! cet épuisement dont il est facile de
suivre les progrès lents ou rapides, ne peut-il donc pas
contribuer à modifier la nature des sécrétions! Quel est le
chirurgien qui n'a point remarqué l'odeur caractéristique
de l'haleine de ces malheureux dont le dépérissement fait
chaque jour des progrès, usés qu'ils sont par une abondante supuration!

L'homme qui est sous l'influence des maladies char-
bonneuses, et celui qui a eu des hémorragies pulmonaires
très-abondantes, ne sont-ils pas affaiblis, l'un et l'autre?
Eh bien donc! puis qu'il en est ainsi, on est obligé d'admettre que la faiblesse est souvent la cause indispensable
de la gangrène du poumon. Je dis souvent: car, ainsi
que je l'ai déjà avancé, la gangrène pulmonaire peut
encore avoir pour cause une inflammation très-vive du
parenchyme pulmonaire. (Voyez *Andral, Bouillaud, Rampold.*)

Cette explication rentre dans celle du docteur *Guislain :*
c'est, dit cet observateur, à la faiblesse, provenant d'un
appauvrissement du sang, que j'attribue primitivement la
désorganisation pulmonaire dont il s'agit, et il est vrai que
l'influence des agens débilitans sur les poumons n'a pas
encore jusqu'ici suffisamment attiré l'attention des praticiens; elle est cependant frappante; et d'autant plus que
la faiblesse a sa source, soit dans une *pénurie* de ce fluide,
soit dans une trop forte dépense, déterminée dans l'une

ou l'autre des humeurs sécrétées. Et comme la pénurie du sang peut reconnaître pour cause l'abstinence des alimens, ce qui a lieu très-souvent chez les aliénés, il découle delà que l'état gangréneux du parenchyme pulmonaire, chez les aliénés, admet, pour une de ses causes principales, l'abstinence des alimens.

On voit d'après tout ceci que l'explication du *médecin de Gand* est tout-à-fait d'accord avec la mienne.

C'est encore dans cet ordre de causes que doivent rentrer l'ossification des artères, que j'ai dit pouvoir produire la gangrène pulmonaire; les fièvres adynamiques; les écarts d'une vie débauchée qui appauvrissent le sang; deux sortes de causes admises par le docteur *Rampold*. (*l. c.*)

CARACTÈRES ANATOMIQUES

Laennec divise la gangrène du poumon en deux variétés : 1°. celle qui n'est point circonscrite; 2°. celle qui est circonscrite; sous le rapport physiologique, comme sous celui de pathologique ces deux variétés méritent d'être étudiées séparément.

Gangrène diffuse ou non circonscrite :

Le tissu du poumon est ramolli, plus facile à déchirer que dans l'état sain, d'une densité égale à celle de celui qui est enflammé au premier ou au deuxième degré, c'est-à-dire, ne surnageant point à l'eau. Il est crépitant, gorgé d'un liquide noirâtre ou verdâtre, trouble, visqueux, dont l'odeur, d'une fétidité insupportable, est celle de la gangrène.

A la surface du poumon on trouve des tâches noires, vertes ou brunâtres, très-ramollies, laissant dégager une odeur de gangrène.

Cette lésion occupe une étendue plus ou moins grande d'un seul poumon ; pas souvent elle dépasse le cinquième ; elle peut aussi transformer presque entièrement un poumon en une masse pultacée, diffluente, noire, rougeâtre (*Rampold*). Rarement les deux poumons sont affectés en même temps ; sur neuf fois, le droit n'est malade que deux fois (*Guislain*). On a vu que la pneumonie, au contraire, attaque de préférence ce même côté. Ainsi les maladies inflammatoires du poumon se montrent le plus souvent à droite ; tandis que les affections gangréneuses se montrent surtout à gauche.

Pourrait-on se rendre compte de ce fait ?

Serait-ce, je le demande, parce que le décubitus a lieu plus souvent sur le côté droit ?

Ce cas étant, il faudrait avoir recours à l'explication suivante : chez l'homme, tant qu'il jouit de la santé, c'est-à-dire tant que l'équilibre naturel subsiste ; les lois de la pesanteur ne l'emportent pas sur certaines lois physiques : ainsi, le sang n'obéit que peu à la pesanteur ; mais, quand une certaine cause débilitante exerce son influence, ce liquide stagne plus ou moins dans les parties déclives des poumons ; et comme le décubitus a lieu le plus communément sur le côté droit, le poumon de ce côté se congestionne donc (*voir Hypérémie et Pneumonie*), tandis que le gauche, est dans une position inverse : or, l'on sait que le manque de sang est une des causes de gangrène, quand il y a prédisposition : donc il ne paraît plus si extraordinaire de rencontrer la gangrène à gauche ; tandis que l'on trouve plus souvent à droite la pneumonie, fréquemment produite par une congestion sanguine (*voir Pneumonie hypostatique*).

Cette explication confirme encore cette proposition que j'ai développée ci-dessus savoir que : la gangrène du poumon reconnaît souvent positivement pour causes premières un arrêt dans la circulation et l'épuisement.

Dans quelques points, le tissu pulmonaire est sain, ou presque sain et se confond insensiblement avec les parties gangrénées ; dans d'autres, il en est séparé par un engorgement inflammatoire au premier degré ; rarement, et dans quelques points seulement, par un engorgement porté au degré d'hépatisation.

Rampold cite deux observations de gangrène diffuse, dans lesquelles on trouve que les poumons, au lieu d'être affaissés, comme le plus ordinairement ils le sont dans les cas de gangrène non circonscrite, offraient les marques de l'impression des côtes ; dans ces cas l'affection gangréneuse avait été la suite de l'inflammation du parenchyme pulmonaire. (*Gazette médic.*, *l. c.*)

Gangrène circonscrite.

L'escare est circonscrite, plus ou moins étendue, de la couleur que j'ai déjà décrite ; quelquefois ramollie ; d'autres fois sèche ; quand elle est humide, elle se détache du tissu pulmonaire, reste comme un bourbillon au milieu de l'excavation, ou se convertit en une espèce de bouillie putride, d'un gris verdâtre, d'une horrible puanteur. Ce liquide peut se faire jour par les bronches, ou à travers la plèvre ; dans ce dernier cas, il résulte un pneumo-thorax (voyez cette maladie).

Quand elle sèche, elle s'enlève, en partie par plaques ; en partie elle se transforme en dissolution putride.

La cavité qui résulte de l'évacuation de l'escare est plus ou moins grande, siège ordinairement dans l'intérieur du tissu pulmonaire ; sa surface est inégale, communément recouverte d'un détritus brunâtre, très-fétide. Ses parois peuvent être tapissées d'une fausse membrane, qui forme la cicatrice quand le malade doit guérir.

Autour de l'ulcération, le tissu pulmonaire est plus ou moins noir et humide, compact, ou engoué.

C'est à cette forme de gangrène que *Bayle* a donné le nom de *Phthisie* ulcéreuse.

Le docteur *Rampold* pense que probablement la gangrène diffuse ou non circonscrite est le résultat de la gangrène circonscrite ; aussi sa deuxième observations (*Gaz. médic. de Paris, p.* 712, 1838) a-t-elle pour titre : *Passage d'une gangrène circonscrite à une gangrène diffuse.* Suivant cet *auteur*, lorsque la gangrène circonscrite doit amener la gangrène diffuse, elle ne tombe point par escare, mais elle se ramollit, devient déliquescente, s'étend de proche en proche, envahit tout le tissu pulmonaire et le transforme en une sorte de putrilage verdâtre, noirâtre, visqueux, très-fétide.

L'on est assez porté à croire que cette transformation de la gangrène circonscrite en gangrène diffuse est due spécialement à l'intensité de l'influence de la cause première. (Voir ci-dessus Etiologie.)

Le sang, surtout dans les gangrènes diffuses, est très-fluide, noirâtre.

Plusieurs fois on a trouvé (*Rampold*) le cœur ou chargé de graisse ou atteint d'autres affections.

La gangrène peut encore atteindre les parois des cavernes tuberculeuses ; j'aurai soin, en temps et lieu, de la faire connaître.

SYMPTOMES, MARCHE.

Quelquefois le début est insidieux et lent ; je n'ai encore eu l'occasion de soigner que deux malades atteints d'une gangrène pulmonaire : dans un cas, le début à été prompt. Voici quels symptômes la malade m'a offerts. Et d'abord, je dois dire qu'elle était atteinte de tubercules miliaires qui se ramollissaient. Tout-à-coup, elle fut prise d'une dyspnée atroce, de défaillances et de lipothymies. Soumise à mon examen vingt-quatre heures après le début, elle m'a présenté une figure pâle, livide, plombée, aplatie ; les yeux cernés. Le pouls était fréquent, petit ; elle se plaignait beaucoup de sa dyspnée, qui la contraignait à une agitation continuelle, quoique forcée de rester assise, le torse incliné en avant et les bras en arrière. Une sueur froide, inondait son visage. Son haleine était d'une puanteur extrême ; tous les assistans et la patiente s'en plaignaient. Ses crachats, légèrement verdâtres, d'une odeur très-fétide, qui rappelait celle de la gangrène externe, étaient livides, entre-mêlés à des caillots de sang noir et à du sang vermeil.

La percussion la plus minutieuse ne m'apprit rien autre que ce que j'avais trouvé long-temps auparavant : je veux dire, une diminution dans le son au-dessus des deux clavicules. Le stéthoscope ne me fit entendre qu'une résonnance de la voix qui existait depuis assez de temps à cause de l'infiltration tuberbuleuse ; puis un râle muqueux et sous-crépitant humide à bulles inégales.

En général, le malade atteint de gangrène pulmonaire, se plaint d'une très-grande prostration de forces ; son pouls est petit, faible, fréquent ; le visage offre une pâleur livide ; la voix est faible, etc.

J'ai dit en général, parce que le sujet de la première observation du docteur *Rampold*, conserva sa gaieté, le timbre naturel de sa voix, un pouls fort, pas fréquent.

Le malade accuse quelquefois une légère douleur, qui n'offre rien de particulier, que l'on voit augmenter par la toux, et par les profondes inspirations.

Chez quelques malades, la fièvre manque; chez d'autres, il existe de la céphalalgie, accompagnée de frisson ou de chaleur intense.

La toux, d'abord sèche dans le cas où l'affection gangréneuse ne succède point à une inflammation aiguë du parenchyme pulmonaire, est douloureuse, puis suivie d'une expectoration sanieuse, noire ou verdâtre, visqueuse, d'une odeur repoussante, semblable à celle de l'haleine, et qui est caractéristique (*voyez Hippocrate, Huxam*).

La dyspnée est un symptôme constant, dont l'intensité croît avec la rapidité de la marche de l'affection gangréneuse. Ordinairement aussi elle est proportionné à l'étendue du tissu pulmonaire envahi.

De même que la percussion médiate trouve de la matité quand il y a une forte pneumo-hémorrhagie : ainsi, dans la gangrène du poumon, qui souvent est une suite de l'apoplexie (*Genest*), elle rencontre de la matité. Mais pour cela, il faut que l'engorgement hémoptoïque, qui la précède, soit considérable, ou qu'il existe autour des escares un assez gros noyau de parenchyme hépatisé : cette matité devient évidente lorsqu'il y a pneumonie, infiltration tuberculeuse, etc.

Le râle crépitant se fait entendre surtout dans la gangrène humide, non circonscrite; en effet, c'est dans ce cas principalement que le poumon est engoué; la seule fois que j'ai rencontré ce râle, il était très-humide.

Lorsque les crachats sont diffluens, le râle devient muqueux à grosses bulles, et se change en caverneux ou gargouillement quand l'excavation se vide.

Si le tissu du poumon est induré dans un assez grande étendue, le souffle ou la respiration tubaire se fait entendre, ainsi que la bronchophonie.

Dans le cas où l'excavation est vide, la pectoriloquie est manifeste, ainsi que la respiration caverneuse.

Enfin, s'il arrive que la caverne gangréneuse soit vaste, et superficielle; qu'elle contienne du liquide et de l'air en même temps, et qu'elle communique facilement avec un ou plusieurs rameaux bronchiques, la percussion plessimétrique, pratiquée convenablement, peut faire entendre le bruit humorique; et l'auscultation le tintement métallique.

Je ne parlerai point des signes du pneumo-thorax.

TERMINAISONS.

Dans le cas où l'affection tend vers une terminaison heureuse, les crachats deviennent jaunes, prennent l'odeur, l'aspect et la consistance du pus. Cependant, de temps à autre, l'odeur gangréneuse peut encore reparaître. Le pouls redevient large, il perd sa faiblesse et sa fréquence; la figure s'anime et reprend son type naturel, et cela plus ou moins promptement; la dyspnée diminue et finit par ne plus se faire sentir, mais seulement au bout d'un temps assez long.

Lorsque la gangrène passe à l'état chronique, le malade, tourmenté par la fièvre hectique, conserve son haleine fétide, continue à expectorer des crachats puants et quelquefois diffluens et noirâtres; il maigrit avec une effroyable rapidité, ou meurt avant que le marasme soit porté à un haut degré.

La gangrène pulmonaire chronique peut aussi produire la diathèse séreuse. Une seule fois j'ai pu observer cette terminaison : c'était sur la malade dont j'ai donné plus haut l'abrégé de l'observation. Cette hydropysie a résisté à toutes les médications : les diurétiques n'ont pas été plus heureux que les purgatifs et les sudorifiques ; la patiente a succombé comme en général succombent les hydropiques. *

PRONOSTIC.

La gangrène du poumon est toujours une maladie excessivement grave.

Le danger est en raison directe de la rapidité de la marche de l'affection, et de l'étendue de celle-ci.

La gangrène qui attaque les parois d'une caverne tuberculeuse est moins grave que toute autre parce que, en général, elle se borne facilement et n'occupe qu'une petite surface. (Voyez phthisie pulmonaire.)

La gravité du pronostic repose encore sur la nature de la cause première : plus le sujet est épuisé, plus son sang est altéré, plus alors le danger est grand.

---

*Un médecin, assez charlatan, vit à mon insu cette malade pendant son hydropysie, et eut la bonté, suivant sa louable habitude, de dire aux parens de la patiente, qu'il affirmait (lui, docteur ignorant même la simple auscultation) que je m'étais grossièrement trompé et que la malade n'avait jamais eu de gangrène pulmonaire ! Qui potest capere, capiat.

Hippocrate et *Arétée* (*l. c.*) connaissaient déjà tout le danger de la gangrène pulmonaire : *Baglivi* disait que tous ceux qui en sont atteints périssent (omnes pereunt *l. c.*); *Boerhaave* dit (*Aphorismes* 863 et 844) : quando in ipsam jàm gangrenam abiit, incurabilis est : inde autem cita mors ; *Stoll* est aussi de cet avis (*Aphorismes* 180 *et* 161) « voyez Pneumonie ».

La gangrène chronique n'est point, pour le moment, aussi dangereuse que l'aiguë ; mais aussi elle finit toujours par tuer le malade.

Lorsqu'un malade, affecté de gangrène aiguë, voit ses forces renaître ; son visage perdre son teint pâle, livide, plombé ; son pouls perdre sa petitesse et sa fréquence ; sa dyspnée diminuer ; ses crachats cesser d'être fétides et redevenir jaunâtres, le pronostic est aussi heureux que possible, surtout si la percussion et l'auscultation ne révèlent point de vastes excavations dans le parenchyme pulmonaire.

DIAGNOSTIC.

La fétidité de l'haleine jointe à celle des crachats ; la couleur, la consistance de ces derniers ; la dyspnée ; la prostration extrême ; la petitesse et la fréquence du pouls ; l'aspect du visage qui est aplati, pâle, livide ; la faiblesse de la voix, constituent un ensemble de symptômes, qui, réuni à celui que fournissent la percussion et l'auscultation, peut toujours faire reconnaître une gangrène pulmonaire ; surtout si le malade est épuisé, ou s'il porte dans ses poumons un ou plusieurs foyers apoplectiformes, ou une inflammation, ou des tubercules.

Comme il n'est pas toujours possible de réunir tous les

élémens de diagnostic que je viens de donner, il arrive quelquefois que l'on ne peut annoncer positivement une gangrène pulmonaire. Dans ces cas, il faut avoir recours aux commémoratifs et à la méthode d'induction.

En parlant de la phthisie pulmonaire, j'aurai soin d'indiquer à quels signes l'on peut reconnaître la mortification d'une portion de la paroi d'une excavation tuberculeuse. (Voyez aussi, gangrène de la muqueuse bronchique *t. I, p.* 387; et dilatation des bronches *t. I, p.* 420).

Le diagnostic de la gangrène chronique, quand on n'a pas assisté au début du mal, quand on n'a pas suivi pas à pas sa marche, peut offrir de grandes difficultés. C'est en pareil cas, qu'il faut surtout avoir recours aux commémoratifs, à l'état du malade, et aux symptômes fournis par le plessimètre et le stéthoscope.

TRAITEMENT.

Le traitement de la gangrène du poumon comprend 1°. le traitement de la gangrène proprement dite; 2°. celui de la cause. Cette subdivision est indispensable.

1°. Traitement de la gangrène.

Les chlorures ont été conseillés par MM. *Récamier*, *Graves* de Dublin, *Chomel*, *Genest*, etc. Ils constituent, sans contredit, la médication la plus efficace.

On doit les employer en fumigations, avec le flacon de *Wolf*, ou de *Gannal*, de *Cottereau*; en boissons; en potions et en lotions. C'est à l'aide de ces préparations que j'ai pu, chez la malade dont j'ai parlé plus haut, non point guérir la gangrène, mais ralentir ses progrès. Probablement que, si les deux poumons n'avaient point été farcis de tubercules, la patiente aurait pu se sauver.

Chez un autre malade, j'ai eu recours avec succès à la thériaque, employée à très-hautes doses, en potion et en lavement. Voici quels sont les symptômes qui me firent soupçonner dans ce dernier cas, une légère affection gangréneuse du poumon. Tout-à-coup, la femme $\times$ avait été prise d'une douleur dans le côté *gauche*, accompagnée d'une violente dyspnée; sa figure pâle exprimait la souffrance et l'effroi; le pouls était petit, faible et très-fréquent; une sueur froide, visqueuse, inondait le visage, le cou et la poitrine; il y avait de la toux sèche; l'haleine était horriblement fétide, au point que toute la chambre était infectée, et que tous les assistans s'en plaignaient beaucoup; la prostration était extrême. A mon arrivée, il n'y avait pas encore deux heures que tout cet appareil effrayant s'était annoncé chez la malade, qui auparavant jouissait d'une bonne santé, mais qui était très-adonnée aux liqueurs, et qui la veille encore en avait bu une grande quantité : elle a guéri.

2°. Traitement de la cause.

Si la gangrène est la conséquence d'une pneumonie, ou lui succède; il faut la combattre par d'abondantes évacuations sanguines (voyez Pneumonie), auxquelles on doit associer, tout de suite, les préparations chlorurées.

Ce traitement convient encore dans les cas où la gangrène succède à une appoplexie pulmonaire.

Si le sujet est faible, épuisé par des écarts de régime, par l'abstinence, par de grandes pertes sanguines; s'il est sous l'influence de la cause qui engendre les fièvres adynamiques (car celles-ci sont contagieuses par infection : chose certaine pour tous les praticiens qui exercent dans de petites localités et comme je l'ai prouvé dans la *Gazette médicale*, 1837, p. 348, 1838, p. 710, et ce qu'avaient démontré, bien avant moi,

MM. *Bretonneau et Gendron*); il doit être soumis à un régime fortifiant et réparateur. Il faut lui conseiller les vins généreux, les préparations de quinquina, les boissons amères une nourriture substantielle, quoique de facile digestion; l'inspiration d'un air pur, etc. En même temps que le malade est soumis à ce régime on lui conseille la thériaque ou les préparations de chlorure.

Comme la gangrène, chez les phthisiques, ne se montre guère que parmi ceux qui sont épuisés, on doit la combattre par un régime nourrissant, mais non excitant, joint aux chlorures. (Voyez phthisie pulmonaire.)

CHAPITRE VII.

OEDÈME DU POUMON.

Dans l'*OEdème du poumon*, la sérosité affecte le tissu cellulaire comme l'air l'affecte dans l'emphysème inter-lobulaire. Ici il y a infiltration d'air ; là infiltration de sérosité. Quoiqu'*Albertini* et *Barrère*, et avant eux plusieurs auteurs (voyez *Bonet, Sepulch., lib. II, passim*), aient laissé quelques exemples d'œdème du poumon ; et, quoique cette affection ne soit point rare ; cependant *Laennec*, le premier, en a donné une bonne histoire.

Gardien (*Maladies des enfans,* p. 302) rapporte le catarrhe suffocant des enfans à une infiltration séreuse du poumon (voyez bronchite aiguë catarrhale, IIIe. Section, 2e. Partie).

ÉTIOLOGIE.

L'œdème pulmonaire peut être primitif ou idiopathique ; mais, le plus souvent, il n'est qu'un effet, qu'une conséquence d'une maladie. Dans ce cas, qui est le plus commun, il survient avec d'autres hydropisies chez les sujets cachectiques, et chez ceux qui portent quelqu'obstacle qui ralentit le retour du sang des poumons, dans le cœur, etc. Ainsi, l'œdème du poumon survient avec les hydropisies, ayant pour causes des maladies du cœur ; il arrive encore quelquefois aux approches de la mort, époque à laquelle la respiration et la circulation pulmonaires éprouvent de si grands troubles.

Legallois a reconnu que la section des nerfs de la huitième paire et même leur ligature donnait toujours lieu à un engorgement *séreux* et *sanguin* des poumons. On dit encore que l'œdème accompagne le premier degré de la pneumonie ; que, dans les pneumonies partielles et lobulaires, il règne autour des points enflammés ; et qu'il accompagne presque toujours la résolution de l'inflammation du tissu pulmonaire.

Laennec observe que les sujets, chez lesquels il a rencontré les œdèmes du poumon les plus universels et les plus intenses, étaient morts peu de temps après une péripneumonie grave (voyez caractères anatomiques de la pneumonie). Suivant le même auteur, l'orthopnée suffocante qui emporte quelquefois les enfans à la suite de la rougeole, n'est probablement autre chose qu'un œdème idiopathique du poumon (voir ci-dessus). Enfin, l'on peut dire, comme résumé, que l'œdème du poumon peut reconnaître pour cause, un excès de sécrétion dans les aréoles du tissu cellulaire des poumons et dans les bronches (voyez broncorrhée aiguë et chronique), ou un obstacle à l'absorption de la sérosité qui se trouve sur la paroi interne de ces mêmes cellules, ou une diathèse séreuse, effet d'une maladie quelconque.

CARACTÈRES ANATOMIQUES.

Les poumons œdémateux ne s'affaisent point à l'ouverture de la poitrine; ils sont plus denses, plus pesants et conservent mieux l'impression du doigt qu'à l'état sain. En général, ils présentent une couleur d'un gris pâle, bien distincte de la couleur naturelle; ce qui est manifeste surtout quand l'œdème est général ou d'une date peu ancienne. Comprimé entre les doigts, le tissu pulmonaire est plus compacte qu'à l'état sain, moins souple et plus crépitant. Si on l'incise et qu'on le comprime entre les doigts, il en ruisselle une sérosité abondante, transparente, d'autant plus spumeuse que l'œdème est récent, presque incolore ou très-légèrement colorée; presque toujours réunie à l'infiltration sanguine hypostatique, quand l'œdème est survenu aux approches de la mort. Lorsque l'œdème accompagne la pneumonie, il est en général peu étendu et formé par une sérosité fortement sanguinolente et spumeuse. (*Rayer.*)

D'après tous ces signes anatomiques, l'on peut concevoir qu'on peut très-facilement confondre l'œdème du poumon avec l'hypérémie bronchique et pulmonaire, ou avec l'engouement; en effet, dans l'une et l'autre circonstances, le poumon est plus dense, plus compact qu'à l'état normal; il est crépitant; il contient une sérosité, plus ou moins spumeuse et sanguinolente.

Tous ces signes de l'œdème ne se rencontrent que lorsque celle-ci accompagne une inflammation du parenchyme pulmonaire. J'ai vu bien souvent, à la *Clinique* de M. *Piorry*, des cas semblables être regardés comme des cas d'asphyxie par écume bronchique. (Voir les articles, *hypérémie des* bronches du poumon et *pneumonie hypostatique.*) Mais, lorsque l'œdème du poumon accompagne une diathèse séreuse ; il est impossible alors de le confondre avec l'écume bronchique ; ces deux maladies étant bien distinctes l'une de l'autre. Pour ne point confondre cet œdème pulmonaire, sous forme d'écume bronchique, avec l'inflammation du tissu du poumon, anatomiquement parlant, il faut avoir égard aux symptômes, qu'à offerts le malade ; aux causes de la maladie, et à la texture du poumon. En effet, dans la pneumonie il est plus friable que dans l'œdème. Dans l'infiltration séreuse du poumon la texture spongieuse de cet organe conserve son intégrité ainsi qu'il est facile de le constater après en avoir exprimé le liquide qui l'inondait (*Bouillaud, Dict. de méd. et de chir.*, *t.* 12, *p.* 122) ; à moins cependant qu'il ne succède immédiatement à l'inflammation.

L'œdème peut être compliqué d'emphysème.

SYMPTOMES.

La respiration, toujours complète, est fréquente, laborieuse ; la dyspnée augmente au moindre mouvement, par les temps humides, les brouillards et les gelées blanches ; quelquefois elle se change en orthopnée et dure telle, pendant quelques jours ; alors, la respiration est seulement difficile, accélérée ; puis, sous l'influence d'une cause morale ou d'un changement dans l'état hygrométrique de l'atmosphère, elle devient tout-à-coup plus laborieuse (lympha in pulmonum substantiam extravasatur, atque repentinam inducit suffocationem. F. *Hoffmann, p.* 104, *t. III, éd.* 1748) et simule un accès d'asthme. (Voyez *Asthme* et *Holleriius, Prax., lib. I, ch. XXV, in scholiis.*)

Ces modifications dans la respiration n'arrivent telles que quand l'œdème dure depuis plusieurs semaines et même plusieurs mois ; comme j'en ai plusieurs exemples sous les yeux.

Le pouls, plus ou moins fréquent, n'a aucun cachet spécial dans l'œdème : il est toujours sous l'influence de la maladie, cause première de l'œdème : ainsi, chez un de mes malades affectés d'œdème, les battemens artériels sont tantôt fréquens, irréguliers, intermittens ; tantôt lents, réguliers. Dès que les pulsations artérielles deviennent fréquentes et irrégulières ; le malade, atteint d'une affection organique du cœur droit par suite d'une endocardite reconnaissant pour cause une affection goutteuse erratique, ne tarde pas a avoir ses accès de suffocation.

La toux est ordinairement légère, peu fréquente ; très-rarement quinteuse et quelquefois sèche.

Le plus souvent elle est suivie d'une expectoration, plus ou moins abondante, facile, presque aqueuse ou entièrement séreuse. Quelquefois les crachats sont formés par une pituite incolore, d'une consistance et d'un aspect analogues à ceux du blanc d'œuf dissous dans une quantité à-peu-près égale d'eau. Cette matière, mêlée à une grande quantité de bulles d'air, forme la nappe, comme l'expectoration des pneumoniques ; mais elle est plus liquide et moins visqueuse.

Cette expectoration se rencontre aussi dans la bronchorrhée aiguë et chronique : deux maladies qui, très-souvent, accompagnent l'œdème pulmonaire.

Quand l'œdème accompagne une pneumonie, les crachats peuvent être rouillés.

La percussion plessimétrique donne un son obscur, d'un seul côté, quand un seul poumon est œdémateux ; mais, le plus souvent, des deux ; car il est rare que les deux poumons ne soient pas œdémateux à la fois.

Quand l'œdème est très-étendu et très-intense, la sonoréité de la poitrine diminue assez notablement. De plus le plessimètre fait reconnaître que le tissu pulmonaire a perdu de son élasticité.

La respiration vésiculaire est beaucoup plus faible qu'à l'état naturel ; ce qui contraste beaucoup avec les grandes et profondes inspirations que font les malades. Pendant ces inspirations, on entend un râle crépitant, qui ressemble beaucoup à celui de la pneumonie surtout quand elle est en voie de résolution (râle crépitant redux, t. I, page 34) : il est à bulles assez inégales, humides, ou moins sèches que quand il se montre dans le début de l'inflammation du poumon. *Laennec* l'a nommé *sous-crépitant.*

Lorsque l'œdème est très-intense, un peu de bronchophonie se manifeste à la racine du poumon.

MARCHE, TERMINAISONS.

L'œdème du tissu pulmonaire affecte ordinairement les deux poumons à la fois ; mais, en général, il débute dans la partie postérieure du poumon droit qu'il envahit bientôt en entier ; puis s'annonce dans la partie postérieure du gauche qu'il ne tarde point à occuper entièrement : telle est sa marche lorsqu'il reconnaît pour cause un obstacle au cours du sang.

Quand l'œdème survient à la suite des maladies aiguës ou chroniques du poumon, ordinairement il s'annonce peu d'heures avant la mort.

En général, l'œdème du poumon est une affection grave,

non pas tant par lui-même, que par les maladies qui en sont les causes premières ; cependant, il est susceptible de guérison ; si les affections qui l'ont amené le sont elles-mêmes. Cette congestion donne lieu quelquefois à une mort subite (voir catarrhe suffocant, t. I, p. 298, et t. II, p. 126).

DIAGNOSTIC.

La persistance du râle sous-crépitant qui, pour l'ordinaire, s'entend dans une longue étendue de la poitrine, l'abscence de fièvre, la nature des crachats, la marche de la maladie ; la diminution de sonoréité au lieu d'un son clair, sont les signes, à l'aide desquels on peut distinguer l'infiltration séreuse du poumon, et ne point la confondre avec le catarrhe pulmonaire, les deux emphysèmes, l'asphyxie par écume bronchique, la pneumonie.

TRAITEMENT.

L'œdème pulmonaire, étant presque toujours symptomatique, il faut donc que son traitement soit dirigé spécialement contre la maladie dont elle est une conséquence.

Ainsi, quand il est aigu, c'est-à-dire quand il accompagne une inflammation du tissu pulmonaire, la médication doit être surtout dirigée contre la phlegmasie (*voir pneumonie*).

Dans le cas où il est la suite d'une diathèse séreuse ; il faut d'abord rechercher la cause de l'hydropisie, puis l'attaquer ; or, la diathèse séreuse qui accompagne les affections de l'organe central de la circulation est le motif le plus ordinaire de l'œdème pulmonaire : donc, très-souvent, pour combattre l'infiltration séreuse du poumon, l'on est forcé d'attaquer la maladie organique du cœur.

On doit, outre les évacuations sanguines que réclament impérieusement certaines affections du cœur, employer les diurétiques à hautes doses: ainsi les tisanes de fraisier, d'asperges, de chiendent, de prèle, édulcorées avec le sirop d'asperges ou des cinq racines, et dans lesquelles on ajoute du nitrate ou de l'acétate de potasse; les potions contenant du miel ou de l'oxymel scillitique. De temps à autre, si l'état des voies digestives le permet, on aidera cette médication par quelques purgatifs salins: tels le sulfate de soude, ou de magnésie, le tartrate soluble de potasse.

Que si le malade est débilité, anémique; que si l'œdème est survenu à la suite d'une longue maladie dans laquelle le patient a perdu ses forces; les ferrugineux, et les toniques sont urgens. Parmi les préparations martiales il faudra surtout employer les sels solubles, comme le sous-carbonate, l'hydrochlorate de protoxide et le tartrate ferrico-potassique. On devra donner un vin généreux et léger, tel que le Bordeaux.

Dans tous les cas, on doit recommander au malade qu'il change de position aussi souvent que possible, et qu'il se tienne assis ou debout, afin d'éviter les funestes effets des lois de la pesanteur qui ont une grande influence sur la marche et les terminaisons des congestions séreuses. (Voyez aussi la broncorrhée aiguë et la broncorrhée chronique.)

CHAPITRE VIII.

CANCER DU POUMON.

Entrevu par *Lédran* (*Mémoires de l'Académie royale de chirurgie*, *t. III*), par *Poutéau* (*OEuvres Posthumes, t. I, 4me. Mémoire sur la Phthisie, obs. VII et VIII*); décrit par *Bayle* sous le nom de *Phthisie cancéreuse* (voyez *Recherches sur la Phthisie pulmonaire*), et bien étudié par *Laennec* (*Trait. de l'auscul.*), le *Cancer du poumon* consiste, anatomiquement parlant, en des masses cancéreuses, tantôt confondues avec le tissu du poumon, tantôt isolées au milieu des parties saines; désorganisation toujours incurable, qui entraîne à sa suite, une couleur jaune paille, caractéristique.

ÉTIOLOGIE.

Les malades sont tous âgés de plus de trente ans; plusieurs n'ont pas seulement des tumeurs cancéreuses dans les poumons : ils en ont très-souvent encore à la surface du corps; tantôt dans le foie et tantôt à l'estomac (*Bayle, l. c., p.* 37). En général, les femmes sont plus exposées que les hommes au cancer; parmi elles, les vieilles filles, les femmes devénues veuves de bonheur et qui ne sont point remariées ; celles qui ont été et qui sont luxurieuses.. Le cancer paraît avoir quelques ménagemens pour l'enfance, et pour la jeunesse........ il semble respecter les premières périodes de la vie (*Pouteau, OEuv. posth., t. I, p. 314*).

Les autres causes prédisposantes du cancer du poumon (ce que je dis du cancer du poumon s'applique également aux affections cancéreuses de tous les autres organes) sont inconnues. M. *Broussais* (*Phlegmasies chroniques, p, 51, t. I, édit. 4ᵐᵉ.*) pense que l'inflammation chronique est la cause du cancer, et que la masse cancéreuse, soit qu'elle siège sur une muqueuse, soit qu'elle repose sur une membrane séreuse est toujours précédée de l'inflammation chronique de cette membrane. *Bayle, J. P. Frank, Delpech* et le professeur *Cayol*, soutiennent que le cancer n'est jamais une maladie locale, et qu'il dépend toujours d'un état général qui est la *diathèse* ou vice particulier et inconnu ; M. *Récamier* pense qu'il y a une susceptibilité générale de l'organisme et locale de l'organe affecté, mais que ce n'est pas là un vice général.

Le docteur *Piorry* (voyez sa *Thèse de concours* 1833, p. 54) a établi les propositions suivantes: l'inflammation franche et aiguë à l'origine peut, lorsqu'elle persiste, produire le cancer ; 2°. d'autres circonstances d'organisation peuvent aussi lui donner naissance ; 3°. certaines dispositions générales ou locales de l'organisme favorisent son développement ; 4°. de la combinaison de ces différentes causes peut résulter le développement du cancer.

Alexandre Monro en renonçant à l'opération ; *Bayle* (*p. 245, t. VII, 4ᵉ édit.*) en regardant comme non cancéreuses les tumeurs qui, enlevées, ne se reproduisent point;

Dupuytren, en disant, à sa *Clinique*, qu'il n'opérait plus de seins cancéreux que pour instruire les élèves sur le manuel opératoire ; n'ont-ils point prouvé que le cancer était, pour eux, une affection générale ! Ce que confirme encore la masse du cancer cérébriforme qui avait pris naissance au milieu d'un caillot de sang, montrée à *l'Académie* par M. *Velpeau*. L'on sait que *Bayle* (*l. c., p.* 504) croyait que le cancer était une maladie primitive et d'une nature spéciale ; avant ce dernier auteur, *Ledran*, dans ses *Observations sur le cancer* (*Mémoires de l'Académ. roy. de Chirurg.*), dit, à la fin *de la* 24e. que le cancer est interne, et qu'il a son principe dans le sang ; *Pouteau* (*OEuvres posth., t. I,*) reconnait un vice cancéreux qui réside dans une certaine dépravation des fluides ; et, cependant, tous deux ils conseillent l'opération quand la maladie est externe (*Ledran, l. c.; Pouteau, l. c., p.* 67) ! Pour mettre à même le lecteur de juger jusqu'à quel point il doit avoir égard à ce conseil, il me suffit de dire que ce dernier *Chirurgien* soutient que le seul remède, auquel le malade, pour éviter ou combattre la récidive, doive avoir recours, est l'eau froide.

Que si mon opinion, après celles des grands maîtres que je viens de citer, pouvait être entendue, je dirais : je crois impossible que l'inflammation, soit aiguë soit chronique et qui encore dure depuis un temps *assez long* puisse, toute seule, produire le cancer. S'il en était ainsi : pourquoi, chez l'un, trouverait-on des masses cancéreuses; chez l'autre, du pus ? Non je ne puis croire « que l'inflammation franche et aiguë à l'origine puisse, lorsqu'elle persiste, produire le cancer » sans une certaine prédisposition, sans une certaine cause particulière et cachée. S'il en était autrement, le cancer du poumon serait très-commun puisqu'il est très-fréquent , de voir une inflammation chronique de ce même organe.

Sans doute, le plus ordinairement, le cancer succède à une inflammation ; mais cela n'a lieu que parce que le malade porte une certaine prédisposition (voyez prolégomènes, p. 115, et la phthisie pulmonaire).

On a aussi prétendu que le cancer était le résultat d'une prédominance alcaline.

On n'est pas d'accord, non seulement sur les causes du cancer du poumon, qui est l'encéphaloïde, comme on le verra bientôt ; mais encore sur sa nature intime.

Laennec qui, le premier, a le mieux décrit cette sorte de cancer, le regarde comme une production accidentelle, de formation nouvelle, qui jouit d'une vie particulière, au milieu des tissus où elle existe.

MM. *Abernethy*, *Burns*, *Ferrus*, *Breschet* pensent que les tumeurs squirrheuses sont formées par un dépôt de ymphe plastique, au milieu de parties altérées.

MM. *Andral* (*Anat. pathol.*), *Cruveilhier* (*Nouv. Biblioth. médic.*, 1827) disent que l'encéphaloïde consiste en un dépôt d'une matière sui generis, sécrétée par le tissu cellulaire hypertrophié, et déposée entre ses mailles qui finissent par disparaître plus ou moins complètement.

Cette dernière opinion paraît être celle du plus grand nombre des physiologistes.

Quant à l'hérédité, admise par M. *Récamier*, et en faveur de laquelle *Bayle* et M. *Cayol* avaient déjà cité des faits, je dois la rejetter, par la raison que sur trente cinq cancérés, je n'en ai trouvé qu'un seul né de parens cancéreux.

CARACTÈRES ANATOMIQUES.

La matière cérébriforme, dans le cas présent, ne peut existent qu'en masses enkystées ou non. Ces masses, en outre, peuvent être à l'état ou de crudité, ou de ramollissement.

Il est assez rare de les rencontrer seules : souvent elles accompagnent des tubercules (voyez *l'Observation de M. Andral, Cliniq. t. II, p.* 596, *et la* 37°. *de Bayle, Phth. pulm. p.* 510).

Ces tumeurs cancéreuses varient en volume : les unes sont de la grosseur d'un grain de millet ; d'autres, de celle d'une aveline et même d'une pomme api.

Leur tissu est opaque ; d'un blanc laiteux, homogène ; d'une consistance semblable à celle du cerveau d'un enfant. Il est parcouru par un grand nombre de vaisseaux. Quand une des parois de ces derniers s'est rompue l'on rencontre un épanchement de sang, plus ou moins considérable (fongus hœmatodes des *Anglais*). Quelquefois cette sorte d'apoplexie est enveloppée dans une membrane (*Bayle, l. c., observ.* 36). Si la masse cancéreuse est volumineuse, on voit un assez grand nombre de vaisseaux sanguins volumineux, parcourant sa superficie et s'enfonçant dans les scissures.

Tel est le cancer encéphaloïde à l'état de crudité.

Ramolli, il présente les caractères suivans : sa consistance diminuant peu-à-peu, il finit par ressembler à du pus ; sa couleur étant toujours d'un blanc rosé. Quelquefois cependant, le sang extravasé lui donne, par son mélange, une couleur rouge noirâtre : cette couleur peut être générale ou partielle, comme le ramollissement.

A l'état de crudité, comme à l'état de ramollissement, l'encéphaloïde du poumon peut être enveloppé dans un kyste, ou rassemblé en masses irrégulières et non enkystées. Ces masses peuvent rétrécir, plus ou moins complètement, une ou plusieurs bronches. Le tissu pulmonaire (dit *Bayle*, *l. c.*, *p.* 35) est presque sain auprès des masses cancéreuses, qui peuvent en être séparées avec facilité.

SYMPTOMES.

Le malade ne tarde pas à montrer sur son visage les symptômes évidens de l'altération organique qu'il porte. Peu-à-peu, il perd son teint; sa figure devient pâle et prend une couleur jaune paille, qui n'est point du tout celle qui suit les grandes pertes sanguines, ou qui accompagne soit la pneumonie chronique, soit les tubercules (voyez ces deux affections). Sur la fin de la maladie; ses joues deviennent bouffies.

Ce n'est guère que pendant la période du ramollissement que la peau s'échauffe, devient brûlante et sèche.

Le pouls, d'abord n'est fébrile que de temps à autre, puis il ne tarde point à le devenir chaque soir; puis bientôt, dans toute la journée. En général, il n'y a pas de fièvre sensible, et quand elle paraît ce n'est qu'aux approches de la mort sans qu'on puisse l'attribuer à autre chose qu'à l'action délétère de la matière morbifique sur l'économie animale. (*Laennec*; *l. c.*, *p.* 249.)

Le malade se plaint de douleurs vives, passagères, lancinantes, qu'il compare à la sensation qu'il éprouverait s'il recevait des coups de canifs, ou si on le blessait avec des aiguilles rougies au feu.

Ces douleurs qui, quelquefois, ne sont que de légers picotemens, et qui rarement manquent, d'abord se font sentir de loin en loin, puis ne tardent pas à se rapprocher et à augmenter d'intensité. Elles se font sentir dans le lieu où se trouvent les encéphaloïdes, et s'irradient quelquefois dans les parois thoraciques et même jusque dans le bras, ainsi que je l'ai observé.

Dans les derniers temps de la maladie, l'haleine, suivant la remarque de *Bayle* et de M. *Cayol*, prend quelquefois une odeur analogue à celle du cancer ulcéré.

Les malades accusent une petite toux quinteuse (voyez les *Observations de Ledran et de Pouteau*); d'abord elle est sèche, puis elle ne tarde point à être suivie d'une expectoration plus ou moins abondante, et quelquefois très-blanche (*Bayle*). Cet *auteur* cite un malade (*Observ.* 35e.) qui eut une hémoptysie.

La dyspnée est plus ou moins forte, son intensité varie suivant le nombre et le calibre des rameaux bronchiques comprimés : elle peut être portée jusqu'à la suffocation.

Le plessimètre peut fournir des données précieuses :

Si les masses tuberculeuses sont petites et rares, la percussion ne révèle que des signes négatifs. Quand, au contraire, les encéphaloïdes sont réunis en masses volumineuses, la percussion donne de la matité avec plus ou moins de résistance au doigt ; ces phénomènes sont limités à la circonférence des productions organiques.

Avec le cylindre, on reconnaît que le murmure respiratoire manque là où se trouvent les masses cancéreuses, s'il y a compression des bronches ou obstruction. (Voyez ces deux maladies.) Dans le premier cas, le bruit respiratoire est faible dans une certaine portion du tissu pul monaire et l'on saisit une sorte de bronchophonie diffuse ; dans le second, ce murmure vésiculaire manque complètement.

MARCHE, DURÉE.

La marche des encéphaloïdes du poumon est en général lente, et sa durée longue : l'une et l'autre sont influencées par les inflammations intercurrentes.

TERMINAISON.

Un malade, atteint de cancer du poumon, ne peut jamais guérir. *Laennec* (*l. c.*, *p.* 240) soutient que la mort arrive par suffocation ou par une autre affection avant l'époque où ces productions auraient probablement pu produire la mort par suite de consomption.

La fièvre hectique et l'hydropisie, quand elles paraissent, ne se montrent que fort tard et peu avant la mort. *Laennec* regarde comme rare l'amaigrissement; parce que la mort arrive par suite de la compression du poumon, organe essentiel.

PRONOSTIC.

Le pronostic est toujours grave, il l'est d'autant plus que la cachexie est manifeste. *Bayle* et **M.** *Andral* ont rapporté chacun une observation, dont le sujet portait encore soit dans le cerveau, soit dans le foie, des masses cérébriformes. Il me souvient d'avoir observé le fait suivant : une jeune dame, atteinte d'hémiplégie droite, éprouvait dans le côté gauche de la tête, depuis plusieurs années, et cela de temps à autre, des douleurs atroces, lancinantes ; lorsqu'il lui survint des vomissemens opiniâtres, de la constipation, de la douleur à l'épigastre. Depuis quelques mois elle était alitée lorsque je la revis ; alors son teint était jaune paille, elle portait un peu à droite de l'épigastre une tumeur sensible à la pression : la présence du cancer du pylore me fit soupçonner une affection semblable dans le cerveau.

Comme la malade toussait beaucoup, se plaignait d'une grande dyspnée et de légers picotemens dans le côté gauche de la poitrine (et semblables à ceux qu'elle éprouvait à l'épigastre) ; j'ai voulu examiner son thorax : à gauche, j'ai trouvé une matité, non douteuse, et pas très-bien circonscrite ; en arrière, et dans le creux de l'aisselle, le murmure respiratoire était faible ; ce qui me fit encore soupçonner une affection cancéreuse du poumon gauche. Malheureusement, l'ouverture du cadavre m'ayant été formellement refusée, je n'ai pu vérifier mon diagnostic.

DIAGNOSTIC.

Le teint jaune paille, les douleurs lancinantes dans une partie du poumon, où la respiration est soit faible soit nulle, où le plessimètre rencontre de la matité, sont des signes, à l'aide desquels, on peut soupçonner le cancer du poumon. Ce diagnostic sera confirmé si l'haleine offre le caractère indiqué par *Bayle* et **M.** *Cayol*; si, dans d'autres parties du corps, l'on rencontre des signes d'affection cancéreuse; et si, dans le thorax, l'on ne rencontre aucune autre affection qui puisse rendre compte des symptômes observés.

TRAITEMENT.

Il consiste, tout simplement, à combattre les inflammations intercurrentes ; à les prévenir autant que possible, par un régime doux. Il faut soutenir les malades et non les exciter. Comme la peau est sèche, on doit chercher à rappeler la transpiration par des frictions excitantes, par quelques grands bains rendus alcalins par six à huit onces de potasse du commerce, et par un vêtement de flanelle. Les exutoires sont communément employés, et produisent deux effets : 1.º ils préviennent et combattent les inflammations intercurrentes du tissu pulmonaire : chose capitale ; 2.º ils peuvent affaiblir le malade, hâter l'arrivée de la fièvre hectique ou accélérer sa marche. L'on aura donc grand soin d'étudier la position du malade avant de lui conseiller des exutoires.

Une chose capitale dans le traitement du cancer pulmonaire, c'est de chercher à calmer autant que possible les douleurs, et à procurer du repos : deux choses que réclament avec instance les patiens. Pour cela, on conseille les différentes préparations d'opium, des sels de morphine ; les extraits de jusquiame, de belladone, de datura stramonium ; l'on ne doit pas non plus oublier que *Storck* a vanté haut l'extrait de ciguë contre toutes les affections cancéreuses : aujourd'hui, malheureusement, l'on sait à quoi s'en tenir sur le compte de ce moyen.

Quand le patient s'épuise, parce que son sang devient pâle, très-fluide, et dépourvu de fébrine, il faut le mettre à un régime composé de légumes frais, de viandes rôties ou grillées ; il faut lui conseiller des préparations ferrugineuses. Si, pendant ce traitement, il survient une pneumonie intercurrente, il faut prescrire un autre régime, et combattre la phlegmasie par un révulsif loco-dolenti.

CHAPITRE IX.

PHTHISIE PULMONAIRE.

Anciennement, le mot *phthisie*, servait à désigner différentes maladies : de là vient qu'*Hippocrate* (*Traité des maladies internes, livre I, chap. XI, XII, XIII*); que *Celse* (*livre III, chap. XXII*) admettent trois sortes de phthisies; que *Boerhaave* et *Stoll* (*Aphorismes*) parlent de plusieurs; que *Baumes* en décrit trois; que *Morton* en reconnaît seize; *Portal*, quatorze; *Sauvages*, vingt; *Sydenham*, quinze. *Bayle* (*dans son Mémoire sur la phthisie pulmonaire, lu à l'Athénée de Médecine de Paris, le 27 juin* 1812 *et inséré dans la Bibliothèque médicale, même année*), après avoir de nouveau admis les six espèces qu'il avait indiquées dans ses *Recherches sur la phthisie pulmonaire* (page 17), cite encore quarante espèces. Tout cela prouve (comme nous le dit *Bosquillon, Médecine pratique de Cullen, t.* 2, *chap. IV*) que l'on désignait, autrefois, sous le nom de phthisie, toute maladie où le corps dépérissait par degré insensible.

L'on ne doit pas dire avec *Cullen* (*l. c.*) que la phthisie pulmonaire est une expectoration de pus ou de matière purulente qui sort des poumons et qui est accompagnée de flèvre hectique ; par la raison qu'un phthisique n'expectore point toujours du pus (voir la *Clinique médicale* du *professeur Andral*) ; ensuite, parce que cette définition peut s'appliquer à quantité d'autres maladies : exemple : la bronchite et la pneumonie chroniques.

Aujourd'hui, il est convenu de regarder l'existence des tubercules dans les poumons, comme la cause et le caractère propre de la phthisie pulmonaire. (*Laennec, Traité de l'auscultation, t. II ; Louis, Recherches anatomico-patho- logiques sur la phthisie.*)

L'affection tuberculeuse des poumons a encore été dé- signée par les noms de *Tabes , Ethisie , Pulmonie , etc.*

ÉTIOLOGIE.

Je crois convenable de diviser cet article en deux parties principales: dans la première, je parlerai des causes pré- disposantes ; dans la seconde, j'exposerai les causes occà- sionnelles.

1.° *Causes prédisposantes.*

Prenez au hazard cent malades, atteints de bronchite aiguë ou de pneumonite simple et franche : quatre-vingts dix-neuf peuvent guérir ; un seul, ou quelques-uns au plus deviendront phthisiques. (L'on doit se souvenir que le mot phthisique , veut dire ici : individu porteur de tubercules pulmonaires.) Que conclure de cela? C'est que, outre une ou plusieurs causes occasionnelles, il faut encore admettre une ou plusieurs causes qui font que tel individu , se trouvant soumis aux même causes de maladie que tel autre, n'est point cependant porteur de la même affection que ce dernier. A quoi tient cette différence? Qu'elle en est la cause? A ces questions malheureusement l'on ne peut faire des réponses satisfaisantes ; et par là je veux dire : des réponses, appuyées sur des faits positifs.

Les uns (*Laennec*, *Bayle*, *Louis*) admettent un vice particulier, une cause spéciale. Les autres (*Broussais*, *Phleg. chron.*) rejettent entièrement celle-ci et regardent le tubercule comme un effet tout simple de l'irritation ou de l'inflammation. M. *Lallemand* (*Gaz. médic. de Paris*, 1838, p. 160) croit que la tuberculisation doit se réduire à ceci : 1°. phlegmasie ; 2°. abcédation ; 3°. induration ; 4°. ramollissement ; 5°. déliquescence et réaction phlogistique. *Andral* (*Précis d'anat path.* ; *p.* 438) dit que, par la seule présence de l'irritation et de l'inflammation, qu'elles qu'en soient l'intensité et la durée, des tubercules ne se forment pas nécessairement, et qu'au contraire, sans irritation *appréciable*, ils peuvent se produire.

Mais ce qu'il y a de certain ; ce qu'un observateur dégagé de tout système est forcé de le reconnaître : c'est que, outre les causes occasionnelles, il faut, de toute nécessité, admettre une prédisposition (ce que je dis ici des tubercules s'applique également à certaines autres maladies). Qu'elle est cette prédisposition soit héréditaire, soit acquise ? En quoi consiste-t-elle ? A quels signes se fait-elle reconnaître ? Cette prédisposition aux tubercules nous est presque inconnue et il est fort difficile de la saisir : car, on rencontre des phthisiques à tout âge, de toute constitution et de toute condition ; dans tous les pays ; dans toutes les saisons ; et cela, dans l'un et l'autre sexes. Cependant, il est possible de saisir certaines circonstances d'organisation, qui ne sont point sans influence sur l'origine des tubercules ; circonstances qui peuvent contribuer à engendrer ce vice caché, cette cause prochaine et spéciale: en un mot, la *diathèse tuberculeuse*. Je dirai avec M. *Lombard* (*Thèse, p.* 25): nous ne connaissons pas la nature intime de cette prédisposition; mais son existence nous est révélée par certaines circonstances que l'on peut regarder comme *causes prédisposantes*. Voici qu'elles elles sont:

Sexe : MM. *Louis* (*Recherches sur la phthisie pulmonaire, p.* 523) et *Lombard* regardent, et avec raison, les femmes comme plus sujettes aux tubercules pulmonaires que les hommes. Mes observations confirment aussi ce fait, qui semble cependant contredit par le résultat donné par M. *Piorry* dans sa *Thèse de concours* 1833, (*p.* 73). J'ai trouvé que les tubercules pulmonaires étaient plus fréquens chez la femme que chez l'homme dans le rapport de cinq à trois. (*Thèse de Paris*, 1833, N°. 172).

Age. J'ai dit, tout-à-l'heure, qu'à tout âge on pouvait devenir phthisique; cependant on a remarqué qu'il y a certaines périodes de la vie où les tubercules pulmonaires sont plus fréquens. *Hippocrate dit* (*sect. III, Aph.* 29): adolescentibus autem sanguinis spuitiones et tabes; et plus loin (*sect V, Aph,* 9), il ajoute que la phthisie vient principalement depuis dix huit ans jusqu'à trente cinq; *Portal et Reid* fixent la période de quinze à trente cinq ans; *Bayle* dit que, dans les hôpitaux de Paris, la phthisie était plus commune de quarante à cinquante ans; et moi, sur un relevé de soixante quatre observations, j'ai trouvé, pour moyenne, l'âge de trente quatre à trente six ans. M. *Lombard* pense que, de dix huit à vingt ans chez les femmes, et de vingt à vingt cinq chez les hommes, il y a plus de phthisiques qu'à toute autre époque de la vie.

Mais, si l'on considère les tubercules pris en masses dans tous les organes, on trouvera que l'enfance est la période de la vie la plus fréquemment atteinte de ces corps.

Constitution et tempérament. *Arétée* (*Liber I, cap.* 8; *De caus. et sign. morb. duiturn.*) est, parmi les anciens, celui qui, le mieux, a décrit la constitution propre à la phthisie pulmonaire (voir prolégomènes, page 104). En général, elle est faible et délicate; les membres sont grêles; le cou allongé; la poitrine étroite; les épaules sont élevées, saillantes (instar alarum); les doigts, surtout le pouce, l'index et le médius, portent des ongles très-convexes perpendiculairement et horizontalement, leur matrice est à peine recouverte par la peau, leur extrémité libre imite un peu la griffe (ungues adunci, *Hippocrate*, et *Celse, Médec.*, liv. 2, *chap. VII*). Non seulement la forme des ongles est modifiée, mais encore leur couleur et leur poli; aussi paraissent-ils rugeux et ternes. (Voir prolégomènes, p. 108.) Une couleur rosée, plus ou moins foncée, colore les pommettes et fait ressortir la blancheur d'une peau très-fine. Les muscles sont petits, mous. Le système pileux est peu développé. Mme. *Boivin* (*Appendice à l'Ouvrage de Baron, pag.* 18), dit avoir remarqué que, parmi les femmes, celles qui ont des cheveux blonds et surtout des yeux bleus, sont les plus exposées aux tubercules (comme au cancer); ainsi sur 372 femmes affectées de tubercules ou de cancer, 275 étaient blondes. Les 67 autres, à cheveux bruns ou châtains, avaient des yeux d'un bleu turquoise. M. *Guersent* a observé que chez les phthisiques les cils étaient toujours longs. En général, toutes ces personnes, atteintes de la constitution que je viens d'indiquer, ont une figure agréable, un regard fin et doux, un esprit vif et pénétrant.

Les phthisiques, le plus communément, offrent deux sortes de tempérament : le *sanguin nerveux* (*Lombard*), caractérisé par un excès de force circulatoire, une très-grande susceptibilité nerveuse, par des pommettes rouges, un cou long, une peau fine et blanche, par des cheveux châtains ou noirs : *le lymphatique* que l'on reconnaît à une peau fine et blanche, pâle, molle, flasque ; ou bien sèche et rude, rarement lubrifiée par la transpiration insensible ; à des chaires molles, à des glandes engorgées, à des articulations grosses, à des yeux bleus et à des cheveux blonds etc. Sur un relevé de 56 phthisiques, j'ai trouvé qu'un peu moins du quart portaient des signes de scrofules.

Du moment que le tempérament lymphatique doit être regardé comme une cause prédisposante de la phthisie pulmonaire « phthisis est pulmonum scrofula (*Sydenham*); *Morton* a encore admis une phthisis scrophulosa, *Laubius*, *Vasalva*, *Morgagni* sont aussi de cet avis », il faut aussi admettre comme telles, toutes celles reconnues capables de produire ce tempérament : ainsi une nourriture mauvaise, insuffisante ; l'habitation dans un pays-frais, humide, dont l'air est chargé continuellement de brouillards, comme l'Angleterre (il est reconnu qu'il ne meurt qu'un phthisique sur 250 français, tandis qu'en Angleterre, sur 100 individus, on en voit succomber un aux tubercules pulmonaires); celle des grandes villes dont les rues sont étroites, les maison élevées, les chambres mal aérées et privées des rayons du soleil. Le professeur *Dupuy* a remarqué que la morve (affection tuberculeuse) reconnaissait, souvent pour cause des pâturages humides et ombragés. Tout le monde sait que la phthisie pulmonaire (dit *Johnson*) fait de grands ravages sur les individus qui ont quitté un climat chaud pour habiter un pays froid ou humide , où les variations atmosphériques sont communes ; ainsi elle est très-fréquente [sur les nègres qui sont en France; ainsi c'est elle qui enlève presque tous les singes de la ménagerie royale. Il est aussi reconnu, et c'est aux anglais que l'on doit la connaissance de ce fait et principalement au docteur *Ferguson*, que les pays équatoriaux, l'Amérique du sud, la Jamaïque, par exemple, sont funestes aux individus qui y arrivent avec des tubercules ; on a encore remarqué (voyez *Andral Leçons d'hygiène* 1830, et *Annotations à Laennèc*, 1836); et c'est le docteur *Crichton* qui, le premier, a fixé l'attention sur ce point; on a encore remarqué, dis-je, que la phthisie est plus commune dans les régions comprises entre le 5°. et le 45°. l. n. (Paris, Londres, Vienne, Munich, Berlin), que dans les parties les plus septentrionales de l'Europe (Saint-Pétersbourg, Stockolm); que si elle est encore frequente entre le 45°. et le 35 l. n. (Marseille, Madrid, Malte, Gênes, Naples), cela tient à certaines conditions topographiques; car à Rome, par exemple, sur vingt morts, une seule est due aux tubercules.

Hérédité; admise par *Fernel* (*p.* 534, 6ᵉ. *édit.*), par *Laennee* (*p.* 123, *t.* II), reconnue par M. *Louis* quoiqu'il n'ait trouvé seulement qu'un sujet, sur dix, issu de parens qui, suivant toutes apparences, avaient succombé à la phthisie (*l. c., p.* 532); appuyée par Mᵉ. *Boivin*, MM. *Dupuy, Bricheteau* (*Dict. des Sci. médic., art tubercules*) et *Lombard* (*l. c.*), elle a été niée par bon nombre d'auteurs, et, principalement, par *l'école physiologique.* M. *Piorry* (*l. c., p.* 26) prétend que, quand on citerait un grand nombre de phthisiques qui auraient donné le jour à des tuberculeux, cela ne prouverait pas que la

phthisie, *en général*, fût en rapport avec l'hérédité ; dans
dans le relevé qui se trouve à la fin de sa *Thèse* et qui
a été fait par moi, on trouve quatre cas d'hérédité sur
cinquante quatre tuberculeux. J'ai prouvé dans les prolégomènes (page 117) combien ce résultat pouvait être
erronné ; je n'insiste donc plus sur ce point. Je dirai
seulement que, maintenant pour moi, depuis que j'exerce
en province et dans une petite ville, dont tous les
habitans me sont parfaitement connus , ma conviction
est que : l'hérédité de la phthisie est souvent
de toute évidence. J'en pourrais fournir des preuves irré-
cusables, si d'autres, avant moi, ne l'avaient point fait.
Mais dire que je reconnais souvent l'influence de l'hérédité
sur les tubercules ; dire même que, maintes fois, j'ai eu
l'occasion de m'en convaincre ; ce n'est point avancer que
de parens tuberculeux doivent *nécessairement* procréer des
phthisiques ; ce n'est point non plus dire que les tuberculeux doivent forcément être issus de parens atteints de
cette funeste maladie. L'on comprend facilement que,
à chaque instant de la vie, il peut survenir, et il survient
en effet, mille et une circonstances qui modifient l'organisme, augmentent ou diminuent la prédisposition. Il me
sera très-facile de prouver ces deux faits : j'ai cité à
l'article hérédité, dans les prolégomènes, une jeune fille, riche
de beauté, d'esprit et de santé, issue de parens sains,
qui succomba phthisique, probablement pour avoir accordé
à son amant la permission de la faire avorter huit fois.
Voilà des circonstances qui produisent ou augmentent la
prédisposition. Quant à faire connaître quelques unes de
celles qui diminuent (sans la détruire, du moins à mon
avis) cette prédisposition, ce sera aussi, à ce que je crois,

chose facile. Nous avons vu tout-à-l'heure que le tempérament lymphatique était très-fréquemment l'apanage de la phthisie : parconséquent tout ce qui pourra modifier ce tempérament, comme, une bonne nourriture, un logement sec, un exercice modéré, les amers etc., pourra aussi annihiler, plus ou moins, cette prédisposition.

Tous les auteurs qui ont discuté sur l'hérédité de la phthisie pulmonaire n'ont point eu assez égard à toutes ces considérations; bien plus, ainsi que je l'ai dit, à l'article hérédité (voir prolégomènes), il est tout-à-fait impossible de recueillir des renseignemens exacts sur ce point d'étiologie, dans les grands hôpitaux et dans les grandes villes. C'est par expérience que je parle ainsi: car je sais comment ces renseignemens sont pris; je puis juger, par exemple, de ceux donnés dans la *Thèse* de concours de M. *Piorry;* car j'en ai recueilli une grande partie, et c'est moi qui en ai fait le résumé.

Ceux donnés par le *médecin* qui exerce dans une petite ville, méritent toute confiance : car ce *médecin* connaît à fond toutes les familles; les voit chaque jour, en est l'ami et est à même de saisir tout ce qui s'y passe pathologiquement parlant. Pendant mon séjour à Paris, appuyé que j'étais seulement sur un grand nombre d'observations faites dans les hôpitaux de cette ville, je niais l'hérédité de la phthisie ou du moins je la regardais comme presque nulle; aujourd'hui que j'exerce dans une petite ville dont je connais tous les habitans, je suis revenu de cette opinion; et je regarde comme prouvée l'influence de l'hérédité; eu égard cependant aux circonstances que j'ai indiquées ci-dessus.

De tout ce qui précède, il découle, comme consquence, qu'il existe indubitablement une cause profonde, spéciale des tubercules pulmonaires : cause qui nous est inconnue dans son essence, dans sa nature intime ; qui peut bien être une circonstance toute particulière d'organisation, résultant d'une, de plusieurs, ou de toutes les causes que nous venons d'étudier ; et même, ce qui ne me parait pas douteux, d'autres qui, jusqu'à ce jour, nous échappent, et nous seront inconnues encore pendant un temps assez long ; malgré les progrès continuels des sciences médicales. (Voyez prolégomènes à l'article hérédité, prédisposition.)

M. *Chomel* et, après lui, M. *Donné* (*Thèse de concours pour l'agrégation* 1852) croyent fermement que les causes particulières n'agissent sur nous que lorsqu'elles nous trouvent dans une certaine disposition. Celle-ci est, comme nous venons de le dire, probablement une circonstance d'organisation spéciale que nous appellerons, si l'on veut, *prédisposition, diathèse*, qui nous est inconnue dans sa nature intime et qui peut se révéler à nous par les signes que nous avons fait connaître. Ces causes particulières vont nous arrêter, et être étudiées avec soin.

Causes occasionnelles.

Je range parmi ces causes l'inflammation de la muqueuse bronchique, celle du tissu pulmonaire et de la plèvre.

1°. *Bronchite. Laennec*, MM. *Louis, Rostan* nient que la bronchite puisse être cause de tubercules pulmonaires. Comme il serait beaucoup trop long de donner toutes les preuves sur lesquelles ces observateurs s'appuient, je me contenterai d'en transcrire les principales.

1.° Chaque année des milliers d'hommes s'enrhument même plusieurs fois, et peu deviennent tuberculeux. (*Laennec.*) 2.° Sur 85 phthisiques, 23 seulement étaient sujets au catarrhe pulmonaire. 3.° Les femmes sont moins sujettes que les hommes au catarrhe pulmonaire, et cependant la phthisie est plus commune chez elles dans la proportion de trois à un. 4.º Les bronches sont ordinairement saines près des tubercules crus ou des masses de matière grise. (*Louis.*) 5.º Les vieillards sont très-sujets au catarrhe et très-peu deviennent tuberculeux. (*Rostan.*)

A ces cinq preuves principales, on peut répondre : 1.º et 2.º il est excessivement difficile de savoir si un phthisique n'a pas eu, dans le temps, un ou plusieurs catarrhes ; je l'ai déjà dit plusieurs fois , tous les renseignemens pris dan[s] les hôpitaux sur les antécédens d'un malade, sont bien loin de mériter une confiance entière, absolue. Il est bien vrai aussi que les catarrhes sont très-fréquens et la phthisie bien moins ; mais il n'est point de médecin qui ne sache que › le plus souvent , ce n'est qu'après plusieurs bronchites, quelquefois si légères que le malade ne s'en plaint pas, que les tubercules se manifestent. Le catarrhe peut, il est vrai, être causé par des tubercules ; mais il peut aussi produire des tubercules s'il y a prédisposition. 3.º Si la phthisie est plus commune chez les femmes que chez les hommes, quoiqu'elles soient moins sujettes aux rhumes que ces derniers, ce n'est point à mon avis, une raison pour que la phthisie souvent ne reconnaisse pas pour cause occasionnelle une bronchite. On pourrait ce me semble, admettant comme prouvé qu'elles sont moins sujettes aux rhumes que les hommes, donner la raison pour laquelle, chez elles la bronchite est plus susceptible de se terminer par la phthisie, en ayant égard aux circonstances suivantes admises par tous les auteurs : chez les femmes la poitrine étant déformée par le corset, la circulation, en général, est gênée ; de plus on sait que les femmes, par leur genre de vie, leurs occupations, leur susceptibilité nerveuse et leur courage, cachent, beaucoup plus que l'homme, leurs maux physiques, les supportent beaucoup plus facilement, et y portent une bien moins grande attention que ces derniers. Il n'est donc point étonnant que beaucoup, parmi elles, n'accusent point de catarrhes pulmonaires anciens. 4.º Ne sait-on pas que souvent, les traces de phlegmasie disparaissent sur le cadavre? Eh bien donc! est il étonnant de rencontrer des bronches saines aboutissant à des parties du tissu pulmonaire infiltrées plus ou moins de tubercules miliaires! Une bronchite peut bien avoir existé, sans qu'on en trouve des indices! Si elle a produit de tubercules; ceux-ci persistant, il s'ensuit qu'on ne trouve plus que ces derniers; les traces de la phlegmasie de la muqueuse bronchique étant disparues. 5.º Sans doute la phthisie est rare dans la vieillesse où les catarrhes sont très-fréquens, mais ce n'est point, comme le pense M. *Rostan*, un motif plausible pour faire croire que la bronchite ne puisse engendrer des tubercules. En effet, les poumons des vieillards ne ressemblent point à ceux des enfans. Ces derniers sont très-vasculaires; à tel point qu'ils pèsent quatorze fois plus que ceux des vieillards (*Magendie, Journ. de Phys.*, *t. I, p.* 78); de plus chez les premiers, l'absorption, l'assimiliation sont très-grandes; chez les seconds, une foule de circonstances viennent modifier l'effet, résultat d'une cause quelconque; n'oublions pas aussi que *Celse* a dit (*Médec., liv.* 2, *chap.* XII): post nimias distillationes, tabes; et que l'expression vulgaire de *rhume* négligé doit reposer sur quelque chose de vrai.

Si, dans une question aussi grave, aussi importante sous les point de vue symptomatologique et thérapeutique, il m'était permis de hazarder mon opinion, je dirais ce qui suit : j'ai la conviction profonde que (contrairement à ce que dit mon ancien maître, le docteur *Piorry*, à la page 51 de sa *Thèse*) la bronchite, franchement inflammatoire dans le principe, ne peut produire des tubercules en aucune circonstance, sur quel sujet ce puisse être; si celui-ci ne porte, en lui, cette prédisposition, cette diathèse qui nous est inconnue dans son essence, mais dont on peut soupçonner l'existence, par la connaissance de certaines circonstances organiques.

Ce que je dis de la bronchite simple, s'applique également à la grippe, à la bronchite qui accompagne la rougeole, à la coqueluche, etc.

2º. *Pneumonie*. Comme dans l'article précédent, je ne donnerai pour et contre que les raisons qui me semblent les plus fortes; mettant de côté toutes celles qui ne sont que simplement polémiques.

La pneumonie aiguë, disent *Bayle*, *Laennec*, MM *Louis*, *Rostan* et *Velpeau* (*Thèse pour l'agrég.*, *p.* 15) est sans influence sur le développement de la phthisie. Voici quels sont les motifs sur lesquels ils s'appuyent : 1º. il est impossible de saisir anatomiquement le passage entre la pneumonie et la phthisie (*Laennec*); 2º. la pneumonie se développe le plus ordinairement de la base au sommet des poumons, et les tubercules pulmonaires se développent presque constamment d'une manière inverse; 5º. la péripneumonie occupe rarement les deux côtés de la poitrine, la phthisie existe presque toujours dans les deux poumons; 4º. la phthisie est moins fréquente chez l'homme que chez la femme, c'est l'inverse pour la péripneumonie (*Bayle* et *Louis*); 5º. si les tubercules sont le produit de l'inflammation; comment se fait-il qu'on trouve des poumons

remplis de tubercules, parfaitement sains et crépitants?
(*Velpeau.*)

A ces propositions on a fait les objections suivantes :
1°. M. *Andral*, sur un même poumon, a rencontré des
lobules hépatisés, sans tubercules, et d'autres portions hé-
patisées contenant des tubercules : d'où la conséquence :
ceux-ci sont l'effet et non la cause de l'inflammation.
Ceci est un fait que j'ai eu, une fois seulement, l'occasion
de vérifier. 2°. Il est bien vrai que la pneumonie du lobe
inférieur paraît plus fréquente que celle du lobe supérieur
(voyez pneumonie, caractères anatomiques), mais si le relevé
de M. *Andral* donne quarante sept fois l'inflammation du
lobe inférieur et trente fois celle du lobe supérieur ; d'un
autre côté nous avons celui de M. *Chomel* (*Dict. de méd.*)
qui donne treize fois l'inflammation du lobe supérieur et
onze fois celle du lobe inférieur ; d'où la conclusion rigoureuse : on ne connaît rien de positif sur la fréquence
du siége de l'inflammation pulmonaire. De son côté, M. *Piorry*
prétend que la pneumonie du lobe supérieur est aussi fréquente que celle qui a son siége ailleurs. Ce que je sais
positivement c'est que, sur trente sept cas de pneumonie,
j'ai trouvé neuf fois l'inflammation de tout un poumon,
seize fois celle de la partie inférieure, douze fois celle du
lobe supérieur : ce qui me confirme dans la conclusion
précédente ; mais ce n'est pas seulement sous une grande
surface que se présente l'inflammation pulmonaire ; souvent,
tout médecin le sait positivement, elle a lieu sous forme
lobulaire (voyez pneumonie). Le plessimètre et le stéthoscope (le plus communément) ne peuvent donner le siége
exact de cette pneumonie qui se termine très-souvent par
la guérison ; et qui peut, tout aussi bien sous cette forme

que sous une autre, occasionner des tubercules pulmonaires, 3°. Si la dernière partie de l'objection précédente ne suffisait point pour répondre à M. *Louis*, je pourrais dire, avec M. *Lombard*, que les tubercules sont pour l'ordinaire à un tel degré de développement dans les deux poumons, qu'il n'est point impossible de rapporter leur origine à deux pneumonies successives, et que d'ailleurs la pneumonie aiguë n'est point la seule inflammation qui puisse produire des tubercules. 4°. Sans doute le relevé de M. *Louis* prouve évidemment que la pneumonie est moins fréquente chez l'homme que chez la femme; mais cela ne s'applique point à ces phlegmasies partielles qui ne présentent que peu ou point de phénomènes généraux. 5°. On peut répondre à M. *Velpeau*, comme déjà précédemment j'ai répondu à M. *Louis*, ne sait-on pas que très-souvent les traces d'une phlegmasie disparaissent sur le cadavre ? Eh bien donc, est-il étonnant de rencontrer crépitant, le tissu pulmonaire dans lequel se trouvent infiltrés des tubercules ! Une pneumonie lobulaire, et même étendue, peut bien avoir existé sans qu'il en reste des indices. Une fille âgée de 28 ans, d'une constitution robuste, issue de parens bien portans, ayant, dit-elle, des frères et sœurs qui ne toussent et ne crachent pas de sang, me présenta les symptômes suivans, signes de tubercules pulmonaires : sueurs nocturnes sur la figure et la poitrine, dévoiement, amaigrissement, progressif; en arrière au sommet du poumon droit, matité avec résistance au doigt dans un espace assez bien circonscrit; respiration faible, râle muqueux, bronchophonie, toux suivie d'une expectoration facile de crachats opaques, nummulaires. Interrogée à plusieurs reprises elle me donna les renseignemens suivans : à dix-huit ans elle eut une fluxion de poitrine à gauche qui fut bien guérie; à vingt-deux elle en eut une à droite, caractérisée, comme la première, par de la fièvre, un point de côté, de la toux et des crachats rouillés. Depuis cette dernière pneumonie, la toux a toujours persisté, et, après un temps dont la durée ne peut être fixée, des hémoptysies survinrent au moment des règles. Ici la cause occasionnelle est de toute évidence, il n'en est pas de même pour les prédisposantes; cependant on pourra trouver ces dernières dans la vie débauchée que menait cette fille depuis douze ans; dans deux fausses couches, une grossesse portée à terme et un allaitement de treize mois, c'est-à-dire jusqu'à l'entrée de la malade à l'hôpital (voir t. I, aux prolég., l'hérédité).

De ce qui précède il découle pour moi cette conséquence: l'inflammation du poumon soit générale, soit partielle, avec des symptômes plus ou moins tranchés, peut donner naissance aux tubercules pulmonaires, s'il y a, ce que j'ai appelé prédisposition.

Ce que je viens de dire de la bronchite, de la pneumonie, s'applique également à la pleurésie.

S'il est reconnu que l'inflammation aiguë de la muqueuse bronchique, que celle du tissu pulmonaire et de la plèvre peuvent occasioner, sous certaines conditions, les productions dites tubercules: à plus forte raison cette inflammation chronique peut-elle produire le même effet! Il est même très-probable que c'est surtout sous cette dernière forme que l'inflammation est le plus souvent cause occasionelle des tubercules pulmonaires.

Somme toute. L'inflammation aiguë et surtout chronique de la muqueuse bronchique, du parenchyme pulmonaire et de la plèvre peut, dans certaines circonstances, produire des tubercules pulmonaires (l'inflammation, dit *Meckel*, est un état dans lequel le sang afflue avec une grande abondance vers un point de l'économie, avec tendance à une formation nouvelle). Ces circonstances, ainsi que je l'ai dit et répété, résident en une cause spéciale, particulière, inconnue dans son essence et qui se révèle à nous plus ou moins bien par quelques dispositions organiques.

Des autres causes que l'inflammation aiguë et chronique jointes à la prédisposition peuvent encore engendrer les tubercules pulmonaires.

M. *Baron* surtout, puis Mme. *Boivin*, M. *Dupuy* ont remarqué que les hydatiques pourraient produire des tubercules ; ce fait, qui avait déjà été signalé par *Morgagni*, *Hunter*, est regardé comme excessivement rare chez l'homme, et avec raison, par M. *Andral* et par tous ceux qui ont ouvert beaucoup de cadavres.

M. *Piorry* admet encore, comme cause et origine de tubercules pulmonaires, des fluides variés, qui se trouvant dans des vésicules et n'étant point ou expectorés ou absorbés, finissent par s'épaissir et être une première formation de tubercules : nous aurons occasion de voir plus loin jusqu'à quel point cette théorie est exacte. Pour le dire en passant on voit qu'elle assigne pour le siége des tubercules l'intérieur des vésicules.

Généralement on reconnaît aussi pour causes des tubercules un air chargé de gaz irritans ou de poussière. Ainsi les chimistes, les doreurs, les vidangeurs, les doreurs au souffre sont très-sujets à la phthisie. On dit aussi que les peintres sur faïence le sont aussi (*Lombard*) : ce fait est faux ; ayant eu, déjà maintes et maintes fois, l'occasion de donner des soins à ces ouvriers, jamais je n'en ai rencontré un seul phthisique. On dit encore que, parmi les chanvriers, les cardeurs, les corroyeurs, les meuniers, les tailleurs de pierres, les marbriers, les lapidaires, la phthisie est commune : je puis assurer aussi que ce résultat me paraît infiniment exagéré, *Laennec*, (*t. I, p.* 259) le regardait comme tout-à-fait sans fondement. Cependant le docteur *Allison* (*Méd. Chir. Trans., t. I*) dit qu'à Edimbourg, peu de maçons parviennent à cinquante ans, sans devenir tuberculeux. Ce médecin cite encore, comme très-sujets à la phthisie, les marchands de plumes, les hommes qui travaillent dans les mines de houille. Tout le monde sait combien le traitement mercuriel est funeste aux personnes prédisposées aux tubercules pulmonaires ; d'ailleurs, on connaît les expériences de M. *Cruveilhier*. Ce professeur, dit avoir obtenu des tubercules pulmonaires par l'injection du mercure dans l'arbre bronchique. Il est vrai que certain observateur (M. *Louis*) ne croit pas à la formation des tubercules dans ce cas ; et que M. *Andral*, qui a répété cette expérience, n'a pas la conviction d'avoir rencontré des tubercules (voyez corps étrangers dans les bronches et anthracosie).

On peut encore reconnaître, comme causes de tubercules pulmonaires, la suppression d'une affection cutanée quelconque, d'un exutoire, d'un écoulement, d'une hémorrhagie ; les écoulemens périodiques de sang supprimés tout-à-coup sont ordinairement suivis de phthisie, dit *Celse* (*De la médecine, li.* 2, *chap. VII*).

L'hémoptysie peut bien être aussi une cause de phthisie pulmonaire (phthisis ab hemoptoe, a dit *Morton*). Nous avons vu précédemment que, sons l'influence d'une hypérémie active de la muqueuse bronchique, jointe à la prédisposition, la phthisie pouvait se montrer. Dans l'hémoptysie, la coagulation peut bien, s'il n'y a déjà point de tubercules, devenir une cause sous l'influence de laquelle la production tuberculeuse puisse avoir lieu (M. *Andral* dit avoir rencontré des tubercules sur un engorgement apoplectiforme de poumon); si cependant, il y a prédisposition.

Voici le rapport que M. *Andral* a trouvé entre l'hémoptysie et la phthisie pulmonaire. (Voir t. I, p. 274.)

1°. Plusieurs individus ont eu d'abondans crachats de sang, et cependant ne sont pas devenus phthisiques.

2°. Chez d'autres, l'apparition du premier crachement de sang, précède d'un grand nombre d'années l'époque à laquelle se montrent les premiers symptômes de la phthisie.

3.° Ailleurs, la première hémoptysie est immédiatement suivie de tous les signes qui annoncent l'existence des tubercules pulmonaires, c'est alors qu'on peut dire avec *Hippocrate* (*liv. VI, Aph.* 15) : ex sanguinis sputo puris sputum malum.

4.° Plusieurs malades ne sont atteints d'hémoptysie que lorsque chez eux les tubercules ont acquis déjà un grand développement, et que la phthisie est déjà très-avancée.

5.° Enfin, il n'est pas très-rare de voir l'affection tuberculeuse du poumon parcourir toutes ses périodes et la mort survenir, sans qu'on ait jamais observé la moindre hémoptysie.

Je dirai, avec M. *Andral*, que la phthisie pulmonaire est, le plus ordinairement, mais avec des degrés variables de fréquence, précédée de l'un des trois états suivans : une simple inflammation de la muqueuse des voies aériennes ; 2.° une ou plusieurs hémoptysies ; 3.° une inflammation du parenchyme pulmonaire ; bien entendu que ces hypérémies doivent être précédées ou accompagnées de la prédisposition.

Depuis *Portal* il n'est plus de médecin qui puisse croire à la contagion de la phthisie pulmonaire.

CARACTÈRES ANATOMIQUES.

Les lésions que l'on rencontre dans la phthisie pulmonaire sont très-nombreuses ; mais ont cela de caractéristique : c'est que toutes reconnaissent le tubercule pour point de départ.

Je vais d'abord m'occuper de celles qui constituent essentiellement la phthisie pulmonaire, c'est-à-dire de celles que l'on rencontre dans le poumon ; je passerai ensuite à celles qui ne sont qu'accessoires.

Quand on examine le tissu pulmonaire d'un individu qui a succombé à la phthisie on trouve deux choses : 1.° des petits corps, à forme arrondie, de grosseur variable, composés d'une matière dense, opaque, jaune pâle ; ce sont les tubercules ; 2.° des excavations plus ou moins profondes, larges, à parois épaissies ; ce sont les cavernes. Quelquefois on ne rencontre que des tubercules ; mais, le plus souvent, on trouve en même temps des tubercules et des cavernes ; c'est là le cas le plus ordinaire.

Je vais étudier séparément chacune de ces lésions, puis l'état du poumon dans les parties environnantes.

Les auteurs ne sont point d'accord sur l'état primitif des tubercules dans le poumon (comme partout ailleurs) : les uns, et parmi eux il faut citer MM. *Cruveilhier*, *Andral*, *Rochoux*, *Piorry*, *Lallemand*, prétendent que ces tubercules ont d'abord été mous avant d'être durs ; les autres, au nombre desquels figurent *Bayle*, *Laennec*, soutiennent que dans le principe ils sont durs, grisâtres, jaunâtres, c'est-à-dire tels que par la suite on les voit. De ces deux opinions la première est la plus vraisemblable, c'est aussi celle qui, aujourd'hui, est généralement adoptée. (Il n'entre point dans le plan de cet ouvrage de discuter cette opinion, un jour viendra, où, à l'aide des faits que je recueille continuellement, je pourrai l'examiner.)

Ce tubercule, tel que je viens de le décrire, est appelé cru ; il peut être enkysté (*Bayle*), ou isolé (*Laennec*), ou simple (*Lombard*). Lorsque plusieurs tubercules sont réunis en masse, et que, entre eux, l'on trouve une portion plus ou moins étendue de tissu pulmonaire, alors ils sont appelés non enkystés par *Bayle* ; infiltrés par *Laennec*, et multiples par *Lombard*.

Le volume du tubercule simple varie depuis celui d'un grain de millet, jusqu'à celui d'un pois ordinaire. Le tubercule multiple peut acquérir un volume beaucoup plus considérable, semblable par exemple à celui d'un œuf de cygne.

Le tubercule simple paraît enkysté et c'est véritablement parce qu'en augmentant de volume il a comprimé le tissu pulmonaire environnant qui s'est transformé enkyste.

Le tubercule multiple est, comme le précédent, un corps inorganique, mais qui renferme dans l'intérieur une portion plus au moins grande de tissu pulmonaire qui offre ceci de particulier : c'est que les ramifications bronchiques finissent par y disparaître, ainsi que l'a remarqué *Laennec* ; et cela, très-probablement par absorption, si l'on en croit M. *Louis* (*pag.* 36).

Morgagni a dit que la matière des tubercules ressemblait tantôt à une production stéatomateuse, tantôt à du miel, tantôt à du pus.

M. *Cruveilhier* dit qu'ils contiennent une matière qui ressemble tantôt à du mastic, tantôt à une production caseuse, tantôt à du plâtre.

Quoi qu'il en soit, voici qu'elle est la composition chimique de cette matière inorganique. **MM.** *Thénard* et *Dulong* y ont trouvé du phosphate de chaux. **M.** *Larcher* regarde la matière tuberculeuse comme une conséquence de la déviation des principes calcaires chez les phthisiques. **M.** *Donné* (*p.* 14.) la croit constituée par de la fibrine mêlée à une certaine quantité d'albumine concrète, de matière colorante et de sels. **M.** *Hecht* fils, contrairement au professeur *Lallemand*, n'a pas trouvé par l'analyse que le tubercule soit du pus concret.

Bayle et Laennec regardent le tubercule comme une production accidentelle, ayant une vie propre et s'accroissant comme les corps organisés ; d'autres, *Magendie* (*Journal de physiologie, t. I*), *Cruveilhier* (*Médecine pratique*), *Andral* (*Clinique médicale, et Précis d'anatomie pathol.*), *Lombard* (*Thèse*), *Bouillaud* (*Journal des progrès*, 1827, *t. IV*), *Boulland, Piorry* et avant eux *Starck, Stoll* (*Aphor.* 812 et 824) considèrent le tubercules comme un corps inorganique, s'accroissant, parconséquent, par juxtaposition et comme résultat d'une sécrétion purulente sui generis. J'ai dit plus haut que **M.** *Lallemand* le regardait aussi comme un résultat de la concrétion, du pus d'un phlegmon. Ainsi aux yeux de *Bayle* et de *Laennec* le tubercule est primitivement solide; aux yeux de ces derniers, il paraît sous forme liquide et, seulement après, devient solide.

Les uns, ainsi qu'on le verra plus loin, soutiennent que le ramollissement est toujours dû à l'action des parties vivantes, environnantes et à la sécrétion d'un nouveau pus particulier, dû le plus souvent à une altération des liquides, spécialement du sang et de la lymphe. Les autres pensent que le ramollissement ne peut commencer indifféremment par un point quelconque ; mais bien toujours par le centre, c'est aussi l'avis de M. *Rochoux.*

Morgagni avait cru remarquer que des débris d'hydatides pouvaient être l'origine des tubercules. *Baron,* dans son *Ouvrage sur les maladies tuberculeuses* dont nous devons la *traduction à* Mme. *Boivin,* qui y a fait de nombreuses *annotations,* veut qu'à son origine le tubercule soit une hydatide. Un professeur d'*Alfort,* M. *Dupuy,* semble confirmer, jusqu'à un certain point, la doctrine de l'Anglais, en disant que quelquefois il a rencontré de la matière tuberculeuse dans kystes d'hydatifères ; à cela l'on peut répondre que ce fait, vrai probablement chez certains animaux, ne l'est que très-rarement chez l'homme ; de son côté, M. *Léveillé* neveu (*Thèse*) regarde comme une origine tuberculeuse des kystes mais non hydatifères.

M. *Rochoux* (*Bullet. universel des Sci. médic.,* août 1829) n'admet aucune des trois opinions que j'ai indiquées. Pour lui, le tubercule, à son origine, n'est ni une hydatide, ni un pus particulier, ni une production accidentelle, mais, seulement, une transformation d'un tissu sain, en tissu morbide.

Bayle, Laennec et M. *Louis* pensent qu'avant d'être jaunâtre le tubercule peut être gris ; en un mot qu'il y a des tubercules gris. *Dalmazzone* et après lui M. *Rochoux* ont assuré que le tubercule gris était, non pas le premier, mais le second degré ou tubercule rougeâtre ; que c'était toujours au centre de ce dernier que le premier se montrait et que c'était toujours par celui-ci que le ramollissement commençait.

De leur côté, les auteurs de la sécrétion tuberculeuse (MM. *Andral*, *Cruveilhier*, *Lombard*, avec eux *l'Auteur de l'Examen des doctrines*) rejettent les tubercules gris et l'état gélatiniforme, comme affections tuberculeuses; et les regardent comme une hypertrophie des parois vésiculaires, et une sécrétion sui generis : lésions anatomiques reconnaissant pour cause une inflammation chronique.

Parmi les observateurs il y a dissidence, non seulement sur les causes, l'état primitif des tubercules, mais encore sur leur siége, et sur le point de départ de leur ramollissement. Plus tard j'aurai soin de revenir sur le ramollissement; maintenant je ne dois m'occuper que du siége.

MM. *Cruveilhier* et *Piorry* pensent que les tubercules se trouvent dans la cavité des vésicules, et que c'est là qu'ils se forment. Le premier de ces observateurs s'appuie sur ce fait reconnu par lui : savoir que du mercure, injecté dans les bronches, produit, sur des chiens, au bout de quelques jours, des milliers de tubercules miliaires (*Bibliot. médic.*, *septembre* 1826); le second s'appuie sur la structure des poumons, sur l'étude des sécrétions et sur le mécanisme des excrétions pulmonaires.

Laennec dit que si, quelquefois, il a penché à croire que les tubercules pouvaient se développer dans les cellules pulmonaires, jamais il n'a pu s'en convaincre.

Lorinzer, MM. *Louis*, *Lombard* affirment que le siége exclusif du tubercule pulmonaire est dans le tissu cellulaire inter–aréolaire. Telle est aussi la manière de voir de *Bayle*, de *Baillie* et de M. *Blainville*. Voici sur quelles raisons ces derniers observateurs se fondent :

D'abord M. *Louis* dit n'avoir jamais vu le mucus se transformer en tubercule; contrairement à l'opinion de

M. *Piorry*, que je crois (et je le dis à regret) erronée. Ensuite il est reconnu que ce n'est pas seulement dans le poumon que le tubercule affecte la forme ronde; donc cette forme n'est pas une raison pour que, dans cet organe, le siége du tubercule soit dans la vésicule. Troisiè-sement: on ne rencontre pas de tubercules sur les muqueuses intactes; rien n'est plus rare, dit *Laennec* que d'en trouver dans l'épaisseur de la muqueuse bronchique même lorsque le poumon en est le plus complètement farci. Quatrièmement, puisque, suivant M. *Cruveilhier*, *Piorry*, etc., les tubercules sont d'abord liquides, il est impossible, disent leurs adversaires (*Lombard*) qu'ils siègent dans l'intérieur des vésicules; car, s'il en était ainsi, ils seraient expectorés dès le principe.

Ainsi, de tout ce qui précède, il découle ceci: les premiers rejettent le tubercule gris, et le regardent comme une suite de pneumonie chronique; c'est-à-dire comme une hypertrophie des parois vésiculaires; ils pensent que le tubercule a d'abord été liquide avant d'être solide, et cela par plusieurs motifs que j'ai indiqués et encore par celui-ci: savoir que tout organe avant d'avoir été solide a d'abord été liquidé ou mou. Parmi ces observateurs les uns (*Piorry et Cruveilhier*) regardent l'intérieur des vésicules comme le siége des tubercules; les autres (*Lombard*) le tissu sous-muqueux; d'autres enfin (M. *Andral*), la surface libre des bronches et le tissu cellulaire. Les seconds (*Bayle*, *Laennec*, M. *Louis*, *etc.*) regardent le tubercule comme un corps de nouvelle formation, siégeant dans le tissu cellulaire, et ayant, pour premier degré, le tubercule gris.

Les troisièmes disent que le tubercule gris, est le second

degré du rougeâtre, qui n'est autre chose qu'une dégénérescence de tissu sain en tissu morbide. Tel est l'avis de
MM. *Dalmazzone et Rochoux*.

M. *Broussais* pense que les tubercules siègent dans les
lymphatiques ; ce fait n'est point général, mais exceptionnel.
Les injections de *Schrœter-Van-der-Klock* prouvent que, dans
ce cas, la matière tuberculeuse est en dehors des vaisseaux.

Enfin, la présence des tubercules dans les cellules de la
rate donne à croire qu'on peut encore rencontrer quelques
uns de ces corps dans les vaisseaux sanguins du poumon.

Le tissu pulmonaire autour des tubercules peut être crépitant et parfaitement sain, ainsi que déjà je l'ai dit ; mais,
le plus souvent, il est engoué, ou ramolli, ou résistant,
ferme, blanchâtre, et contenant quelquefois des calculs
(voyez plus loin), mêlés à de la matière tuberculeuse.

Sous l'influence d'une cause quelconque (une hypérémie
active ou passive soit des bronches, soit du tissu pulmonaire
et de la plèvre), le tubercule devient mou, se ramollit, se
fait jour à travers les bronches et laisse, à sa place, une
excavation, appelée caverne ou speies. C'est de celle-ci que
je vais m'occuper. Mais, auparavant, je dois dire par quelle
partie du tubercule ce ramollissement commence.

Bayle et *Laennec* prétendaient que le ramollissement
commençait toujours par le centre. M. *Lombard* n'admet
cette marche que pour le multiple ; quant au ramollissement
du simple, il se l'explique par l'inflammation et l'ulcération
des parois du kyste.

Quoi qu'il en soit, la matière tuberculeuse ramollie se fait
jour à travers les bronches et est rendue par l'expectoration ;
les malades, dit alors le vulgaire, *crachent leurs poumons*
(expression qui, jusqu'à un certain point, est vraie, comme

plus tard je le ferai voir); ainsi se forment les cavernes ou excavations tuberculeuses. C'est d'elles que, maintenant, je vais parler.

Rarement, on ne trouve qu'une seule caverne; presque toujours, il y en a plusieurs, et cela, dans chaque poumon. Comme les tubercules affectent de préférence les parties supérieures de chaque poumon, il découle de là ce fait: c'est que les excavations pulmonaires, résultat de la fonte de tubercules, se rencontrent surtout dans les lobes supérieurs.

Ces cavernes sont plus ou moins vastes; les unes peuvent contenir à peine un grain de chenevis; dans d'autres le poing pourrait entrer facilement. En général, ces dernières, sont situées au sommet du poumon.

Elles sont ordinairement anfractueuses quand elles sont anciennes; tantôt leurs parois sont formées par le tissu propre du poumon (ce qui est très-rare et n'a lieu que lorsque l'excavation est de formation récente); le plus ordinairement, ce tissu est tapissé par une membrane grisâtre, épaisse d'un quart de ligne, dense et souvent cartilagineuse. Quelquefois il arrive que cette membrane est recouverte par une autre molle et blanchâtre (*Louis*). Le tissu pulmonaire qui constitue les parois de ces cavernes est très-rarement sain: le plus souvent il est induré, hépatisé, quelquefois gangréné; le plus communément infiltré de matière grisâtre, jaunâtre, plus ou moins dense, souvent ramollie. Cette paroi, quelquefois épaisse, d'autres fois mince, sépare une caverne de plusieurs autres qui communiquent entre-elles. Il arrive aussi que le tissu pulmonaire environnant la paroi, est noir, mélanosé; c'est là la phthisie avec mélanose de *Bayle*.

Rarement les excavations tuberculeuses sont vides; on y trouve, le plus ordinairement, mélangée plus ou moins avec de l'air, de la matière des crachats. Celle-ci, d'une odeur fade, nauséabonde, parfois fétide et gangréneuse, est épaisse, jaunâtre, semblable au pus; d'autres fois, elle est noirâtre, verdâtre, mélangée à un peu de sang. Il est arrivé aussi qu'on a rencontré un morceau de tissu pulmonaire, libre de toute adhérence, nageant dans du pus (*Louis observ. III*), et une matière fibrineuse déjà organisée (*Louis observ. III*) et même des calculs, qui, comme le pense M. *Andral* (*l. c., p.* 146), ne sont autre chose que des tubercules pétrifiés.

Lorsque la matière contenue dans les cavernes est verdâtre, noirâtre, fétide, on peut rencontrer des portions plus ou moins grandes des parois frappées de gangrène. Il est assez rare de trouver du sang dans ces cavernes; souvent aussi il arrive que ces excavations plus ou moins longues, sont traversées par des brides qui contiennent des vaisseaux plus ou moins oblitérés. Cette oblitération n'est point rare non plus dans les artères qui rampent dans le tissu pulmonaire qui forme les parois des cavernes. M. *Louis* dit que, dans aucun cas, il n'a rencontré des ramifications bronchiques à l'intérieur des cavités tuberculeuses.

Lorsque, chose excessivement peu commune dans un poumon, il n'existe qu'une seule caverne, que celle-ci est petite, il peut arriver, qu'après la disparition de la matière tuberculeuse, soit par l'expectoration, soit par l'absorption, il peut arriver, dis-je, que cette caverne se cicatrise: alors on rencontre dans le tissu pulmonaire, là où se trouvait la caverne, une cloison cellulaire, une masse fibro-cartilagineuse: ce qui indique que la guérison est arrivée par le rapprochement des paroïs (*Laennec, p.* 85). La surface du poumon qui correspond à cette cicatrice est déprimée plus ou moins, inégale, creusée en sillons qui tantôt la divisent en bosselures inégales, qui tantôt se réunissent en un centre commun de manière à imiter le froncement d'une bourse. Ces dépressions se présentent surtout aux parties supérieures, postérieures et externes du sommet du poumon; là, en un mot, où les cavernes se rencontrent de prédilection. Ces enfoncements n'ont point paru, à **M.** *Louis*, correspondre à aucune lésion déterminée, et il dit aussi n'avoir point trouvé ces masses de tissu cellulaire condensé, auxquelles aboutissent des rameaux bronchiques plus ou moins dilatés et que *Laennec* considère comme des cicatrices d'excavations tuberculeuses.)

M. *Andral* admet les deux sortes de cicatrices signalées par *Laennec*.

La lésion tuberculeuse d'un poumon est toujours plus grave au sommet de cet organe que dans ses autres parties. En effet, c'est toujours dans le lobe supérieur qu'on trouve plus de tubercules, et que ceux-ci sont le plus développés. C'est presque toujours au sommet du poumon que le ramollissement commence ; et que les premières cavernes apparaissent; et, c'est là aussi où elles ont le plus d'ampleur.

Le cas le plus ordinaire est de rencontrer sur un même individu, dans un même poumon et même dans un seul lobe, des tubercules crus et de grosseur différentes, des tubercules ramollis avec des excavations petites, moyennes et vastes; et, presque toujours, comme déjà je l'ai dit, l'affection tuberculeuse est beaucoup plus avancée au sommet du poumon que dans les autres parties.

Nous avons vu que les cavernes se vident par les bronches, d'où il suit qu'elles communiquent avec celles-ci. Le nombre des bronches qui aboutissent aux cavernes est plus ou moins grand. En général, la muqueuse bronchique s'unit avec la membrane qui tapisse l'excavation. Rarement la muqueuse de bronches, dans le voisinage des cavernes où elles viennent aboutir, conserve sa blancheur ordinaire; il est assez fréquent de la voir rouge près des masses tuberculeuses encore crues. Le plus ordinairement, dans le voisinage des cavités tuberculeuses, la muqueuse bronchique est rouge, épaisse; quelquefois même elle est ramollie et ulcérée (voyez bronchite chronique et phthisie bronchique). Souvent aussi à l'épaississement des parois bronchiques se joint une dilatation (voyez dilatation bronchique), qui, pour le dire en passant, rend bien compte de la bronchophonie plus ou moins distincte que l'on entend là où il y a des masses tuberculeuses qui se ramollissent. Cette inflammation des bronches qui est, suivant M. *Louis*, l'effet du passage de la matière tuberculeuse ramollie, est d'autant mieux marquée que l'excavation est plus anfranctueuse, c'est-à-dire plus ancienne; d'où il suit que pour ce *médecin*, ainsi que nous l'avons vu, la bronchite, étant postérieure à la fonte des tubercules, est l'effet et non la cause de ces derniers (voyez étiologie où ce point de doctrine a été examiné). Outre ces lésions on trouve souvent les bronches contenant de la matière des crachats, ou un liquide rougeâtre et spumeux (écume bronchique), symptôme de l'hypérémie bronchique qui a précédé la mort. (Voyez hypérémies bronchique, pulmonaire.) *Hippocrate*, *Arétée*,

Salius, Bontius ont signalé l'ossification des bronches chez les phthisiques.

La phthisie trachéale peut aussi accompagner la dégénérescence tuberculeuse des poumons, c'est même dans cette circonstance qu'il est le plus ordinaire de la rencontrer. (Voyez, pour plus de détails, l'article phthisie trachéale, t. I, p. 254.)

Une lésion assez fréquente est la phthisie laryngée tuberculeuse et ulcéreuse (voyez cette maladie, t. I, page 194); sur cent deux sujets M. *Louis* a rencontré dix-huit fois l'ulcération de l'épiglotte, vingt-trois fois celle du larynx, et trente une fois celle de la trachée. Cet *Observateur* a trouvé que les ulcérations de l'épiglotte occupaient presque exclusivement la surface laryngée, que celles de la trachée étaient plus larges et plus nombreuses à sa paroi postérieure ; ce qui l'a porté à croire que l'irritation produite sur ces parties par le passage de la matière tuberculeuse est une des causes de ces ulcérations.

L'union de la plèvre pulmonaire à la plèvre costale est chose très-commune ; à tel point que, sur cent douze sujets, une seule fois le *Médecin de la Pitié* a trouvé les deux poumons tout-à-fait libres. Les adhérences peuvent être universelles ou partielles. En général, elles sont beaucoup plus nombreuses, épaisses et résistantes au sommet du poumon que partout ailleurs : M. *Louis* a remarqué que le nombre, l'épaisseur et la résistance des fausses membranes étaient en raison directe du degré de la lésion pulmonaire. Ainsi, il dit avoir reconnu que là, où l'on ne rencontre point de fausses membranes, on ne trouve pas de cavernes ; que des adhérences faibles et peu étendues correspondent à de petites cavernes, et rarement se montrent sans excavations; que les adhérences fortes, universelles accompagnent des cavernes, larges, profondes. Ainsi, dit cet *Auteur*, le rapport qui existe entre la grandeur des cavités tuberculeuses, et les adhérences, indique l'influence des premières sur les secondes (*p.* 41). Ces ces adhérences sont la conséquence de l'inflammation de la plèvre.

La connaissance de ces fausses membranes peut nous expliquer, en partie, comment il se fait que, chez les phthisiques, on voit la paroi antérieure du thorax se déprimer de plus en plus, devenir en quelque sorte concave au lieu de convexe qu'elle était, et le dos devenir plus ou moins fortement courbé en avant.

Ces adhérences membraneuses (comme on pourra le voir dans les chapitres Pleurésie, Empyème) pendant l'expiration, ou mouvement de retrait sur lui du parenchyme, attirent plus ou moins fortement les côtes vers le poumon; et comme en arrière ces os sont plus épais, plus solides qu'en avant, et que le diamètre de leur courbure postérieure est de beaucoup plus petit que celui de l'antérieure, il faut nécessairement que ce soit leur partie antérieure qui cède à cette traction, opérée par les fauses membranes (puisqu'une partie doit céder plus ou moins); de là vient, ainsi que je l'ai dit, l'aplatissement de la partie antérieure du thorax, qui va croissant avec l'altération du poumon. Cet enfoncement du thorax, accompagné de courbure de la colonne vertébrale à sinus antérieur, peut aussi reconnaître une seconde cause. On voit encore cette espèce de courbure survenir chez quelques jeunes filles dont les poumons sont ou ont été le siége de quelque affection. Dans cette circonstance, elles baissent la tête, courbent le dos (parconséquent tendent à faire rentrer la paroi antérieure de la poitrine), pour affaiblir les mouvemens de la respiration et diminuer la douleur que leur occasionerait une trop grande dilatation de la poitrine, et elles grandissent dans cette position vicieuse, qui s'observe chez un grand nombre de phthisiques (*Lachaise, Courbures de la colonne vertébrale; p.* 32).

Cette dernière explication confirme la première. L'une et l'autre vont nous expliquer comment il se fait que, chez les phthisiques, à mesure que le mal fait des progrès, la circonférence supérieure du thorax diminue, tandis que l'inférieure augmente (*Hirtz, Thèse inaugurale*), ou du moins semble augmenter.

Nous avons vu que les adhérences sont plus nombreuses, plus fortes au sommet du poumon que partout ailleurs; j'ai même dit que cela avait ainsi lieu, parce que c'était le sommet du poumon qui était toujours le plus désorganisé; de plus, on a pu reconnaître que l'aplatissement de la partie antérieure du thorax, dû au redressement plus ou moins sensible de l'arc des côtes, avait pour cause le tiraillement (par suite du retrait du tissu pulmonaire) des fausses membranes, adhérentes à la plèvre costale et à la pulmonaire; deplus, d'après tout ce que j'ai exposé ci-dessus, à la partie antérieure et supérieure de thorax, la douleur doit y être plus forte qu'à la base du poumon, puisque c'est au sommet de cet organe que l'on rencontre les grandes désorganisations et les pleurésies les plus intenses qui en sont la conséquence: donc, par tous ces motifs, la circonférence supérieure de la cage thoracique doit diminuer peu à peu, jusqu'à certaines limites cependant que je crois beaucoup plus restreintes que celles données par **M.** *Hirtz*.

D'un autre côté, c'est-à-dire à la base du poumon, que remarque-t-on? Quelquefois, point d'adhérences; et souvent, de faibles et rares. Deplus le tissu pulmonaire étant toujours moins profondément désorganisé là qu'à son sommet, il s'ensuit que là il doit fonctionner d'avantage que dans sa partie supérieure; donc la circonférence supérieure du thorax doit toujours diminuer jusqu'à un certain point, et cela proportionnellement à la désorganisation du sommet du poumon; mais celle de la base de la poitrine doit-elle augmenter ainsi que le dit M. *Hirtz?* Ce qu'il y a de positif, c'est que jamais mes mesures ne me l'ont prouvé. Voyons maintenant ce que la théorie dira.

D'une part, la base du poumon étant la partie la moins malade, il faut nécessairement qu'elle fonctionne d'avantage que ne le comporte l'état normal; deplus, vu la dyspnée, qui est toujours assez grande quoiqu'en dise le patient, les parois antérieures de la poitrine doivent se soulever plus qu'en santé; et comme, dans la partie supérieure, elles sont fortement maintenues par les brides de la plèvre, il arrive que ce grand soulèvement ne peut avoir lieu que dans la partie inférieure; ce qui finit, dans la suite, par amener la dilatation de la base de la cage thoracique, et cela, tout simplement aux dépens de l'arc antérieur des côtes. Mais cela ne peut pas toujours se passer ainsi; car, très-souvent, ou mieux trois fois et demie sur quatre, les adhérences sont universelles. Donc le rétrécissement de la partie supérieure du thorax aux dépens du diamètre antéro-postérieur est réel, et en raison directe de l'altération du sommet du poumon; donc la dilatation de la base de la poitrine n'est point une chose constante. (Jamais je ne l'ai vue.) Cependant, on comprend qu'elle puisse avoir lieu sur un sujet dont les lobes supérieurs des poumons sont profondément désorganisés, tandis que les inférieurs ne le sont point.

De cette discussion il résulte encore une autre conséquence. Nous avons d'une part vu, dans l'article consacré à l'étiologie de la phthisie pulmonaire, que la mauvaise conformation de la poitrine (en particulier la petitesse de son diamètre transversal, et surtout antéro-postérieur) prédispose singulièrement à la phthisie (*Andral, Clinique*, *t. II, p.* 56 ; avant lui les anciens : ainsi *Fernel*, par exemple, dit : qui naturâ pectus augustum atque depressum obtinent, sunt in tabem procliviores, horumque natura, ut inquit *Hippocrates*, ad phthisim vergit; *Boerhaave* (*Aph.* 1198), *Stoll* (*Aph.* 815) sont aussi de cette opinion); d'une autre part, nous venons de voir que cette conformation du thorax est souvent causée par l'affection tuberculeuse du poumon (voyez *Lachaise, l. c.*) : d'où il suit qu'il y a dissidence entre les auteurs. Les uns regardent le rétrécissement de la poitrine comme effet (*Hirtz* et bien avant lui *Lachaise*); les autres comme cause de la lésion du poumon (les anciens en général, et presque tous les modernes). Laquelle de ces deux opinions doit-on adopter? A mon avis, ce serait une grande erreur que de préférer l'une à l'autre : car il faut regarder le rétrécissement de la cage thoracique comme cause prédisposante et comme effet de la phthisie pulmonaire et comme augmentant très-souvent par l'effet de cette maladie. (Voyez prolégomènes, et l'article cité ci-dessus.)

C'est ici le lieu de dire que le docteur *Guillot* a cru remarquer, dans les poumons tuberculeux, un développement d'artérioles anormales. Ce fait prouve, jusqu'à un certain point, qu'on a eu raison de regarder le sang des phthisiques comme trop artérieux.

Ce n'est pas seulement dans le tissu pulmonaire, l'arbre aérien, et la plèvre que l'on rencontre des lésions à l'ouverture de phthisiques : bien d'autres organes sont encore plus ou moins atteints.

On trouve aussi des tubercules dans les intestins grêles et gros ; dans les glandes cervicales, mésentériques, lombaires ; dans la prostate, la rate, les reins, les urétères, les ovaires, la matrice et l'encéphale.

La muqueuse gastrique est souvent rouge, épaisse; d'autres fois ramollie, amincie, ulcérée; celle des intestins quelquefois rouge, rarement ramollie. Les plaques de *Peyer* sont assez souvent ulcérées; *Bayle* a rencontré ces ulcérations chez les deux tiers des sujets et M. *Louis* chez les cinq sixième; ces ulcères peuvent se borner à la muqueuse, à la musculaire, même perforer entièrement l'intestin. Dans ce dernier cas, il se forme un épanchement péritonéal presque toujours mortel en fort peu de temps. Il est à remarquer une chose, c'est que la menbrane qui sert de fond à l'ulcère est ordinairement hypertrophiée, comme si la nature voulait opposer un obstacle à la marche de l'inflammation, de l'ulcération; comme si elle voulait redonner d'un côté à la paroi de l'intestin ce que celle-ci perd de l'autre! Natura, dit *Hippocrate* (*de alimento*), omnibus subvenit.

Toutes ces lésions, autres que celles du poumon sont rares à Rio; car le professeur *Cruz-Jobins* dit qu'il n'est pas commun de rencontrer des tubercules ailleurs que dans les poumons.

Le foie chez les phthisiques subit très-souvent la trans-

formation graisseuse. Cette affection existe, dit M. *Louis*
(*p.* 116), presque uniquement chez les phthisiques et est
bien plus fréquente chez la femme que chez l'homme.
Cette lésion organique qui, pendant la vie, ne se révèle
par aucun symptôme, n'est point influencée par la rapidité
de la marche de la phthisie et ne semble point reconnaître
pour cause l'inflammation du duodénum, vu que celle-ci
est très-rare chez les sujets phthisiques, porteurs de foie
gras. L'on voit ici, pour le dire en passant, que M. *Louis*
(*p.* 117) est arrivé à une opinion contraire à celle de
M. *Casimir Broussais* (*voyez la Thèse de ce dernier*).

Trois fois seulement, le cœur a offert à M. *Louis* une
augmentation de volume et cela dans le ventricule gauche;
d'où il suit que l'état tuberculeux du poumon n'est point,
en général, une des causes les plus puissantes des affections
du cœur. Cependant, il faut convenir que souvent, sur le vivant,
le cœur est dilaté; et que fréquemment le malade se plaint de
palpitations. Il me souvient d'avoir observé à la *Pitié*, en
aout 1832, au N^b. 13 de la salle Notre-Dame, une nommée
Duriot qui avait des palpations telles que le médecin qui,
chez elle, la soignait, ne la traitait que pour les palpitations, sans s'apercevoir que les deux poumons étaient farcis de
tubercules.

Je n'entrerai point dans des détails anatomiques plus
grands, attendu que ceux que je viens de donner sont
les seuls caractérisqués de la phthisie pulmonaire; et je
terminerai en disant que le *médecin de la Pitié* est arrivé
au fait suivant, par ses laborieuses recherches anatomo-
pathologiques : sur 358 sujets ouverts, aucun n'a présenté
de tubercules, dans une organe quelconque, sans qu'il n'en
eut dans les poumons.

SYMPTOMES.

J'ai dit précédemment (voyez prolégomènes, t. I, page 116 et les articles étiologie et caractères anatomiques de la phthisie pulmonaire) que l'hérédité, que les tempéramens sanguin-nerveux et lymphatique surtout; que certaine constitution; que certaine forme de l'extrémité libre des doigts des mains, étaient presque toujours des symptômes plus ou moins rationnels de tubercules pulmonaires; j'en ai même donné les raisons; ce serait donc tomber dans des redites inutiles que de revenir ici sur ces symptômes et que de les analyser de nouveau.

La phthisie pulmonaire reconnaît, ainsi que je l'ai dit, le plus souvent, comme causes occasionnelles, soit une inflammation de l'arbre aérien, ou du tissu pulmonaire, soit une hémoptysie; c'est-à-dire que, le plus communément, comme l'a écrit M. *Andral*, elle succède à une bronchite, à une pneumonie, à une ou plusieurs hémoptysies.

Si la phthisie succède à une laryngite chronique, la gêne du larynx et l'enrouement persistant, le malade accuse bientôt une douleur sourde sous le sternum ou entre les épaules, accompagnée d'une toux quinteuse, qui ne tarde pas à être suivie d'amaigrissement, de dyspnée, de sueurs. *Hippocrate* (*Des mal.*, *liv. II, ch. XVIII*) a décrit cette transition.

Les tubercules pulmonaires se font très-souvent reconnaître après une irritation de la muqueuse bronchique. Dans ce cas, le plus ordinairement ce n'est qu'après plusieurs catarrhes, ou chez les individus sujets à s'enrhumer, qu'il survient une bronchique qui passe ordinairement à l'état chronique (celle-ci est opiniâtre, accompagnée d'un mouvement fébrile, d'une dyspnée plus ou moins grande); après un temps plus ou moins long suivant les circonstances, l'amaigrissement, les sueurs, etc. arrivent et font soupçonner des tubercules pulmonaires, que, bientôt, d'autres symptômes indiquent positivement.

Si à l'inflammation du parenchyme pulmonaire succède la phthisie, on peut la soupçonner aux symptômes suivans : les signes de la résolution ne se font point voir dans leur entier : la toux persiste ainsi que la dyspnée et la fièvre; puis, après un certain laps de temps, dont l'étendue dépend d'une grande quantité de circonstances, les signes de tubercules pulmonaires apparaissent et bientôt sont tels que je les décrirai plus loin (voyez aussi pneumonie, t. II, page 46).

Quand la phthisie succède à une ou plusieurs hémoptysies, la dyspnée persiste; puis arrivent la toux, l'amaigrissement, les sueurs, etc.

Tels sont en général les différens modes de l'invasion de la phthisie pulmonaire; j'aurai soin de revenir, en temps et lieux convenables et avec détails nécessaires, sur chacun de ces points.

Pouls. Il est fréquent lorsqu'il y a de la fièvre; il n'est large ou serré que quand il y a pneumonie ou pleurésie; intermittent ou irrégulier que dans le cas de coïncidence avec la phthisie d'une affection du cœur ou de l'aorte. À mesure que la fièvre hectique mine le malade, le pouls faiblit de plus en plus, il devient mou, dépressible, ondulant et d'une petitesse extraordinaire.

Quelquefois la fièvre existe dès le début, pendant le cours de l'affection inflammatoire qui sert de cause occasionelle et persiste jusqu'à la fin, avec des redoublemens, parfois réguliers, et souvent reparaissant à des intervalles inégàux. Il arrive aussi que la fièvre, après s'être montrée dès le début, disparaît avec l'acuité des symptômes inflammatoires, pendant que l'affection semble enrayée ou marche très-lentement et sourdement, mais elle finit toujours par reparaître dans la suite, soit pendant le travail éliminatoire, soit à l'arrivée d'une pneumonie intercurrente, ou d'une pleurésie. Il est évident aussi que, lorsque la muqueuse bronchique est plus ou moins malade, il peut exister de la fièvre.

Lorsque la phthisie n'a point une marche aiguë ; lorsque a fièvre après être disparue reparaît ; enfin quand, dans une phthisie lente, celle-ci se montre pour la première fois, elle est d'abord faible et paraît à des époques éloignées, puis ne tarde point à se faire sentir tous les jours, à devenir continuelle, à redoubler tous les soirs et après les repas.

Quelques phthisiques ne se plaignent pas de frissons ; mais le plus souvent, c'est-à-dire dans les cinq-sixième des cas, ils en ont (*Louis, p.* 211). Le plus ordinairement ces frissons se montrent le soir et à heure à peu près fixe; et bientôt, dans la journée; puis à des époques irrégulières et finissent par disparaître.

Quand le malade, dès le principe, a de la fièvre, la peau est chaude, quelquefois couverte d'une sueur visqueuse. En général, lorsqu'il n'a point de fièvre, la peau est sèche.

Dès que les tubercules se ramollissent, la sueur paraît. Cette sueur est douce et attire fortement les mouches. Le plus communément elle est assez circonscrite à la poitrine,

au cou, ou à la figure et au cuir chevelu; quelquefois
elle se montre dans toutes ces parties en même temps:
ce qui prouve qu'il ne faut admettre qu'avec quelque
restriction l'*Aphorisme suivant* : in qua parte sudor est, in
ea morbus est (*Hippocrate*, N°. 38, *lib. IV*); d'abord,
elle ne se montre que le matin, sous forme d'une légère
transpiration; et ne tarde point quelquefois à devenir tellement abondante qu'on la voit ruisseler en quelque sorte
sur le malade quand il cède au sommeil. La sueur est aussi
quelquefois générale et si copieuse que le lit en est tout
humide et que le patient redoute le sommeil. La plupart
du temps ces sueurs si abondantes ne se montrent que
dans la phthisie galopante.

Les médecins regardent assez généralement ces sueurs
comme supplémentaires de la diarrhée et vice versà. M. *Louis*
n'a jamais pu se convaincre de ce balancement de fonctions,
et, quand il a lieu, il ne le regarde que comme une simple
coïncidence. Cependant je puis affirmer que je l'ai vu
plusieurs fois; maintenant encore un élève de l'école
polytéchnique m'en offre un exemple. Quand la diarrhée
est très-abondante, tout-à-coup les sueurs diminuent; et
quand, par une médication active, on arréte subitement
et plus ou moins complètement cette abondante diarrhée,
les sueurs ou viennent ce qu'elles étaient avant l'apparition
du cours de ventre, ou tout simplement augmentent un
peu. Le fait suivant confirme ce que je viens de dire:
M. *Cruz-Jobins* a remarqué qu'à Rio la diarrhée colliqua-
tive est rare, tandis que les sueurs sont très-abondantes.

Qu'elles sont les causes de ces sueurs, parfois si abondantes? On ne les connaît pas; seulement on a reconnu
leur coïncidence avec le ramollissement tuberculeux. Leur

abondance n'est point toujours en raison directe de l'étendue de la lésion pulmonaire ; seulement j'ai remarqué,
plusieurs fois, que plus la marche de la phthisie est prompte,
plus les sueurs sont copieuses ; et que celles-ci correspondent souvent à une très-grande quantité de tubercules
miliaires qui se ramollissent en même temps dans la plus
grande partie de chaque poumon.

Malgré cette grande sécrétion de la peau, les sudamina
ne sont point communs chez les phthisiques.

Il n'est point rare de voir dans les derniers jours survenir une angine : *Hippocrate* l'admet en disant : le gosier
est sec ; le fond en est rouge (*Chap. XVII, liv. II, Des
Maladies*). Quelquefois cette angine devient pultacée, alors
c'est mauvais signe.

La langue offre différens états : chez les uns elle est naturelle ; chez d'autres, tout en ayant sa couleur naturelle,
elle est tapissée de la sécrétion qui caractérise l'angine
pultacée, ou couverte, par places, d'une quantité plus ou
moins grande de la matière des crachats.

Quand la langue est très-large, plate, humide, couverte
d'un léger enduit muqueux ; que le malade a du dégoût
pour la nourriture, qu'il a des vomissemens, et peu de
soif, on a tout lieu de soupçonner un ramollissement de la
muqueuse gastrique.

Toutes les fois qu'un phthisique a la langue généralement
rouge sans autre symptôme gastro-intestinal que quelquefois
un peu de constipation, on peut être assuré que tôt ou
tard le dévoiement arrivera ; que de prime d'abord il sera
très-abondant et ne cessera que fort peu de temps avant
l'arrivée de la mort ; on doit aussi craindre cette diarrhée
si la langue est un peu rouge à la pointe : rougeur qui

parfois arrive aussi, pendant la diarrhée, mais seulement, lorsque les selles sont précédées ou accompagnées de coliques plus ou moins fortes. Il est bien entendu que s'il survient, comme complication, une affection aiguë du tube digestif, autre que celles que je viens d'indiquer, l'état de la langue pourra la faire soupçonner.

Je vais encore revenir sur la diarrhée que l'on a vue être, dans certaines circonstances, sous la dépendance des sueurs et qui souvent est positivement annoncée par une langue toute rouge et être, dans ce cas, très-abondante.

La diarrhée n'accompagne point forcément la phthisie pulmonaire; car, il n'est point de praticien qui n'ait observé, assez rarement il est vrai, des phthisiques morts, sans avoir eu la diarrhée et même avec la constipation. Il m'a semblé que son absence se remarquait spécialement chez les sujets phthisiques non par hérédité, mais bien par une prédisposition acquise par une cause quelconque (voyez prolégomènes) et chez ceux dont la marche de l'affection est très-prompte.

La diarrhée peut durer long-temps; c'est-à-dire avoir un *long cours*: dans ce cas, elle ne persiste pas continuellement: elle a des rémissions plus ou moins nombreuses dont la durée n'a rien de fixe. Quand elle a lieu sous cette forme, les selles sont peu copieuses, fréquentes et presque toujours sans coliques. Toutes les fois qu'un phthisique a depuis long-temps de la diarrhée avec selles fréquentes et coliques, on peut annoncer que très-probablement il a dans ses intestins une portion plus ou moins grande de muqueuse ramollie, ou ulcérée dans une étendue variable.

La diarrhée peut ne se montrer que dans les derniers temps de la vie, avec ou sans coliques.

En général, la matière rendue par les selles finit toujours par être peu abondante, et même presque nulle, alors c'est un mauvais signe; c'est encore plus mauvais, quand elle cesse brusquement et que le patient est dans le dernier degré du marasme. Ordinairement la mort arrive le lendemain ou le jour même de cette cessation.

La lésion du canal intestinal peut avoir lieu : 1°. ou avant celle du poumon (chose très-rare); 2°. ou en même temps qu'elle; 3°. ou dans la dernière période; 4°. ou enfin manquer (*Andral*).

Je n'ai rencontré que deux phthisiques atteints de fistule à l'anus : le premier, lorsque j'étais externe à la Clinique chirurgicale de la charité; le second, pendant mon service de chef de Clinique à la Pitié. Chez ce dernier, elle était borgne externe.

Contrairement à l'opinion de *Bordeu*, *Laennec* et *Andral* ont constaté la rareté de cette fistule chez les tuberculeux. Sur huit cents phthisiques, ce dernier observateur ne l'a rencontrée qu'une seule fois.

Il y a encore une autre sorte de fistule que l'on ne rencontre que de loin en loin: c'est la fistule thoracique. *Heuraius* (*De morb. pectoris, cap. 7.*) et *Laennec* en citent chacun un exemple. J'ai eu l'occasion d'en observer un cas à l'hôpital de la Pitié à Paris, je l'ai rapporté dans une de mes *Thèses* (1833, *N°. 172, p. 24*).

Dès que la diarrhée paraît, l'amaigrissement ou s'annonce ou augmente lestement. En général, sa marche progressive est en raison directe de celle de la diarrhée, de l'abondance des sueurs et de la quantité de l'expectoration; quelquefois cependant il s'annonce dès le début de l'affection; d'autrefois, seulement peu après ou la diminution de l'appétit, ou l'arrivée de la fièvre. Quand cet amaigrissement marche lentement, il peut être porté à un très-haut degré. Ainsi, les tempes se creusent, les joues s'enfoncent, les pommettes plus ou moins colorées restent saillantes, des rides nombreuses et profondes sillonnent le visage qui devient sec et hideux; les muscles sterno-cleido-mastoïdiens et le larynx font saillie; les mamelles disparaissent; les côtés apparaissent au-dessus de leurs espaces qui se dépriment; les membres se dessèchent; les os font partout saillie; le malade, en un mot, présente l'aspect d'un squelette vivant; c'est alors que la forme tuberculeuse de ses doigts est à son summum, que les cheveux tombent, que les pieds sont quelquefois œdémateux (comme le dit *Hippocrate*), que le patient n'a plus ni soif, ni faim, qu'il est d'une faiblesse telle qu'il peut à peine changer de place sa tête ou l'un de ses membres.

Malgré ce marasme, malgré cette faiblesse et cet épuisement extrêmes, le malheureux patient conserve toutes ses facultés et surtout l'espoir d'une guérison prochaine : espoir que souvent emporte avec lui le dernier souffle !

Douleur. Dans la majorité des cas les phthisiques accusent une douleur sourde, continuelle, quelquefois avec redoublemens, d'autres fois intermittente, siégeant dans le dos, entre les omoplates, *Hippocrate dit* (*Des Maladies*, *chap. XVII lib. II*) : dolor pectus et dorsum occupat. Elle augmente souvent par la toux. Quelques malades se plaignent beaucoup de cette douleur qui les affecte assez; quelques autres n'en parlent que lorsque l'on appelle leur attention sur ce point. Il n'est pas rare non plus qu'elle siège sous le sternum. Pendant le cours de la phthisie, il survient souvent dans le thorax des points plus ou moins aigus et qui font souffrir beaucoup; ils reconnaissent pour cause une pleurésie circonscrite.

Il y a encore deux autres douleurs qui, quelquefois, surgissent tout-à-coup : l'une annonce une perforation qui se fait dans la plèvre, symptôme précurseur du pneumothorax, affection dont la description est donnée plus loin; l'autre annonce une perforation intestinale. Nous aurons soin de revenir sur chacun de ces deux symptômes, en temps et lieux opportuns.

Toutes les fois, ou du moins presque toutes les fois, qu'il y a en même temps une phthisie laryngée; le malade accuse de la gêne ou de la douleur au larynx, qui augmente par la toux, par le passage du bol alimentaire et même par celui des liquides. Quand l'angine laryngée précède les tubercules pulmonaires, la douleur que ressent le malade au larynx persiste jusques à la mort. Comme le plus souvent l'affection laryngée n'arrive que durant le ramollissement des tubercules pulmonaires, il s'en suit que ce n'est qu'à cette époque que la douleur du larynx se montre le plus communément : d'abord légère elle finit par aller croissant, du moins c'est le cas le plus ordinaire. Son intensité varie aussi suivant le siége et le degré de l'altération du larynx. (Voyez pour plus de détails sur ce point, le chapitre Phthisie laryngée.)

Quelquefois le malade éprouve, dans le côté affecté de la poitrine, une sensation particulière : ainsi l'un reconnaît très-bien et indique le lieu d'où part la matière de l'expectoration ; l'autre a conscience que l'air pénètre plus ou moins bien dans un poumon; un troisième ressent une sorte de gêne du côté principalement affecté : gêne qui croît dans certaine position ; un quatrième accuse une sorte de gargouillement là où justement se trouve une vaste caverne.

La voix offre encore quelques modifications : elle peut être enrouée, rauque, voilée, cassée (vox gravis est, dit *Hippocrate*, *ch. XVII*, *liv. II*, *Des malad.*), suivant la lésion du larynx (voyez les différentes maladies du larynx); d'autres fois elle est tellement basse que le malade semble aphone (voyez aphonie); ce qui dépend ou d'une affection du larynx ou simplement de la faiblesse excessive du patient, plongé dans le marasme.

Il n'est point rare non plus que la voix imite la pectoriloquie, lorsque celle-ci est évidente en un point quelconque du poumon.

Ce n'est guère que sur la fin de sa maladie que le phthisique éprouve la privation du sommeil, causée par la toux et par les sueurs.

Chez un dixième des phthisiques, la gêne de la respiration précède la toux (*Louis*); quelquefois la dyspnée et la toux paraissent ensemble ; dans un certain nombre de cas, la dyspnée ne se manifeste qu'après le début de la maladie. Les phthisiques ne se plaignent ordinairement que d'une très-légère oppression ; il en est qui n'accusent aucune dyspnée quoique leurs poumons soient labourés par de vastes excavations ; chez plusieurs on ne l'aperçoit que quand ils se livrent à des mouvemens, ou à une longue conversation ; chez d'autres, elle force le patient à se tenir assis. En général, elle n'est point proportionnée à l'étendue des lésions pulmonaires, et se trouve souvent sous l'influence de l'habitude.

Bon nombre de causes peuvent augmenter la dyspnée : une affection morale, l'état électrique de l'atmosphère, l'ingestion des alimens dans l'estomac, les quintes de toux; la plus fréquente est l'inflammation de la plèvre ou du tissu pulmonaire. Je ne dois point oublier non plus l'époque des règles, quand elles manquent; ou pendant les quelques jours qui les précèdent, quand elles ne sont point supprimées.

Chez tous les phthisiques, tombés dans le marasme, et qui ont une grande dyspnée, j'ai remarqué que le larynx exécutait de grand mouvemens d'ascension et d'abaissement synchrônés et inverses à ceux des côtes (voir ma thèse citée).

Comme je viens de parler de la menstruation je dois m'occuper de cette fonction. Les règles finissent presque toujours par disparaître chez les phthisiques; je dis presque toujours, parce que M. *Louis* dit avoir vu une malade, chez laquelle cette fonction persista jusqu'à la fin de ses jours. La suppression arrive ou peu à peu, c'est-à-dire que la quantité de sang va diminuant à chaque époque, jusqu'à la cessation complète (c'est ce qu'on remarque dans les phthisies à marche lente); ou promptement, comme dans la phthisie galopante, et lorsqu'il survient soit une fièvre très-intense soit une ou plusieurs hémoptysies plus ou moins abondantes.

Chez quelques malades, les règles ne se suppriment qu'après avoir éprouvé, pendant plusieurs mois, des irré-gularités dans leurs époques.

On a déjà pu voir que, contrairement à l'opinion de M. *Delaberge* (*J. des Conn. médic. chirurg.*, 5ᵐᵉ. *année*, *p.* 92) la suppression menstruelle, dans le cours de la phthisie pulmonaire, était toujours un symptôme funeste. Pour seule preuve, il me suffirait de répéter qu'à chaque époque des règles, quand celles-ci ne coulent plus, la dyspnée est toujours augmentée. M. *Andral* (*Clin. t. II, p.* 90) pense de même. Je reviendrai sur ce point à l'article traitement.

Bon nombre d'auteurs disent que la marche des tubercules pulmonaires semble enrayée pendant la grossesse, aussi conseillent-ils la gestation (voyez *Celse, liv. III, chap. XXII*). M. *Louis* ne croit point à ce fait; cependant il est certain pour moi, qu'une phthisie qui marche fort lentement pendant la grossesse, fait de rapides progrès après l'accouchement.

Je n'insisterai point sur les épistaxis qui arrivent assés souvent dans le cours de la phthisie pulmonaire : ces hémorrhagies diminuent ordinairement la céphalalgie qui tourmente plus ou moins le malade, et sont un signe ou de pléthore ou de faiblesse.

Toux. Elle peut manquer (*Lieutaud, Méd. prat.*, p. 577, *t. I, édit. de* 1784); on en trouve aussi la preuve dans la *Clinique* de **M.** *Lherminier.*

Ordinairement petite, sèche et quinteuse dès le début, (**M.** *Delaberge* a insisté fortement sur cette dernière forme, *J. des Conn. médic. chirurg.*; 5me. *année*); quelquefois elle est accompagnée de vomissements, surtout quand l'estomac est rempli et spécialement chez les enfans. Cette petite toux sèche est remarquable par son opiniâtreté; ainsi, quand elle disparait, ce n'est que pour un moment. Quelquefois, elle est peu fatiguante et continue telle jusques au bout; d'autrefois, après avoir été fatiguante dans le principe, elle diminue peu à peu d'intensité; chez quelques malades, et cela surtout le soir, la nuit et le matin (comme le dit *Hippocrate, Des malad., liv. II, ch. XVII*), elle est très-opiniâtre et pénible, et les prive du sommeil.

Il n'est point rare de la voir augmenter d'intensité à l'approche des règles, et reparaitre sous l'influence de la parole, des cris et souvent du moindre mouvement. Les uns se figurent qu'elle part du larynx (ce qui peut être vrai, lorsqu'il y a complication de phthisie laryngée); les autres du poumon malade. Cette toux augmente la douleur dorsale ou sous-sternale et laryngée, peut produire une sensation pénible, le long des attaches du diaphragme, et est plus ou moins douloureuse, suivant le nombre des fausses membranes pleurétiques, l'intensité de l'inflammation intercurrente de la plèvre ou du tissu pulmonaire. En général, dit le docteur *Louis*, sa force et sa fréquence sont proportionnées à la marche plus ou moins rapide de la maladie.

J'ai dit que, dans le principe, le plus souvent, la toux est sèche, mais tôt ou tard elle finit par être suivie d'expectoration : c'est de celle-ci qu'il doit être question maintenant.

Le plus ordinairement, dans le principe, l'expectoration est simplement catarrhale, c'est-à-dire composée de mucus. Ce mucus est plus ou moins aéré ; en général, la persistance de l'expectoration, que l'on remarque dans la bronchite aiguë ordinaire, doit toujours faire soupçonner la présence des tubercules pulmonaires. Ces crachats muqueux ont pour source la muqueuse bronchique ; quelquefois encore, cette expectoration ressemble parfaitement à celle d'une bronchite chronique (voir t. I, page 369).

Pendant le ramollissement, les crachats deviennent de moins en moins aérés, opaques, verdâtres, arrondis ; de temps à autre, ils contiennent quelques grumeaux blancs, jaunes, opaques, déjà connus d'*Hippocrate* et que *Bayle* a comparés à du riz cuit. Il est bon de remarquer que des granulations semblables peuvent venir, quelquefois, des amygdales.

Pendant cette seconde période, les crachats ne sont point toujours tels que je viens de les décrire : souvent ils sont composés de mucus sillonné par des stries blanchâtres, jaunâtres et opaques.

Quand il y a des cavernes voici l'aspect qu'ils présentent le plus ordinairement : ils sont opaques, jaunes, verdâtres, d'une odeur fade, nauséabonde; ils sont arrondis, nummulaires, très-distincts; composés de deux parties : le pus et le mucus; et sont rendus sans quantité notable de salive; d'autres, nummulaires, distincts comme les précédents et comme eux de différentes largeurs (ce qui dépend probablement de l'ampleur des cavernes d'où ils sortent et du calibre des tuyaux bronchiques le long desquels ils passent en sortant des excavations), sont rendus avec une très-grande quantité d'un liquide incolore, mousseux, assez transparent, acide, ou alcalin, semblable à une solution de gomme, qui n'est autre chose que de la salive, mélangée avec du mucus. Parmi ces crachats les uns nagent dans ce liquide à une différente hauteur, les autres gagnent le fond du vase.

On en voit qui tout-à-coup deviennent plaqués, cendrés et d'un gris rougeâtre, tenaces au fond du vase; ils sont d'un mauvais augure : on les voit toujours précéder la mort d'un ou deux jours. Il n'est point rare non plus de voir, quelques jours avant le terme fatal, l'expectoration prendre l'aspect d'une sorte de purée; jaune, verdâtre, cendrée, mêlée à du sang et devenir diffluente.

Pendant le cours de la deuxième et de la troisième périodes, il arrive encore souvent que, tout-à-coup, l'expectoration devient tenace, plus aérée et plus ou moins rouillée : alors il y a pneumonie intercurrente. D'autres fois, le sang, au lieu d'être mélangé intimement, est seulement par stries et par gouttelettes plus ou moins abondantes: alors c'est un symptôme d'une très-légère hémoptysie.

M. *Andral* dit avoir trouvé quelquefois des espèces de fausses membranes; c'est là probablement ce que signifie aussi ce passage de *Lieutaud* (*p.* 377, *t. I*, 1781): quelques phthisiques rendent, avec leurs crachats, quelques lambeaux de la membrane interne des bronches.

L'expectoration peut être salée, ou sucrée, ou insipide; aucune de ces qualités ne peut indiquer positivement, une lésion quelconque et toujours même.

Ayant exposé, dans le chapitre consacré à la bronchite chronique, les signes à l'aide desquels il est possible, suivant M. le *docteur Charpentier* (*Thèse*, N°. 50, 1837), de ne pas confondre les crachats de la bronchite chronique avec ceux de la phthisie pulmonaire; je ne dois plus parler ici de ce diagnostic différentiel. (V. t. I, p. 370.)

La plupart du temps l'expectoration ou n'a aucune odeur, ou est insipide; quelquefois elle peut devenir excessivement fétide. Cette fétidité, dans la grande majorité des cas, est, selon moi, un symptôme de gangrène soit de la muqueuse bronchique (voyez cette maladie), soit du tissu pulmonaire (voir cette maladie). Cependant M. *Andral* dit avoir, plusieurs fois, constaté que cette fétidité ne correspondait à aucune lésion donnée. Il est positif, pour moi, que je l'ai toujours vue coïncider avec un point gangréneux quelconque soit de la muqueuse bronchique, soit du parenchyme pulmonaire, le plus souvent excessivement petit il est vrai.

Quand les cavernes sont vides, l'expectoration est presque

entièrement catarrhale; elle ne contient que peu de matière purulente. Il peut encore arriver que dans les crachats l'on rencontre quelques petits fragmens de tissu pulmonaire. *Fernel* (*lib. V*) a dit : confirmato ac jàm inveterascente vitio putris pulmonis portio, interdum exit; *F. Hoffmann* (*p.* 346, *liv. II,* 1728), et *Lieutaud* (*l. c.*) sont aussi de cet avis, que confirment les observations de MM. *Louis* et *Andral.* L'on a aussi trouvé des calculs. «*Lieutaud* (ut suprà), *Bayle, Andral.*» Jamais je n'ai vu la phthisie calculeuse de *Bayle*: mais dans ce moment je donne des soins à une jeune fille de 14 ans qui, réglée à huit, ne l'est plus depuis quatre années. Cette petite qui m'offre tous les signes de la phthisie pulmonaire, excepté ceux que donnent la percussion et l'auscultation, expectore, de temps à autre avec une difficulté extrême et menace de suffocation, un morceau, gros comme une aveline, blanchâtre, composé de plusieurs morceaux, tenus ensemble par du mucus plus ou moins desséché. Ces corps blanchâtres sont composés de phosphate de chaux.

Cette expectoration calculeuse qui peut, suivant M. *Andral* (*Clin. t. II, p.* 140), se montrer à toutes les époques de la vie, est cependant plus commune chez les jeunes-gens que chez les vieillards; c'est un fait auquel l'on ne croyait pas autrefois.

Ces calculs dont la grosseur varie depuis celle d'un grain de millet jusqu'à celle d'une noix, sont mous ou assez résistans; blancs, jaunes, hérissés d'aspérités.

Il est rare qu'un malade n'en rende qu'un seul: *Portal* (*l. c.*) parle d'un individu qui en rendit plus de cinq cents, *Huldenreichius* (*Cent. II, ob.* 9) dit en avoir rencontré quelques centaines sur un individu, *Raygerus*

(*D. 3*, *A. III*, obs. 248), *Hildanus* (*Cent.* 6, obs. 22) ont vu des phthisiques qui en rendaient une très-grande quantité (voyez *Bonet*, *Sepulch.*, *Morgagni*, *liv. II*, *ch. XV*).

On ne peut être de l'avis de *Morton*, lorsqu'il dit : ubi cum hœmoptoe horrendus thoracis dolor, pleuritici, vel peripneumonici œmulus, circa initium phthisis contingit, rite suspicari licet, hanc esse generis calculosi.

On désigne assez généralement, sous le nom de vomique, l'expectoration subite d'une très-grande quantité de pus résultat de la fonte et de l'évacuation d'un gros tubercule, ou d'un tubercule multiple.

• Hémoptysie. Ce serait ici le lieu de parler de l'hémoptysie; mais comme déjà il en a été question dans deux chapitres spéciaux, (Broncho-hémorragie et Pneumo-hémorragie,) et dans deux endroits différens de cette description de la phthisie pulmonaire, je n'y reviendrai plus pour éviter des redites inutiles.

L'inspection, qui déjà nous a fait connaître plusieurs phénomènes, comme la forme des doigts, celle du thorax, l'amaigrissement, les mouvemens du larynx et le facies qui, sur le déclin de la phthisie lente, finit par devenir jaune terreux, prouve encore que, dans la phthisie pulmonaire, la partie supérieure du thorax reste souvent immobile durant les mouvemens respiratoires : ce qui confirme l'explication, émise ci-dessus, sur le rétrécissement du sommet du thorax dans les phthisies à marche lente.

Quand on applique la pulpe des doigts sur la paroi thoracique qui correspond à une caverne vaste et superficielle, on sent un frémissement particulier, perceptible surtout quand il y a du gargouillement, ou quand le malade parle si l'excavation est vide; ce fait a été signalé par M. *Andral*; depuis M. *Hirtz* (*l. c., p.* 27) a dit que chez les sujets maigres on peut percevoir le râle cavernuleux à la main, en appliquant celle-ci sur la partie antérieure de la poitrine au-dessous des clavicules.

Quoique, dans la mojorité des cas, les symptômes que je viens de passer en revue, puissent suffir pour faire reconnaître les tubercules pulmonaires, cependant on ne peut ignorer ceux fournis par la percussion médiate et l'auscultation, peut-être encore plus précieux que les précédens.

Percussion médiate. Quand le poumon ne contient que quelques petits tubercules soit crus soit ramollis et que le tissu pulmonaire circonvoisin est encore perméable à l'air, la percussion médiate ne découvre rien et ne fournit que des signes négatifs. Il n'en est plus de même, lorsque les tubercules sont gros, nombreux et agglomérés, et que le parenchyme pulmonaire environnant est plus ou moins induré et hépatisé; la matité est de toute évidence et le doigt qui frappe le plessimètre éprouve une résistance plus ou moins marquée.

Souvent, il m'est arrivé non seulement de ne pas trouver de la matité, mais ce qui est plus singulier une résonnance assez forte et même plus que ne le comporte l'état de santé. Ce phénomène n'est point inconnu à beaucoup d'autres observateurs: M. *Piorry* (*Traité de diagnostic,* *t. I, p.* 561) le décrit; quoique, *à la page* 509, *du même volume,* il ait dit : « toute induration du poumon, infiltration, hépatisation, tubercules, a pour celui qui percute des caractères communs: la matité et la résistance au doigt » ; dans le cas présent la résonnance, plus grande qu'elle ne doit l'être, s'explique facilement par la dilatation supplémentaire des vésicules saines. On pourra voir, plus bas, que, dans cette circonstance, l'auscultation fournit un symptôme qui confirme cette explication.

On doit percuter, non seulement dans les regions sus et sous-claviculaires; mais encore dans celles qui correspondent au creux de l'aisselle, aux fosses sus et sous-épineuses. Dans ces deux dernières, la matité est très-fréquente; quand au plessimètre on substitue un doigt, il faut placer de préférence ce dernier de telle sorte qu'il s'appuie sur la clavicule en la coupant à angles droits : ainsi l'on rend très-souvent la matité antérieure beaucoup évidente. Dans la phthisie pulmonaire, comme dans la pneumonie et dans un épanchement pleurétique circonscrit, la matité ne change point de place : elle persiste toujours là où on l'a saisie une première fois. Quand la masse tuberculeuse, qui est la cause de la matité, vient à être évacuée, celle-ci n'en persiste pas moins, par la raison que le tissu pulmonaire voisin est induré. C'est ainsi que peut s'expliquer et que s'explique, en effet, la présence de la matité là où se trouvent de vastes excavations plus ou moins vides.

Quand, sous le plessimètre fortement appliqué, se rencontre une caverne assez superficielle, étendue, et que l'on percute doucement et rapidement, pendant que le malade parle, on saisit un bruit tout particulier, appelé humorique, tintement métallique; il est clair humide, plus ou moins prononcé accompagné d'une résonnance de creux, en un mot plus facile à saisir qu'à décrire (voir la page 12 du t. I, de cette *Pathologie*).

Lorsque le tissu pulmonaire contient une très-grande quantité de tubercules, et que, dans beaucoup de parties il est induré, il ne se laisse pas facilement traverser par le sang, et il offre parconséquent un obstacle à la circulation de ce liquide. Eh bien ! dans ces cas, il y a refoulement du sang dans les cavités droites du cœur; de là vient que, sous le sternum, à sa partie inférieure, dans une étendue plus ou moins grande, le plessimètre trouve de la matité sans résistance au doigt.

Je ne parlerai point ici des signes fournis par le plessimètre, lorsqu'à la suite d'une fonte tuberculeuse il se forme un épanchement d'air dans la cavité de la plèvre, attendu que je consacrerai, plus loin, un chapitre spécial à cette maladie qui, pour bien dire, n'est qu'un symptôme d'une autre. (Voir pneumo-thorax.)

Auscultation. Tant qu'il n'y a encore que quelques rares tubercules crus et miliaires, l'auscultation n'est pas plus heureuse que la percussion : c'est-à-dire que, dans ce cas, la percussion et l'auscultation n'indiquent rien; si ce n'est des signes négatifs.

Il n'en est plus ainsi lorsque les productions, dites inorganiques, soit volumineuses, soit miliaires, sont en grand nombre : le murmure respiratoire change, il perd ses qualités naturelles. Le plus communément, j'ai remarqué que, dans ce cas, il se divise en deux temps bien distincts pendant le mouvement inspirateur. Toutes les fois que je rencontre ce symptôme stéthoscopique, je m'annonce, assez positivement, des tubercules crus (je ne sache pas qu'on ait signalé avant moi ce phénomène symptomatologique); d'autres fois la respiration est dure, sèche, sonore; enfin elle est râpeuse, ainsi que l'appelle le docteur *Hirtz.* Tantôt elle est faible, ce qui arrive quand le poumon est farci de tubercules; tantôt, rarement à la vérité, elle est nulle ; ce cas se présente lorsque, outre une très-grande quantité de tubercules, le tissu pulmonaire offre une pneumonie, soit aiguë, soit chronique. Le bruit respiratoire râpeux reconnaît pour causes les mêmes que celles qui augmentent la sonoréité .(voyez l'alinéa précédent): c'est-à-dire, la dilatation supplémentaire de quelques vésicules saines au milieu des parties malades. Ce bruit n'est autre chose que la respiration puérile, exagérée, limitée aux lieux farcis de tubercules ; respiration qui acquiert cette qualité par la raison que certain nombre de vésicules saines fonctionnent pour des malades. (Déjà plusieurs fois j'ai eu dans le courant de cet ouvrage l'occasion de signaler ce phénomène que j'ai étudié dans les prolégomènes et qui n'est rien moins que rare.) Du moment donc que le bruit râpeux est le plus haut degré de la respiration puérile dans la phthisie pulmonaire, il faut nécessairement que, quelquefois, l'on rencontre la simple respiration puérile. C'est, en effet, ce qui a lieu ; car il n'est point de praticien observateur qui, plusieurs fois et même assez fréquemment, ne trouve là où presque tout lui indique des tubercules crus une respiration un peu plus forte, un peu plus bruyante que partout ailleurs.

Toutes ces modifications du murmure, connu généralement sous le nom de vésiculaire, ne peuvent toujours, à elle seules, suffire pour faire diagnostiquer une phthisie ; mais si l'on a soin de les joindre à d'autres symptômes et de remarquer qu'elles se montrent dans les parties qui correspondent au sommet de chacun des poumons et surtout d'un seul côté, alors elles seront d'un grand secours.

Ce ne sont point là les seules remarques que l'on a faites sur le murmure respiratoire dans la phthisie pulmonaire, il en est encore d'autres importantes qui méritent toute l'attention de l'observateur.

J'ai eu l'occasion, plusieurs fois déjà, de faire remarquer qu'une masse tuberculeuse peut comprimer plus ou moins un certain nombre de rameaux bronchiques (voir rétrécissement et obstruction des bronches); qu'il est bien clair aussi que là où le tissu pulmonaire est induré là ce tissu doit perdre plus ou moins ses mouvemens de dilatation et de retrait. C'est à l'aide de ces faits que l'on peut, a priori, annoncer que, dans certains cas de tubercules pulmonaires, l'on doit entendre cette modification du bruit respiratoire qui est désignée sous les noms de souffle ou respiration bronchique, tubaire. M. *Hirtz* (*l. c.*, *p.* 21) affirme n'avoir jamais perçu le souffle bronchique chez des phthisiques dont les poumons étaient tuberculisés au plus haut degré. Parce que M. *Hirtz* ne l'a point perçu, ce n'est pas une raison pour qu'il n'existe point dans certains cas qui ne se sont pas présentés à son habile oreille. Je puis affirmer l'avoir rencontré plusieurs fois, même depuis que j'ai connaissance des belles recherches du *docteur Strasbourgeois*; l'avoir manifestement reconnu, en même temps que j'entendais le bruit râpeux. Souvent il arrive que l'un et l'autre se confondent ensemble. Quand le souffle tubaire se passe dans de très-petits tuyaux bronchiques, il est obscurci par le bruit râpeux, que, ainsi que je l'ai dit, je crois être, dans certaines circonstances, facile à confondre avec le souffle qui a lieu dans de petits rameaux bronchiques, et que, plus d'une fois, l'on a pris pour lui. (Voyez prolégomènes.)

Lorsqu'une ou plusieurs masses tuberculeuse sont évacuées; qu'il y a une ou plusieurs cavernes d'une certaine capacité; que ces cavernes sont profondes; qu'elles communiquent

avec un ou plusieurs rameaux bronchiques d'un calibre
assez fort et qu'elles ne contiennent point de liquide ou
du moins qu'une forte petite quantité, si l'on vient à
appliquer l'oreille, nue ou armée du cylindre, sur l'endroit
de la paroi pectorale qui correspond à ces excavations, on
entend, pendant l'inspiration, une respiration très-forte,
limitée, qui a une résonnance de creux. C'est la respiration
caverneuse, que l'on peut encore entendre dans certains
cas de dilatations bronchiques (voir cette maladie).

Râles. Il est assez rare que dans le cours d'une phthisie
pulmonaire le murmure respiratoire soit aussi simple, aussi
aussi net que celui que je viens de décrire : le plus ordinairement il est mêlé à des râles ; c'est de ceux-ci que je
vais m'occuper.

Et d'abord, puisque la bronchite précède ou accompagne presque toujours la phthisie il est clair qu'on doit
rencontrer les râles qui se font entendre dans le catarrhe
pulmonaire. Les ayant décrits dans les chapitres dans
lesquels il est question des différentes formes de la bronchite, je n'y reviendrai point ici. Par le même motif, je
ne parlerai pas non plus des râles qui accompagnent l'hémoptysie et la laryngite chronique : je dois me contenter
de renvoyer à chacun des chapitres où il est question de
ces maladies. Je ne m'occuperai ici que de deux sortes
de râles : le cavernuleux et le caverneux. Le premier,
signalé par M. *Hirtz* (*l. c.*, *p.* 25); est, suivant cet *auteur*,
le signe pathognomonique du ramollissement. Il se passe
dans de petites cavités, et n'est autre chose qu'un râle
muqueux à petites bulles, dont le timbre est clair, éclatant;
qui reste toujours en place et qui s'entend toujours pendant
l'expiration (voir la page 42 du t. I, de cet *Ouvrage*).

Il me reste encore à étudier le râle caverneux: on le reconnaît à un râle muqueux à grosses bulles, qui a lieu pendant l'expiration, dans un espace limité. Ce bruit semblable à celui qu'on produit en soufflant dans de l'eau de savon, est dû à l'agitation du pus contenu dans les cavernes, par l'air venu par des rameaux bronchiques qui s'y rendent Ce râle est l'indice d'une caverne; cependant on a vu qu'on peut le rencontrer dans une dilatation bronchique (voir cette maladie, t. I, page 445) et que, quelquefois, il arrive qu'il est assez difficile de ne pas le confondre avec un râle muqueux bronchique à grosses bulles. Ce râle alterne avec la respiration caverneuse. En effet, celle-ci n'a lieu que lorsque l'excavation est vide; et celui-là, que quand elle contient du pus: donc, toutes les fois qu'on reconnaît un de ces symptômes l'autre doit manquer. Cependant l'on conçoit a priori, et l'expérience est là pour confirmer la théorie, que la caverne ne puisse être entièrement vide; alors on entend, en même temps, et le souffle caverneux et le gargouillement; mais, l'un et l'autre sont faibles. On pourra les reconnaître tous deux si l'on a égard aux faits suivans : la respiration caverneuse se fait entendre pendant l'inspiration; le gargouillement pendant l'expiration. A l'aide de cette simple notion l'on pourra, dans le cas prévu, saisir l'un et l'autre phénomènes.

Tous ces râles, sensibles quelquefois par l'auscultation à distance, deviennent toujours plus apparens par la toux.

Chez les tuberculeux, l'auscultation peut encore, dans certaines circonstances données, fournir d'autres symptômes.

Rien n'est plus ordinaire que d'entendre au-dessous de

là clavicule, dans le creux de l'aisselle, et, très-souvent, dans les fosses sus et sous-épineuses, un bourdonnement spécial, pendant que le malade parle et qui n'est autre chose que de la bronchophonie. Elle peut être plus ou moins distincte et facile à saisir. Ce qu'il y a de positif: c'est que ce phénomène stéthoscopique est assez fréquent. Ce fait confirme ce que j'ai dit plus haut: savoir que le souffle bronchique existe, assez souvent, là où le tissu pulmonaire est induré; c'est ce qui prouve encore que, le plus ordinairement, il n'est pas possible de confondre le souffle bronchique avec la respiration r'peuse; à l'heure qu'il est je donne des soins à une jeune fille de 18 ans, qui offre tous les signes généraux de phthisie; qui, deux fois déja, a eu une hémoptysie, et au-dessous de la clavicule droite de laquelle, ainsi que dans le creux de l'aisselle, il est tout-a-fait impossible de ne pouvoir reconnaitre un souffle bronchique manifeste, qui se change en bronchophonie pendant que la malade parle. Je le répète: contrairement à l'opinion du docteur *Hirtz*, je reconnais que le souffle bronchique et la bronchophonie sont des symptômes qui accompagnent souvent les tubercules pulmonaires; la théorie et principalement les faits confirment chaque jour ce que je dis là.

Il y a encore un phénomène stéthoscopique qui, comme celui que je viens d'étudier, ne peut être entendu que quand le malade parle, et encore dans certaines circonstances: ce phénomène est la pectoriloquie.

La pectoriloquie, ainsi que je l'ai dit dans les prolégomènes (t. I, page 57), consiste dans la transmission, d'une manière soit continue soit intermittente, de la voix du malade à travers le cylindre. Ce symptôme, qui manque souvent et qui n'est point toujours entendu d'une manière pafaite, marche presque toujours avec la respiration caverneuse, qui, de son côté, n'a point lieu quand il y a du gargouillement. Il suit de là que la pectoriloquie exige l'absence du pus dans une caverne. Elle est d'autant plus parfaite que le tissu qui environne la caverne est plus induré, que celle-là est plus grande, moins anfractueuse et que les bronches qui s'y abouchent sont plus volumineuses.

La caverne ne doit pas non plus être trop profonde; et quand elle est superficielle ses parois doivent rester écartées.

Comme on le voit, pour que la pectoriloquie soit parfaite, il faut la réunion de bon nombre de circonstances; et comme cette réunion n'a pas toujours lieu, loin de là au contraire, il arrive que, très-souvent, la pectoriloquie n'est point parfaite. Elle manque entièrement, quoiqu'en ait dit *Laennec*, quand le phthisique qui porte une laryngite chronique est presque aphone; ce qui est assez commun. M. *Hirtz* a remarqué qu'on ne la trouve pas chez les phthisiques atteints en même temps d'emphysème. Nous avons vu précédemment (dilatation des bronches, t. I, page 42.) que la pectoriloquie n'est point propre à la phthisie pulmonaire.

Le bruit de pot fêlé, ou tintement métallique, ne se présente guère que dans la troisième période; il est très-faible pendant la respiration, mais la voix le fait entendre d'une manière assez distincte. On le reconnaît à un bruit léger, aigu, analogue à la vibration d'une corde métallique que l'on touche du bout du doigt.

Ordinairement il annonce une vaste caverne contenant du pus liquide et de l'air, communiquant avec une large bronche. Je dis ordinairement parce que M. *Andral*, *Louis* et *Delaberge* citent des sujets qui ont offert ce phénomène, et dans les poumons desquels il n'y avait pas de cavernes, ainsi que la nécropsie le prouva. (Voir Bronchite chronique, t. 1, p. 373.)

Tous ces symptômes stéthoscopiques, dont je viens de parler, sont beaucoup plus apparens pendant la toux.

Ici se termine tout ce que j'avais à dire sur la symptomatologie générale de la phthisie pulmonaire; en la lisant avec attention l'on a pu se convaincre que MM. *J. Clark* et *Mojon* (*Journ. des conn. médic.*; *Avril*, 1837) ont tort en ne croyant pas à la valeur de l'auscultation, de la percussion, à celle et d'autres *signes aériens et sonorifères* qui peuvent conduire l'observateur à un diagnostic exact des maladies thoraciques. C'est ce dont encore on pourra se convaincre bientôt.

MARCHE, DURÉE.

J'ai déjà signalé, au commencement de l'article consacré à la symptomatologie, quels sont les différens modes de l'invasion de la phthisie, je ne dois donc plus y revenir ici; seulement je dirai les faits suivans :

Un peu moins du quart des tuberculeux portent des signes des scrofules: chez eux, la maladie se déclare de bonne heure et débute, environ dans la moitié des cas, d'une manière aiguë. Chez les phthisiques non scrofuleux, l'invasion aiguë est à l'invasion lente comme trois est à un. Ce résultat, suite de l'examen d'un très-grand nombre de tuberculeux, ne s'applique qu'à l'adulte; n'ayant point fait mes recherches sur des enfans. (Voir ma *Thèse pour le doctorat en médecine*; Paris 1833, N° 172.)

Pour bien étudier cette maladie, je vais la diviser en trois périodes; qui sont parfois assez distinctes. Chacune d'elles sera étudiée séparément et avec détails nécessaires; cela fait, je parlerai des phthisies à marche galopante, des phthisies latentes, etc.

Première période, ou vulgairement de crudité, ou phthisie sèche.

La marche de la consomption pulmonaire, dit le professeur *Mojon* (*l. c.*, *p.* 195), est autant obscure, insidieuse et vague dans son début, qu'évidente, incurable et mortelle dans sa suite. Nous allons voir jusqu'à quel point la première partie de cette proposition est vraie; car de son côté M. *Hirtz* soutient qu'il existe des signes propres à diagnostiquer, d'une manière positive, la phthisie pulmonaire *à toutes ses périodes* (*l. c.*, *p.* 44).

Dans la *première période* (phthisie occulte de *Bayle*, qui la regarde, bien à tort, comme vitale; voir son *Mémoire sur la phthisie pulmonaire*, *inséré dans la Bibliothèque médicale*, 1812), le malade accuse de la toux, ordinairement petite, sèche, très-souvent quinteuse, quelquefois produisant le vomissement et suivie d'une expectoration de mucus. Cette toux quinteuse a surtout été étudiée par M. *Delaberge* (*Journ. des conn. médic. chirurg.*, *l. c*) qui la considère comme caractéristique de cette première période. Nous avons vu que cette toux a pour habitude de persister depuis long-temps (*rhume négligé*), ou de se montrer et de disparaître: ce qui fait dire au malade qu'il est très-sujet aux rhumes.

Cette toux quinteuse est assez souvent accompagnée de dyspnée plus ou moins grande ; quelquefois, même quoiqu'existant véritablement, elle est insensible au malade qui n'en accuse point ; mais dont la gêne de la respiration n'échappe point à l'œil observateur du médecin, surtout pendant la marche et la conversation.

Le malade accuse une douleur dorsale, siégeant entre les omoplates, sourde et continue, augmentent par la toux ; de la douleur se fait aussi sentir au-dessous du sternum, mais pas toujours. Ce n'est pas tout : le phthisique se plaint souvent encore d'une pression épigastrique qui doit être rapportée au désordre particulier des fonctions gastriques : désordre qui a été étudié par le docteur *Told*.

Il n'est point rare de voir, dans cette période, survenir des hémoptysies, si déjà même elles n'ont point signalé le début tuberculeux. Quand la laryngite n'a point précédé la formation des tubercules, il n'est point ordinaire qu'elle s'annonce dans la période de crudité.

L'amaigrissement commence à cette époque, et suit une marche proportionnée aux désordres pulmonaires ; mais qui ne l'est point toujours à leur marche. En effet, plus l'affection tuberculeuse marche lentement, plus l'amaigrissement peut être porté à un haut degré ; tandis que, dans la phthisie galopante, le malade meurt souvent avant d'être tombé dans le marasme.

La fièvre, quand elle existe, et qu'elle n'est point la continuation de celle qui accompagnait un catarrhe, une pneumonie chronique, est assez faible et n'est point continuelle ; ce n'est guère que sur le soir, et encore pas tous les jours, qu'elle se montre.

Le plessimètre peut rencontrer ou de la matité avec

résistance au doigt, ou le son naturel, ou une sonoréité exagérée. J'ai donné plus haut l'explication de ce fait. La matité et la plus grande sonoréité ont cela de caractéristique : c'est qu'elles ne changent point de place suivant les positions que peut prendre le malade. Quand la tuberculisation a suivi immédiatement une pleurésie ou une inflammation du tissu pulmonaire, la matité est de toute évidence dans ce cas.

Dans cette première période, le murmure respiratoire peut offrir des phénomènes différens : le bruit inspiratoire se divise en deux temps, et cela presque toujours. Le bruit expiratoire peut être plus fort que celui de l'inspiration, *Jackson* et **MM.** *Louis* et *Fournet* en ont fait la remarque, qui est reconnue juste ; il est quelquefois plus fort que là où l'on ne trouve point de tubercules (*Andral*) et souvent tel, qu'il est sonore, métallique ou râpeux ; phénomène qu'avant **M.** *Hirtz* l'on désignait sous le nom de craquement, que j'avais reconnu très-fréquemment, et que l'on ne savait pas distinguer du véritable craquement, je veux dire du râle cavernuleux.

Tels sont les symptômes les plus saillans de la première période des tubercules pulmonaires : période que l'on désigne ordinairement sous le nom de crudité. C'est celle qui est la plus difficile, non point à reconnaître mais à diagnostiquer exactement. Souvent elle est si peu intense et produit une si faible réaction que le patient n'y prend point garde, et la considère tout simplement comme un *vieux rhume négligé.* C'est spécialement dans la classe aisée qu'on a l'occasion de l'observer et de suivre pas à pas ses progrès graduels, soit lents, soit prompts et presque toujours funestes. Dans la classe ouvrière, il est plus difficile de l'étudier. En effet, les ouvriers, habitués à une vie dure, laborieuse, s'étudient moins que les riches, et forcés qu'ils sont de gagner leur pain et celui de leur famille à la sueur de leur front, ils ne font point attention à des maux que, s'ils avaient de la fortune, ils auraient grand soin de ne pas laisser empirer.

Dans la deuxième période, ou de ramollissement, la toux, a les mêmes caractères que dans la précédente, mais est plus opiniâtre plus fatiguante; souvent elle est cause que le malade ne peut se livrer au sommeil. Elle est suivie de crachats muqueux, dans lesquels on remarque de petits grumeaux blancs et des stries de même couleur; peu après ils deviennent verdâtres, jaunâtres.

C'est dans cette période que les sueurs apparaissent, d'abord de temps à autre, puis souvent régulièrement tous les jours pendant le sommeil; ces sueurs ainsi, que je l'ai dit, peuvent être générales, ou partielles : ce dernier cas est le plus ordinaire.

Pendant cette deuxième époque, la matité peut aussi manquer, comme dans la première; mais, le plus ordinairement, on la rencontre avec plus ou moins de résistance au doigt.

L'auscultation révèle des craquemens manifestes, dans une étendue beaucoup plus grande que celle où on les entendait pendant la première période. A ces craquemens se joint le râle cavernuleux.

Pendant le ramollissement, l'amaigrissement fait des progrès; la forme tuberculeuse des doigts, quoiqu'existant pendant la période de la crudité, se dessine chaque jour de mieux en mieux; la poitrine se déforme de plus en plus; au-dessous des clavicules, la paroi thoracique commence à se déprimer, ce qui diminue la longueur de la circonférence supérieure du thorax.

Les hémoptysies, les saignemens de nez, la céphalalgie ne sont point rares à cette époque, durant laquelle, le plus ordinairement, la phthisie laryngée s'annonce.

Il est peu de malades qui, pendant le ramollissement, ne se plaignent pas de points pleurétiques, ou ne soient pas atteints de pneumonie intercurrente.

Si la fièvre est intense, la soif s'allume ; ordinairement le malade perd l'appétit, a quelquefois des nausées, des vomissemens, accompagnés de pression épigastrique. Il n'est point rare de rencontrer le dévoiement durant cette seconde période, dont la marche peut être influencée par bon nombre de causes. Toutes les hypérémies actives ou passives l'accélèrent plus ou moins promptement ; l'influence du climat, de la saison, de la constitution atmosphérique, du tempérament, du régime, du traitement, se fait spécialement sentir à cette époque où l'organisme entier reçoit de cruelles atteintes.

Si le diagnostic de la première période est parfois difficile ; celui de la seconde ne l'est point : à l'aide des seuls symptômes généraux on peut le donner.

Pendant l'état de crudité des tubercules, le malade peut encore vaquer à ses occupations ; dans celui-ci, ses forces diminuant chaque jour, chaque jour il est forcé, même sans qu'il s'en aperçoive, d'abandonner petit à petit ses occupations.

Dans la troisième période, ou d'évacuation, la toux persiste fatiguante et suivie de crachats nummulaires, purulens. A cette époque, les hémoptysies sont assez communes. L'amaigrissement fait des progrès, tantôt lents quand l'affection a une marche longue, tantôt rapides quand celle-ci fait de rapides progrès. Dans le premier cas, il peut être tel que, ainsi que je l'ai dit ci-dessus, le malade semble être un squelette vivant; dont la faiblesse peut devenir telle qu'à peine s'il peut se retourner dans son lit. C'est durant cette dernière époque qu'il survient quelquefois des ulcérations au sacrum, sur les grands trochanters; que les cheveux tombent; que la forme tuberculeuse de la main est à son plus haut degré. C'est alors aussi que, le plus ordinairement, quoique tourmenté qu'il est par une toux fatiguante; par une expectoration plus ou moins copieuse, tantôt facile, tantot difficile; par de grandes sueurs, il lui survient une diarrhée plus ou moins abondante avec ou sans coliques : diarrhée qui hâte l'arrivée du marasme et fatigue horriblement le patient.

Durant cette dernière période, la douleur dorsale persiste toujours, mais est masquée par celle produite par la phtnisie laryngée qui est souvent le symptôme le plus fatiguant pour le malade et dont il se plaint le plus. C'est ordinairement dans cette période, que la voix se casse de plus en plus; que la déglutition devient pénible et douloureuse; que le malade perd l'appétit; et que, quelquefois, il lui survient une stomatite pultacée.

Les points pleurétiques sont fréquens. La dyspnée dont souvent le malade ne se plaint point est cependant grande; comme on peut le remarquer après quelques mouvemens, ou une conversation même courte. Cette dyspnée augmente, et je l'ai dit, sous l'influence de bien des causes: les principales sont celles qui dépendent de l'atmosphère et de la suppression menstruelle qui, le plus communément, se montre dans le courant de la période précédente.

Pendant cette troisième période, la matité est assez évidente; l'on peut aussi rencontrer le bruit humorique.

L'auscultation, suivant les circonstances que j'ai indiquées ci-dessus, fait entendre des craquemens, du souffle bronchique, de la bronchophonie, puis du râle bronchique humide, du râle cavernuleux, et surtout du gargouillement; ou bien la respiration caverneuse, de la pectoriloquie et le tintement métallique. Le gargouillement, la respiration caverneuse, la pectoriloquie et le tintement métallique, s'ils se trouvent réunis, sont les signes physiques de la troisième période, qui se termine par la mort. Chose singulière! jusqu'à ce terme fatal presque tous les phthisiques conservent l'espoir de vivre, font des projets pour l'avenir, jouissent de toutes leurs facultés intellectuelles! Qu'elle heureuse précaution de la nature!

C'est durant cette dernière période que, quelquefois, une perforation intestinale s'annonce par les symptômes suivans: douleur subite dans le ventre, accompagnée d'une très-grande sensibilité des parois abdominales, de tympanite, de nausées, de prostration extrême avec conscience d'une mort certaine et prochaine.

C'est encore durant la troisième période que peut se former le pneumo-thorax; affection que je décrirai dans un chapitre spécial et sur laquelle, ici, par ce motif, je n'insisterai pas d'avantage.

La mort termine cette période. Elle arrive ou elle peut arriver de plusieurs manières: quelquefois, elle est la suite de la péritonite sur-aiguë, ou du pneumo-thorax; d'autres fois, le patient succombe pendant une hémoptysie; ou sa faiblesse est telle que l'expectoration ne pouvant

plus se faire il succombe asphyxié , le râle se faisant entendre , même par l'auscultation à distance jusque dans la
trachée-artère ; avec l'asphyxie arrive l'anéantissement des
facultés intellectuelles, une raideur dans les membres, le
refroidissement des extrémités qui sont plus ou moins
violacées (voir hypérémie pulmonaire, t. 2, page 28). Enfin,
le malade peut s'éteindre insensiblement, comme une lampe
qui manque d'huile. Dans ce dernier cas, si jusque là il
a conservé bon espérance, il se désabuse, reconnaît sa
position, serre, en signe d'adieu, la main de ses amis
auxquels il ne parle plus que par un regard qui s'éteint à
regret.

La mort peut encore enlever subitement les phthisiques,
pendant l'une ou l'autre période. M. *Louis* divise les cas
en deux classes : la première contient les morts inattendues
qu'on peut expliquer d'une manière plus ou moins plausible, par l'état des organes après la mort ; la seconde
contient les morts inattendues qu'on ne peut expliquer
par l'état des organes à l'ouverture du cadavre.

Ce médecin cite comme lésions qui, suivant lui, ont
amené subitement la mort des phthisiques, une prompte et
très grande hépatisation du tissu pulmonaire ; l'infiltration
séreuse du tissu sous-muqueux de la glotte. Je puis ajouter
que j'ai vu succomber un tuberculeux à un ramollissement
cérébral, foudroyant, (voir *Clinique de M. Piorry et ma
Thèse pour le doctorat en médecine*, la 49me. observation
de M. *Louis* en offre encore un exemple) et un autre à
une péricardite latente.

Il est impossible d'assigner une durée à chacune des
trois périodes de la phthisie pulmonaire ; attendu que cette
maladie, qui déjà se trouve influencée par quantités de

causes, les unes saisissables, les autres inappréciables, a
pu, ainsi que le prouve le tableau de M. *Louis*, durer
depuis 24 jours jusqu'à 20 ans.

Qu'on n'aille pas croire que la phthisie pulmonaire
s'annonce toujours par des symptômes aussi apparens que
ceux que j'ai donnés; car, souvent il arrive qu'elle ne
se montre que par quelques symptômes, encore insignifians;
c'est ce que l'on remarque dans ces phthisies qui durent
des années. Fréquemment encore, l'on est tout surpris, à
l'examen cadavérique, de rencontrer des tubercules dans
les poumons d'individus dont la constitution paraissait ex-
cellente; qui jouissaient d'une brillante santé et dans la
famille desquels il ne se rencontre aucun tuberculeux:
cette sorte de phthisie, signalée par *Portal*, a été appelée
latente par *Laennec*.

Tandis que parmi les phthisiques nous en voyons quelques uns chez lesquels les tubercules restent innocens,
et cela, probablement parce que les causes occasionelles
manquent; et d'autres chez lesquels ces corps n'amènent
que très-lentement la désorganisation mortelle, nous en
voyons d'autres aussi chez lesquels l'affection tuberculeuse
a une marche excessivement rapide. Dans ce cas la phthisie
a été appelé *aiguë* (*Bayle*, *Laennec* et *Louis*), *galopante*
(*Trousseau*).

Nous avons dit précédemment qu'il était assez commun
de voir les symptômes généraux et locaux de la phthisie
pulmonaire précédés par une diarrhée chronique : c'est
cette forme que *Laennec* désigne sous le nom de *phthisie*
irrégulière manifeste (*l. c.*, *p.* 165).

TERMINAISONS.

L'on a vu, en étudiant la troisième période de la phthisie pulmonaire, que la terminaison la plus ordinaire était la mort; j'ai même dit comment elle arrivait, je ne m'en occuperai donc plus ici, pour éviter des redites inutiles.

Laennec, *Carswell* et M. *Andral*, etc., ont reconnu que l'affection tuberculeuse du poumon pouvait se terminer par la guérison. Cette terminaison est excessivement rare : on en concevra facilement la raison si l'on réfléchit que, pour cette heureuse fin, il faut la réunion d'un grand nombre de circonstances parmi lesquelles figurent la présence d'un seul tubercule soit simple soit multiple dans le tissu pulmonaire ; la non influence de l'hérédité, de la prédisposition ; l'habitation d'un climat tempéré ; la présence d'une saison douce, et un traitement hygiénique très-sévère.

Il arrive très-souvent qu'on parvient à faire disparaître, en grande partie, la plupart des symptômes des tubercules pulmonaires ; mais, pour cela, qu'on ne se figure point avoir guéri cette funeste affection ; car elle est seulement enrayée ; à la moindre cause on la verra reparaître tôt ou tard, surtout si le malade reste toujours dans les mêmes conditions hygiéniques. Aussi le docteur *James Clark* dit-il que, dans l'enfance, la phthisie guérit fréquemment ; mais qu'elle revient généralement dans un âge plus avancé. La première partie de cette proposition n'est point confirmée par les hommes qui se livrent aux maladies de l'enfance. Et, en effet, si les faits n'étaient point là pour infirmer cette proposition, le raisonnement et la théorie les remplaceraient. Les congestions sanguines actives ou passives du

tissu pulmonaire, ai-je dit et répété, sont des causes occasionelles très-puissantes de la tuberculisation : or, dans
l'enfance, ces hypérémies sont fréquentes (*Billard, Mal.
des Enfans,* 1828 , *p.* 509), donc il est loin d'être prouvé
qu'à cette époque de la vie la phthisie guérisse fréquemment.

Je dirai bientôt comment il faut agir pour amener cette
heureuse terminaison.

PRONOSTIC.

De toutes les maladies auxquelles l'espèce humaine est
sujette, je n'exagère point en disant que la phthisie pulmonaire est une des plus fâcheuses; son pronostic est
toujours grave, et, la plupart du temps, mortel.

Le pronostic est d'autant plus terrible que le malade se
trouve sous l'influence de l'hérédité « phthisicis autem si
hæreditaria est, fere nunquam, et semper quàm difficillime,
curatur propter altius impressas nativæ et ab avis interdùm
acceptæ constitutionis radices (*J. Hoffmann*) »; qu'il porte
en lui ce vice organique, inconnu, qui paraît être dans
le sang et la lymphe, que j'ai appelé prédisposition et qui
peut, en partie, se faire connaître à nous par quelques
symptômes.

La gravité du pronostic est grande, si le sujet habite
un pays frais, humide ; si la saison est pluvieuse et froide;
si son tempérament est lymphatique ; surtout s'il a le corps
usé par des excès quelconques, principalement vénériens;
s'il reste sous l'influence de passions tristes, gêné dans ses
vêtemens, soumis à une mauvaise nourriture, respirant un
air vicié soit par une poussière soit par des gaz irritans.

Certaines maladies (avance *Hippoc., sect. III, Aph.* 5) sont plus ou moins graves suivant les saisons; aussi ai-je dit que les saisons froides et humides qui varient; que celles où règnent les brouillards sont funestes aux tuberculeux; ce qui confirme cet *aphorisme* suivant du *Père de la médecine*: autumnus tabidis malus (N°. 10, *l. c.*), et cet autre de *Celse* (*Medec.*, *lib. II, cap. I,*): pessimœ œtates quœ variant maxime. Quo fit ut autumnus plurimos opprimat: aphorisme qu'il a appliqué plus loin (*l. 2, ch. VIII.*) à la phthisie.

Les grandes sueurs « elles sont mauvaises dans les maladies aiguës; *liv. I., ch. II, Prédict.* 58 » et une abondante diarrhée (à tabe detento superfluvium superveniens, malum *Hipp.*) minent en fort peu de temps le phthisique qui peut succomber quelquefois soit pendant une abondante hémoptysie soit après.

Les congestions bronchiques, pulmonaires, qui arrivent pendant le cours de la phthisie, ne font que hâter la marche de cette maladie et épuiser le patient. Parmi ces hypérémies, l'Hémoptysie, l'Apoplexie, la Bronchite, la Grippe, la Coqueluche, la Pneumonie et la Pleurésie sont les plus à redouter. Parmi ces affections la plus dangereuse, à mon avis, est la Grippe. Jamais je ne l'ai vue atteindre un phthisique sans l'entraîner au tombeau. La complication de ces maladies est d'autant plus grave que l'affection tuberculeuse est plus avancée.

Celse (*l. c.*) pense que les personnes qui guérissent le plus difficilement de la phthisie sont les filles et les femmes, chez lesquelles, à cette maladie, se joint la suppression des règles. L'on voit que cet auteur est de mon avis quand je regarde, contrairement à M. *Delaberge* (*J. des conn. médi., chir.*), que la suppression menstruelle est un mauvais symptôme de la phthisie. Tel est aussi l'avis d'*Hippocrate* et de *Fernel* (1547, *p.* 511).

Le pneumo-thorax enlève dans la plupart des cas le phthisique en peu de jours ; il est donc d'un funeste présage ; et un triste symptôme car il cause une très-grande douleur et une suffocation toujours imminente jusques au bout. (Voir cette mal., t. II.)

La péritonite, suite de perforation intestinale, est aussi d'un funeste augure, cependant une observation qui m'est propre me fait espérer qu'un jour, peut-être, cette affection, dans une autre circonstance, pourra être sinon guérie radicalement au moins infiniment pailliée.

Voici ce fait : une jeune modiste, âgée de 17 ans, atteinte de diarrhée chronique, portant des tubercules dans le poumon droit, ainsi que me l'ont prouvé la percussion médiate, l'auscultation et les symptômes généraux, a été, il y a quatre mois, tout-à-coup surprise par une douleur très-aiguë, dans le milieu du ventre, accompagnée de vomissemens, de face grippée, de faiblesse et de fréquence du pouls, d'une excessive sensibilité des parois abdominales, etc. ; à ces symptômes, et connaissant les antécédens de cette malade qui depuis plusieurs mois s'était remise entre mes mains, j'ai diagnostiqué une perforation intestinale. Alors j'ai prescrit, XX grains de cyanure de potassium dans deux gros de laudanum, en frictions sur le ventre ; puis, suivant la méthode des médecins Irlandais *Graves* et *Stokes*, j'ai eu recours à l'opium à hautes doses : aux grands maux, les grands remèdes, dit *Hippocrate* (*Aph. VI, ch. 1*).

J'ai ordonné quatre pilules, chacune contenant un demi grain d'hydro-chlorate de morphine, à prendre de trois quarts d'heure en trois quarts d'heure. A la deuxième pilule le mal était presque disparu ; à la quatrième la jeune fille n'accusait plus rien; et, chose extraordinaire, le sel de morphine n'a point agi sur le cerveau. Au bout de quelque temps d'un calme parfait, tou t-à-coup, pendant la nuit, retour des mêmes accidens : même traitem ent : encore réussite. Une troisième et une quatrième fois j'ai encore réussi de la même manière. Je dois dire que, dans ce cas, les perforations étaient probablement petites et que la guérison était due certainement à des fausses membranes qui ont limité et circonscrit l'épanchement. Ce fait mérite, comme on le voit, toute l'attention des praticiens et prouve que j'ai raison d'espérer qu'un jour la péritonite sub-aiguë, suite de perforation intestinale, pourra être si non guérie radicalement au moins beaucoup pailliée.

Chez un sujet non tuberculeux, ce traitement doit mieux réussir.

Toutes les fois que les crachats diminuent sensiblement, quoique tous les autres symp'ômes continuent à indiquer la marche progressive de la maladie, on peut annoncer que, dans peu de jours, la mort arrivera. Celle-ci est encore bien plus prochaine, quand les crachats deviennent plaqués, cendrés, diffluens et rares en même temps : ordinairement, dans ce cas, elle arrive du premier au troisième jour. Si l'expectoration se supprime tout-à-coup c'est encore un très-mauvais signe : *mors instat.* Cependant elle peut encore revenir ; mais au bout de quelques jours elle finit de nouveau par se supprimer, alors marche à grands pas l'asphyxie : quand le crachat s'arrête la mort arrive, dit *Hippocrate (sect. VII, Aph. XVI et LXXXI).* Le plus ordinairement on peut annoncer pour dans fort peu de temps cette suppression de l'expectoration quand on voit celle-ci devenir difficile ; sans cause appréciable.

La diarrhée, dit *Hippocrate* (*sect. V, Aph. XIV*), survenant dans la phthisie est un signe mortel. Quand elle
diminue subitement, c'est encore un funeste augure; en
effet, la mort est proche. Toute diarrhée qui est opiniâtre
et très-abondante amène en peu de temps la mort, et
l'annonce pour dans quelques jours, si les selles ne contiennent presque pas de matière. Souvent il arrive qu'un
phthisique se trouve mieux sans cause apparente: mauvais
signe; car *Hippocrate* dit (*sect. II, Aph.* 27): si quæ non
pro ratione levant, iis non oportet fidere.

Bien souvent aussi j'ai remarqué que, quand un phthisique
ne demandait plus de nourriture et refusait tout aliment,
il était près de la mort.

DIAGNOSTIC.

Comme précédemment (voyez l'article marche) j'ai donné,
avec détails suffisans, les symptômes et le diagnostic de
chacune des périodes de la phthisie pulmonaire, je n'en
parlerai plus dans cet article. Ici, je dois seulement indiquer comment on peut reconnaitre la phthisie pulmonaire
et la distinguer des autres maladies; en un mot, je dois
étudier son diagnostic différentiel.

Je vais d'abord citer les affections avec lesquelles on
on pourrait confondre les tubercules pulmonaires.

Je n'en connais que quatre: 1°. l'Emphysème vésiculaire;
2°. la Bronchite chronique; 3°. la Dilatation des bronches;
4°. la Pneumonie chronique.

Emphysème vésiculaire. La constitution du sujet, ses antécédens, les accès de dyspnée, la voussure sous-clavicu-
laire, la sonoréité toujours assez grande là où le murmure

respiratoire est faible; l'absence de fièvre, de sueurs nocturnes, de forme tuberculeuse des dernières phalanges de certains doigts, etc., sont des symptômes suffisans pour caractériser l'emphysème vésiculaire (voyez le chapitre dans lequel il est question de l'emphysème vésiculaire, t. II, p. 1) et pour le faire distinguer de la phthisie au premier degré et au second surtout si l'on se rappelle que, dans cette dernière, on trouve souvent des hémoptysies, une laryngite et plusieurs organes, autres que le poumon, affectés de tubercules. Le râle cavernuleux, il est vrai, peut, suivant la remarque de *l'ancien aide de Clinique de Strasbourg*, être confondu avec le râle crépitant (ce qui rend pour moi plus évident ce fait que j'ai déjà émis plusieurs fois : savoir que le râle cavernuleux n'est autre chose que ce que l'on désignait sous le nom de fort craquement, ronchus qui ressemble parfaitement à du râle crépitant à grosses bulles superficielles); mais les symptômes précédens suffiront toujours pour établir le diagnostic.

Bronchite chronique. Ici l'on ne rencontre ni matité, ni râle cavernuleux, ni une double inspiration pour une expiration, ni un bruit expiratoire plus fort que l'inspiratoire, ni une respiration râpeuse, ni des sueurs nocturnes assez régulières, ni de soufflé bronchique, ni de respiration caverneuse, ni de pectoriloquie, et rarement du tintement métallique. Dans l'une et l'autre maladies, il y a parfois, il est vrai, du râle muqueux à grosses bulles; mais, en général, dans la phthisie, il est limité et assez bien circonscrit. Dans la bronchite chronique, on ne trouve point l'influence de l'hérédité; les hémoptysies, l'angine laryngée chronique, la diminution de la circonférence supérieure du thorax, la forme des doigts, dits tuberculeux; puis cette constitution propre à la phthisie pulmonaire, c'est-à-dire qui lui est presque toujours inhérente.

Dilatation des bronches. Ici, comme dans la phthisie pulmonaire au troisième degré, l'on peut trouver de la toux avec expectoration purulente, quelquefois fétide; puis du gargouillement, ou de la respiration caverneuse avec de la pectoriloquie, quelquefois de l'amaigrissement. Le diagnostic différentiel de chacune de ces affections est donc parfois assez difficile. Cependant, à l'aide des notions suivantes, il est possible de l'établir assez sûrement. Si le malade n'éprouve pas de fréquence dans le pouls, de chaleur à la peau; s'il n'accuse point de sueurs nocturnes, bornées à la poitrine, au cou, au visage, au cuir chevelu; si la respiration est peu gênée; s'il ne maigrit pas; il est très-probable qu'il ne porte point de tubercules pulmonaires. On en sera convaincu si le plessimètre ne découvre point de matité; si le malade n'appartient point à une famille de tuberculeux; s'il n'a point eu d hémoptysie; si sa poitrine ne se déforme point et surtout si ses doigts, avant qu'il ne soit tombé dans le marasme, ne sont point tels que je les ai décrits chez le phthisique.

Le bruit de pot fêlé ne peut pas plus faire différencier la phthisie de la dilatation bronchique que de la bronchite chronique. (J. *des conn. médic. chirurg.* 1837.) Cependant si à ce bruit humorique ou métallique se joint une matité sous une percussion légère on peut diagnostiquer la phthisie.

Pneumonie chronique. La phthisie ne peut être confondue avec la pneumonie chronique, que lorsqu'on entend au sommet du poumon de la bronchophonie, des râles humides; qu'on trouve de la matité, qui ne se déplace point; qu'il y a des sueurs, du dévoiement, de l'amaigrissement, et un facies

pâle, jaune et terreux. Alors, il faut avoir recours aux
commémoratifs : ainsi l'invasion de la maladie, la marche
rapide de celle-ci, le point pleurétique, la nature de l'expectoration, pendant tout son cours.

Cependant la marche et les symptômes de l'inflammation
du parenchyme pulmonaire ne sont point toujours aussi
tranchés que je viens de le dire. J'ai avancé, dans le chapitre
consacré à l'étude de cette maladie, que, souvent, elle a une
marche sourde, latente, trompeuse; que, souvent, elle est
si peu étendue, ou si disséminée qu'elle ne se révèle par
aucun signe positif ou rationnel; alors si, sous cette forme,
elle passe à l'état chronique, il devient assez difficile de ne
point la confondre avec la phthisie. Dans ce cas, il faut
avoir égard à l'hérédité, au tempérament, à la constitution
du sujet, aux affections régnantes, aux maladies antérieures;
à l'absence de l'hémoptysie, des doigts tuberculeux, etc.
Ce diagnostic devient plus facile, plus tard, si l'on se souvient
que chez un phthisique au troisième degré le gargouillement,
le souffle bronchique, la pectoriloquie, le bruit humorique,
le tintement métallique sont assez fréquens, ainsi que la matité. Cependant ces signes physiques peuvent encore manquer,
si les tubercules restent miliaires; alors les commémoratifs,
la constitution du sujet, la forme de ses doigts etc. : en un
mot, les symptômes généraux doivent être étudiés avec soin.

Je termine en disant deux choses : souvent ce diagnostic
est très-difficile; mais ce qu'il y a d'heureux, c'est que la
méprise ne peut pas être funeste au malade, parce que le
traitement de l'une est très-souvent le même que celui de
l'autre affection.

Il se présente, encore souvent, un cas ou ce diagnostic
est presque impossible : c'est lorsque la pneumonie diffuse

vient se enter sur un poumon tuberculeux; et vice versâ, lorsque quelques tubercules seulement prennent naissance pendant une pneumonie chronique.

A l'aide des notions que j'ai données ci-dessus. il sera possible de porter un diagnostic assez exact, dans l'une et l'autre de ces deux dernières circonstances.

Je n'insisterai pas davantage sur la diagnostic différentiel des tubercules pulmonaires et je terminerai cet article en rappelant que les observations de M. *Louis* l'ont conduit au résultat suivant : tout sujet qui présente des tubercules dans un organe quelconque y comprises les séreuses, en porte aussi dans les poumons.

TRAITEMENT.

S'il n'était qu'une maladie qui, dès son apparition, exigeât un traitement, raisonné et suivi, ce serait assurément la phthisie pulmonaire à laquelle s'applique si bien cette sentence : principiis obsta, serò medicina paratur. Dans quelle affection ce puisse être, jamais on ne doit perdre de vue cette maxime, qui est surtout applicable à la phthisie, comme le prouve cette phrase : vera phthisis est, inter initia protinus occurere necessarium est : neque enim facile morbus, cum inveteraverit, evincitur (*Celse, lib. II, cap.* 22); et comme, chaque jour, le prouve malheureusement l'expérience.

Tandis que, dans certaines maladies, nullus dies urget et expectare tutissimum et fácile est (*Celse, lib. VII, ca.* 7); il en est d'autres, in quibus eligere tempus non licet, sed utendum est eo, quod incidit (*Celse, ut suprá*); parmi ces dernières doit se figurer au premier rang la phthisie.

Si l'on devait juger de la tenacité d'une affection, du danger qu'elle entraine à sa suite et de l'impuissance de la médecine sur elle, par le grand nombre de moyens, tour-à-tour vantés, abandonnés et repris dans son traitement; certes ou serait forcé de convenir qu'aujourd'hui encore, malgré les beaux travaux que l'on a publiés sur sa symptomatologie, sur sa thérapeutique;-que malgré les progrès des sciences physiques et chimiques, la phthisie pulmonaire est une des affections les plus rebelles.

Le pivot sur lequel doit rouler toute la thérapeutique des tubercules pulmonaires est la connaissance de ce vice caché, ou de cette prédisposition, qui fait que tel individu, soumis à toutes les mêmes influences que tel autre, est atteint de phthisie; tandis que ce dernier n'en souffre point. Tant que la nature intime de cette prédisposition nous sera cachée, la thérapeutique de la phthisie sera non seulement incertaine; mais, souvent fatale ! Telle est du moins ma conviction. A mon avis, celui-là aura, aussi bien que l'immortel *Jenner*, et peut être mieux encore, mérité de l'humanité, qui aura fait connaître cette prédisposition, ou au moins qui aura fourni des données certaines pour parvenir à cette connaissance !

Maintenant encore le traitement de la phthisie est, comme l'a dit *Boerhaave*, curatio palliativa (*Aph.*). Quoique M. *Broussais* (*Exam. des doctr.*, p. 686, *t. II*) ait dit qu'en arrêtant le catarrhe, la pneumonie peu intense et la pleurésie, par une médication très-active (les saignées abondantes surtout) au moment de leur explosion....., il rend la phthisie très-rare, quelle que soit la disposition constitutionnelle des individus à devenir victimes de cette cruelle maladie; on est forcé de convenir, chaque jour, que cette médication échoue à tout instant; qu'elle n'est quelquefois bonne que pour combattre seulement les causes occasionnelles qui se présentent sous un certain aspect. En effet, quel bien peut procurer une diète exténuante, de nombreuses saignées générales et locales à un individu atteint d'un léger catarrhe pulmonaire, et porteur d'un tempérament lymphatique qui, comme on l'a vu plus haut, se rencontre si souvent chez les tuberculeux! Aucun, loin delà, il l'affaiblira et le rendra encore plus lymphatique, parconséquent plus disposé aux tubercules. Le plus ordinairem nt, la thérapeutique de la phthisie consiste à remedium aliquod symptomati urgenti prescribere (*Sydenh.*, *lib. II, ca. VII, de phthiseos*); c'est-à-dire à faire la médecine des symptômes, comme le dit *Boerhaave* (*Aphorismes* 598): symptomata mitigantur.

Mais est-ce à dire que jamais on ne pourra guérir la phthisie pulmonaire? Je ne le pense pas: probablement un un jour viendra, où cette affection ne sera pas plus rebelle au traitement que la syphilis, la variole. Pour parvenir à ce but, dit la médecine électro-chimique (voir *l'Ouvrage* du docteur *Turck*), il faudra d'abord connaitre à fond la composition chimique de tous nos liquides, et principalement du fluide sécrété ou exhalé à la surface pulmonaire, de celui sécrété à la surface de la peau, leur action réciproque sur eux-même, et sur le tissu pulmonaire.

En attendant que la chimie et l'électricité aient pu nous donner cette belle découverte, qui, ce me semble, aidera beaucoup la thérapeutique, je vais tracer le traitement de la phthisie pulmonaire tel que l'exige aujourd'hui l'état de la science et le plan de cet ouvrage.

J. Hoffmann (*lib. II, ca. XCVIII*) fait reposer le trai-

ment sur trois points : 1°. humorum acrium exulcerationem
pulmonum aduncturorum affluxum ad pulmones inhibere;
II°. exulcerationem factam abstergere et consolidare; III. vires
reficere corpus que extenuatum restaurare. *Boerhaave* a dit
(*Aph.* 1212) : curatio hujus morbi palliativa maxime spectat
tussim, anxietates, alvi fluorem. *Stoll* (*Aph.* 824) dit qu'il
faut : 1°. enlever au sang sa diathèse phlogistique qui reste
presque toujours après l'hémoptysie qui a eu pour cause
l'habitus phthisicorum; 2°. consolider l'ulcère le plus
promptement possible; 3°. n'introduire dans le corps que
les choses qui .... sont propres à nourrir et incapable
d'entretenir l'inflammation autour de l'ulcère, et parconséquent de reproduire le pus (*Boerhaave*).

Voici quel est l'ordre que j'ai cru adopter pour exposer
la médication des tubercules pulmonaires : je donnerai
d'abord le traitement préservatif, puis le traitement curatif
ou palliatif.

Traitement préservatif.

Nous avons reconnu positivement qu'un individu quelconque ne pouvait devenir phthisique s'il n'était soumis à
deux ordres de causes : 1.° celles que l'on sait être des
symptômes de la prédisposition ; 2.° celles dites occasionnelles.

1.° Traitement préservatif des causes prédisposantes.

Hérédité. Nous avons vu que l'hérédité ne pouvait être
niée. Une mère tuberculeuse ne doit pas allaiter son enfant;
il faut, au contraire, donner celui-ci à une nourrice saine
et bien portante pour contre-balancer la mauvaise constitution qu'il a puisée dans le sein de sa mère. On doit éviter
les mariages entre des individus nés l'un et l'autre de parens
tuberculeux; les enfans qui naîtraient d'une pareille union

seraient victimes de cette double influence. (*Lombard, l. c.,* p. 45.)

Pour qu'un enfant issu de parens tuberculeux ne devienne point phthisique, il faut, s'il habite un logement frais, humide, mal aéré, exposé au nord; s'il a une profession sédentaire qui n'exige que peu de mouvemens; s'il a une nourriture composée de légumes, de mauvais pain, etc., il faut, dis-je, qu'il fuye son logement, voire son pays, pour en occuper de plus secs et plus chauds où les variations atmosphériques soient moins sensibles; il faut qu'il change de profession, qu'il prenne une nourriture substantielle et de facile digestion; celui-là doit éviter les excès de vins, et surtout les vénériens, auxquels il est si disposé. Celui-là doit toujours maintenir ses pieds au sec, craindre une atmosphère chargée de poussière de quelle nature ce puisse être, de vapeurs, de gaz irritans. La profession de cordonnier, celle de corroyeur, de mégisseur, ne lui conviennent pas plus que celles de tailleur d'habits et de pierres, de blanchisseur, et toutes celles dans lesquelles il faut de grands efforts de voix. Le chant, les cris, les instrumens à vent, lui sont funestes aussi bien que l'usage de ces longs tubes dans lesquels soufflent les mouleurs de verre et de cristaux. Tous les auteurs s'accordent à condamner ces violens exercices de la respiration; un seul les vante haut : c'est le docteur *Hopeins Ramadge*. (*Arch. génér*, 2.me série, t. IX, p. 89.) Je reviendrai plus bas sur ce point de thérapeutique nouveau, et je dirai dans quelles circonstances il convient, à mon avis du moins.

Outre toutes ces précautions, il faut qu'il évite de garder long-temps une laryngite, une bronchite même légère; il doit scrupuleusement suivre les avis d'un bon docteur s'il a une pneumonie ou une pleurésie.

Ce serait un grand malheur pour lui s'il faisait disparaître soit certaines affections cutanées, soit des exutoires, soit des écoulemens sanguins et autres périodiques.

Je terminerai cet article en citant un *Aphorisme* de *Boerhaave*, rejeté par *Stoll* : phthisis hœreditaria omnium pessima, nec sananda, nisi cum prœcautione hœmoptoës.

Tempérament lymphatique.

Tout individu porteur de ce temperament, s'il veut, autant que possible éviter la phthisie, doit se soumettre non seulement aux préceptes indiqués ci-dessus; mais encore aux suivans : la nourriture sera composée de légumes frais, de viandes blanches et noires rôties ou grillées; un peu de bon vin lui sera très-utile. Les préparations d'iode vantées contre la phthisie pulmonaire par *Brèra*, *Baron*, *Gassaud*, ne lui conviennent point. M. *Réeamier* dit avoir vu des sujets scrofuleux, soumis à l'usage de l'iode, devenir phthisiques avec une rapidité qui ne permettait pas de méconnaître l'influence désastreuse de la médication à laquelle on les avait soumis (M. *Laennec*), et cela, parce que l'iode congestionne la muqueuse du canal aérien et le tissu pulmonaire, les irrite et peut même produire leur inflammation; que si (pour le dire en passant et pour être quitte d'y revenir plus tard) le traitement ioduré hâte l'arrivée et la marche des tubercules pulmonaires dans le cas de vice scrofuleux, a plus forte raison, ce traitement doit-il être banni en général dans la phthisie pulmonaire; c'est dans le cas présent qu'il faut conseiller les amers, les ferrugineux, le quinquina etc.; en un mot, le nouveau traitement du docteur *Roche*, qui mérite beaucoup l'attention du praticien observateur.

C'est surtout aux sujets lymphatiques que les longs voyages dans des pays à température douce, uniforme, que les courses sur mer vantées par *Celse* (*liv. II, ch. XXII*), que l'équitation quoique défendue par quelques anciens (*Boerhaave*), sont utiles, ainsi que de la flanelle sur la peau, un exercice modéré, des frictions sèches.

Tempérament sanguin nerveux.

Toute personne porteur de ce tempérament doit, à plus forte raison si elle tient à une famille de tuberculeux, s'abstenir d'excès en tout genre ; les boissons alcooliques lui sont funestes ; les plaisirs vénériens auxquels elle est fortement portée lui sont contraires ; mais pas plus que les préparations mercurielles soit comme médication, soit par suite de sa profession. Elle aura grand soin d'éviter tout ce qui peut causer des affections catarrhales et des inflammations des organes respiratoires.

Je dois ajouter qu'un climat chaud lui est tout aussi nuisible qu'un climat humide et beaucoup plus qu'une température froide, et qu'elle doit tout simplement éviter les variations atmosphériques. Comme elle est très-sujette aux hémorrhagies (surtout à celle qui provient de la muqueuse pituitaire ce qui a fait dire aux anciens que les phthisiques avaient souvent des hémorrhagies nasales avant que l'affection pulmonaire ne se déclarât), elle doit veiller à ce qu'aucune cause ne vienne les supprimer et si cette suppression avait lieu à les remplacer par des hémorrhagies artificielles. Ce que je dis ici des hémorrhagies s'applique à tout autre écoulement et tout autre affection cutanée. C'est surtout chez les phthisiques à tempérament sanguin et nerveux que la diète lactée dont, de nos jours, on fait si grand abus, est essentiellement indiquée (je reviendrai sur ce sujet important) pour faire cesser la prédominance du système nerveux ; on prescrira l'air pur de la campagne, un exercice fréquent qui fortifie le système musculaire ; on fera éviter les travaux de cabinet, et tout ce qui peut exciter les passions, comme les spectacles, les fêtes, la lecture des romans, etc. (*Lombard, l. c., p.* 46.)

Déformation de la poitrine.

Pour combattre cette cause prédisposante il faut conseiller des exercices gymnastiques : ainsi celui des armes, l'équitation, le jeu de paume, celui du volant, les voyages, etc. ; en un mot, tout ce qui peut contribuer à développer la cage thoracique (voyez à ce sujet les excellentes *Monographies* des docteurs *Lachaise* et *Mellet*). C'est dans cette circonstance que l'on doit recommander l'exercice violent des organes de la voix (traitement de *Hopeins Ramadge*) : ainsi les conversations à haute voix, les cris, le chant ; c'est dans ce cas aussi que le jus de cresson, vanté par *Pouteau* (*OEuvres, posth., t. I*), convient. Il est bien entendu encore que toute personne, ayant ce vice de conformation, doit craindre une atmosphère chargée de poussière de nature quelconque, de vapeurs et de gaz irritans ; qu'elle doit, redouter les affections catarrhales et inflammatoires des voies respiratoires et faire tout son possible, non seulement pour les éviter, mais encore pour les faire traiter. Ici, comme dans les cas précédens, les plaisirs vénériens doivent être rares.

Comme tout ce que je viens de dire s'applique à toutes les autres causes prédisposantes, je ne veux point m'arrêter à donner la médication qui s'applique à chacune : l'induction pouvant la faire connaitre facilement.

II. *Traitement préservatif des causes occasionnelles.*

Ayant consacré un chapitre spécial à chacune des affections du larynx, de la trachée-artère ; à chacune des hypérémies bronchiques et pulmonaires, aux inflammations du parenchyme pulmonaire et de la plèvre, je ne crois point utile d'insister ici de nouveau sur la thérapeutique de chacune de ces maladies; je dois me contenter de renvoyer le lecteur à ces chapitres. Cependant, il me semble convenable de m'arrêter sur un point que j'ai négligé jusques à présent de traiter et qui pourtant n'est point sans importance aucune : je veux parler de l'influence de quelques exanthèmes aigus de la peau sur le développement et la marche des tubercules pulmonaires. Parmi ces exanthèmes la rougeole, est sans contredit, celui à la suite duquel survient, le plus souvent, la phthisie pulmonaire; et cela, par une raison toute simple; c'est que la rougeole est toujours accompagnée d'une bronchite plus ou moins intense: alors, cette bronchite, ou devient cause déterminante des tubercules, s'il y a prédisposition; ou hâte le développement et la marche de ces corps s'ils étaient déjà développés.

Maintenant je vais passer au traitement curatif et palliatif de la première période.

La phthisie pulmonaire, au premier degré, étant reconnue, que convient il de conseiller au malade?

Telle est la question dont je vais chercher la réponse, et qui est beaucoup plus facile à poser qu'à résoudre heureusement.

Il y a, ici, deux choses essentielles que le médecin ne doit point perdre de vue : 1°. les symptômes de la prédispotion ; 2° les causes occasionnelles; m'en étant occupées précédemment, je ne dois plus y revenir pour éviter des répétitions oiseuses.

Si le malade a de la fièvre, si celle-ci est une conséquence, d'une bronchite, d'une pneumonie ou d'une pleurésie chronique, une saignée du bras est assez indiquée ; mais il faut avoir soin de ne point porter trop loin cette évacuation sanguine, par la raison que le patient, ayant devant les mains une maladie longue, ne doit point de prime abord, être privé de son véritable soutien. La saignée générale a été conseillée par les anciens : ainsi *Celse* recommande de tirer du sang pendant plusieurs jours de suite, mais peu à la fois (*l. c.*) ; *Stoll*, aussi de cet avis, avait soin de tirer à chaque saignée une moindre quantité de sang. Il est bon, dans ce cas, d'insister sur les saignées locales au-dessous des clavicules, dans le creux de l'aisselle, et de les renouveler en ayant soin de les proportionner à leur influence sur le pouls, à la constitution de l'individu et à la marche de l'affection. La poitrine sera couverte d'un cataplasme émollient, des boissons émollientes et gommeuses seront prescrites, ainsi que des potions et des juleps de même nature. Souvent lorsque la toux est opiniâtre, quinteuse, fatiguante, surtout pendant la nuit, il convient de rendre calmantes ces potions en y faisant entrer soit du sirop de pavot ou d'opium ou de morphine ; soit de l'eau distillée de laurier-cérise.

Pour parvenir au même but on conseille aussi les inspirations de vapeurs émollientes, rendues narcotiques par la jusquiane, la belladone. Je me trouve fort bien, comme calmant de la toux, d'un mélange des sirops de morphine et de mou de veau, pris de temps à autre par cuillerées à café.

L'acide hydrocyanique peut quelquefois calmer cette toux ainsi que l'ont prouvé les expériences de *Kergaradec*, et *Laennec*, et comme je l'ai vu ; mais je ne puis croire qu'il soit capable de guérir cette affection comme le disent

Bordà, *Bréra*, *Mauzoni*, *Heincken*, *Giacomini* (*Traité de matière médicale*) et *Fontanetti* (*Annali universali*, 1838). Jamais on ne doit perdre de vue l'état du tube digestif, qui, ainsi que je l'ai dit, est si souvent atteint gravement dans cette affection pulmonaire. C'est dans cette première période qu'il faut principalement combattre les causes prédisposantes et efficientes.

Les exutoires conseillés par tous les médecins durant la marche des tubercules pulmonaires ne me semblent guère indiqués, que dans la première et la seconde périodes : dans la troisième ils ne servent à rien ; je me trompe, ils épuisent le patient et accélèrent l'arrivée du marasme.

Et d'abord, il est de règle de placer un exutoire autant que faire se peut, là où une affection dartreuse existait autrefois. Mais, lorsqu'on a affaire à un sujet qui jamais n'a eu d'affection cutanée, on a pour habitude de placer les moyens dérivatifs dont il est question ici, soit sur un bras, soit sur un membre abdominal, soit enfin sur les parois thoraciques. Je dois dire une chose certaine : c'est que, chez les femmes, les cautères et les vésicatoires surtout sont bien mieux placés à la cuisse que partout ailleurs : par la raison toute simple qu'ainsi on recule autant que possible, la suppression menstruelle, et que, quelquefois, par là, on est parvenu à rappeler cette hémorrhagie ; pas pour long-temps il est vrai. Ce fait, signalé par *Laennec* (*l. c.*, *p.* 180), est pour moi une chose incontestable, que je mets à profit dans beaucoup d'autres circonstances (voyez traitement de la pneumonie). Cet auteur dit encore, pour raison du choix de cette place, que cette partie conserve plus long-temps que le bras une surface suffisante.

Ces exutoires peuvent encore être placés à un bras et

souvent aux deux à la fois ; mais dans ces deux circonstances les cautères sont seuls indiqués.

Sur la poitrine, ces exutoires peuvent être faits avec de petits moxas d'une ligne de diamètre, appliqués successivement et deux ou trois à la fois (*Laennec*) avec de la potasse caustique. Dans ce dernier cas on en pose ordinairement deux au-dessous de la clavicule.

L'on a encore conseillé de placer un exutoire près de l'anus, probablement parce qu'on avait cru remarquer que la fistule à l'anus était un moyen de guérison tout trouvé par la nature. Quoiqu'on soit revenu de cette erreur, car cette fistule très-rare chez les phthisiques n'existe, quand elle a lieu, que par simple coïncidence, on a cependant recommandé des suppositoires stibiés ; mais c'est tout simplement dans l'intention de congestionner les organes du bassin et pour détourner l'hypérémie du poumon. (*Trousseau Journ. des Conn. médic. chirurg.*, 1836, *p.* 105.)

Les anciens avaient recours à un moyen beaucoup plus actif et qui est abandonné de nos jours, à juste titre vu la frayeur et l'horrible douleur qu'il procure : j'ai voulu dire le fer rouge. *Hippocrate* (*des Maladies, liv. II*) établissait quatre eschares, au-dessous de l'aisselle, sur la poitrine ou dans le dos. *Celse* (*liv. III, chap. XXII*) dit qu'il faut faire avec un fer chaud un ulcère artificiel au-dessous du menton, un autre à la gorge, deux vers les mamelles, un pareil nombre au bas des os des épaules....., et que l'on ne doit pas laisser fermer ces ulcères que la toux ne soit entièrement finie.

Dans ces derniers temps, le professeur *Rostan* a beaucoup vanté le séton appliqué sur les parois de la poitrine : M. *Delaberge* rapporte dans le *journal des Connaissances medico-chirurgicales* (5.me *année* , *p.* 92) plusieurs observations citées par ce médecin.

Ce voyant, j'ai consulté les auteurs anciens et j'ai trouvé que plusieurs conseillent ce moyen ; je me contenterai de citer, pour preuve de ce que j'avance, le 838me *Aphorisme de Stoll; le chapitre III de la troisième partie* des *Observations sur les maladies des armées par Pringle* et le *Traité de l'auscultation* de *Laennec;* alors reconnaissant que ce traitement, donné maintenant comme neuf, était connu depuis longues années (multa renascentur quœ jàm cecidere, cadentque), j'ai résolu de le tenter de nouveau, convaincu de la justesse du précepte de *Celse* (*liv. II, chap* 10): melius est anceps experiri remedium , quàm nullum, et voici ce que j'en ai retiré. Je l'ai appliqué à quatre phthisiques; deux avaient des tubercules encore crus; l'un est mort, l'autre est dans le marasme ; un troisième avait des tubercules qui se ramollissaient, il a succombé ; le quatrième, qui portait de vastes cavernes, a péri au bout de douze jours. Une cinquième fois, sur ma proposition ; il fut posé à un jeune homme qui portait une phthisie héréditaire et dont les tubercules se ramollissaient, il succomba en fort peu de temps. Enfin, d'après mon conseil, un ancien ami et confrère atteint d'une broncho-hémorrhagie et de tubercules miliaires crus, s'en est fait appliquer un et en vain malheureusement.

Chez un seul de ces malades, la réaction a été peu forte, chez tous les autres, l'application de ce séton en a produit une très-grande, accompagnée de congestion pulmonaire, d'un mouvement febrile intense, d'une augmentation de dyspnée.

Ainsi, il découle de ce que je viens de dire que le séton,

est un remède anciennement employé contre les tubercules pulmonaires; que presque toujours son application amène une réaction funeste; que cet exutoire n'est pas beaucoup plus avantageux (s'il l'est seulement) que les cautères ; et que, comme ces derniers, dans la troisième période de la phthisie, il a le grand inconvénient d'affaiblir le malade, déjà si épuisé par la suppuration pulmonaire, par les sueurs, la diarrhée, les insomnies.

C'est surtout pendant la première période qu'il faut insister sur le traitement hygiénique, dont la base doit reposer sur la nature de la cause prédisposante apparente ; c'est à cette époque que l'on doit insister pour que le malade change d'habitation, de nourriture, d'habitudes, et de climat. Alors toutes ces précautions, jointes aux conseils que j'ai donnés, à d'autres que plus tard j'aurai soin de faire connaître avec détails nécessaires, peuvent, sinon guérir l'affection tuberculeuse, au moins enrayer sa marche.

L'Italie est le pays que les médecins font ordinairement choisir aux tuberculeux. Naples, Pise, Nice sont les villes les plus recommandées; surtout cette dernière, vu sa position , infiniment préférable aux autres. Le docteur *Requin* (voir le *Feuilleton du N°. 2 de la Gazette médicale de Paris, année* 1834) à cherché à démontrer que l'habitation de la première de ces villes loin d'être utile aux tuberculeux leur est au contraire funeste à cause des brusques variations atmosphériques qui y sont habituelles, surtout pendant l'hiver. Gardez-vous, dit ce docteur, d'expédier à Naples ceux chéz qui vous constatez ou soupçonnez l'existence des tubercules pulmonaires; ceux-là c'est surtout à Rome, à Pise qu'il faut les envoyer. Le climat des Iles d'hyères est beaucoup vanté; mais suivant les docteurs, *Klark*, *Andral*, il n'en est point de préférable à celui de Madère, où la variation moyenne, dans le cours de l'année, n'est que $2°.41$. Ce dernier auteur rapporte, dans ses *Leçons orales d'hygiène* (1830) et dans ses *Annotations à Laennec* (1836), que les docteurs *Heihken* et *Renton*, qui ont long-temps habité Madère, pensent que le séjour de cette île peut prévenir un grand nombre de phthisies; mais non les guérir lorsqu'elles sont bien déclarées. Bien que, dit *Gourley*, le climat de cette île soit très-avantageux aux phthisiques des autres pays, on ne doit pas cacher qu'aucune maladie n'est plus fréquente que la phthisie, chez les indigènes.

C'est dans cette île que les anglais envoyent leurs malades (voir pour plus amples détails, la *Revue Britannique*, *mois de Septembre*, 1829).

En général, les lieux où l'on voit régner la phthisie pulmonaire sont exposés à de grandes et brusques variations électriques, barométriques et thermométriques; on doit donc choisir ceux où elles sont faibles quand ont veut faire changer de pays à un tuberculeux.

Il y a quelques années, les médecins, d'après le conseil de *Read* et de *Triller*, plaçaient les phthisiques dans des étables à vaches, pour leur faire respirer un air chaud et animalisé, et se louaient beaucoup de ce moyen qui semblait, dans ces derniers temps, vouloir revenir à la mode.

Jusqu'à lors je n'ai pu observer qu'un seul phthisique habitant une étable construite sur les données de trois médecins au nombre desquels je figurais. Eh bien! je puis affirmer que ce séjour n'a procuré aucun bien au patient; loin delà, on a été forcé de lui faire quitter, par les raisons suivantes : à chaque instant, la nuit surtout, le jeune homme avait des accès de suffocation, produits tantôt par l'odeur de certain fourrage (le regain); tantôt par les gaz que rendaient les trois vaches, quoique bien portantes; tantôt par de l'ammoniaque, quoique l'écurie fut nétoyée chaque soir. J'avais eu soin, en outre, de défendre que ces animaux ne mangeassent du vert.

Ce seul fait suffit-il pour nier le grand bien que les anciens disent avoir retiré de cette médication? Je né le pense pas; par la raison qu'en médecine l'on ne doit point dire avec *Virgile* : ab uno disce omnes; mais je ne puis m'empêcher de poser des objections. Les anciens (et je suis bien éloigné de ne pas croire à leur tact médical) ne connaissant ni la percussion médiate, ni l'auscultation, ont dû nécessairement prendre bien des catarrhes pulmonaires pour des phthisies, et réciproquement des tubercules pour des bronchites chroniques; or tout le monde sait que, dans la majorité des cas, la bronchite chronique peut céder assez facilement à un traitement simple, tandis que la phthisie résiste au traitement le mieux dirigé (du moins suivant l'état actuel des sciences médicales). Cela étant, il n'est donc pas étonnant que les anciens se soient fréquemment bien trouvé d'avoir conseillé le séjour dans des étables à vaches; car souvent ils ont dû avoir affaire non point à des tubercules pulmonaires, mais bien à de simples bronchites chroniques, sur lesquelles souvent le régime et certaines précautions hygiéniques ont une très-grande et heureuse influence, si cependant elles n'ont point fait de trop grands progrès, ou si elles ne reconnaissent pas pour cause une lésion organique quelconque.

Ces étables, du moins tel est mon avis, ne peuvent servir qu'à une seule chose: c'est à entretenir une température égale : avantage qui, certainement, est bien compensé par l'état hygrométrique de l'atmosphère, par les différens gaz et odeurs. Je ne pense pas qu'on puisse beaucoup espérer des vapeurs animales.

Somme toute : l'atmosphère d'une écurie à vaches est plus nuisible que utile à celui qui porte des tubercules pulmonaires.

Maintenant que je viens de prouver qu'un climat doux où les variations atmosphériques ne sont point brusques est plus utile au poitrinaire que le séjour dans une étable à vaches, je dois m'arrêter sur quelques autres considérations.

A mon avis, à tout phthisique qui ne porte pas de larges cavernes pulmonaires, ou qui n'est point tombé dans la fièvre hectique, l'on doit recommander le séjour dans un pays à température douce, sans grandes variations. M. *Louis* n'est point de cette opinion (voyez son *Rapport* sur le *Mémoire* du docteur *Constallat*) : car il dit être bien sûr qu'un changement de climat ne retarde pas d'une manière notable la marche des tubercules, malgré l'avis de MM. *Heihken*, *Renton* et *Andral*. Cependant l'on est forcé de convenir que M. *Louis* est dans l'erreur, si l'on se rappelle les *Aphorismes d'Hippocrate*, de *Celse*, que j'ai cités en parlant du pronostic (page 219) et si l'on se souvient que M. *Broussais* a remarqué que les mêmes régimens qui en Hollande, fournissaient un certain nombre de tuberculeux, en donnaient beaucoup moins en Italie (*Phlegmasies chroniques*). Sans doute l'on sait (voir étiologie de la phthisie pulmonaire, p. 150) que les pays du sud sont funestes aux tuberculeux, aussi ce ne sont pas eux que les médecins conseillent en pareils cas. Ils ne recherchent qu'une température aussi uniforme que possible ; comme celle de l'île de Madère, où l'on ne voit que fort peu de variations atmosphériques. Je le répète : ce n'est pas une température douce, comme, par exemple, celle qui règne à Marseille, qui convient, puisque là la phthisie cause un quart des décès, tandis qu'à Stockolm elle n'en produit que 60 sur 100 ; mais bien une température uniforme. Il découle de ce que je viens de dire, qu'un tuberculeux ferait mieux d'habiter St.-Pétersboug, qu'une autre ville où la température est douce, mais sujette à de subites et fortes variations atmosphériques.

Il me reste maintenant à parler du régime auquel on doit soumettre les tuberculeux :

Voyez un phthisique, c'est comme si vous envoyez cent : celui-ci, ainsi que ces derniers, est mis à la diète lactée. Le lait d'ânesse, à son défaut celui de chèvre est conseillé à tout tuberculeux, n'importe la cause prédisposante apparente. Ainsi le poitrinaire qui est tel par suite de causes accidentelles (comme nous en avons donné deux exemples ci-dessus et dans les prolégomènes), le phthisique par hérédité, le phthisique à tempérament lymphatique, celui à poitrine étroite ; tous les phthisiques en un mot, sont condamnés à la diète lactée. Voyez un peu quel abus !

Dans toute autre circonstance, à un sujet usé vous ordonneriez des toniques ; au scrofuleux des amers et des toniques ; et, ici, vous lui prescrivez le laitage ; qu'elle erreur ! Voyez quel est le régime des habitans des maisons orthopédiques ! Cela devrait servir de guide ! Eh bien ! Non : celui-ci est disposé à la phthisie pulmonaire par suite d'une déformation de la cage thoracique, comme une autre il faut qu'il se se soumette au régime lacté! Peut-on rencontrer une plus grande sottise! Sans doute, les anciens, et je le sais bien, ont conseillé, les uns « le lait et une nourriture tirée des végétaux »; les autres «l'usage de la cervelle, de petits poissons, de crème adoucissante faite avec l'orge mondé, ou la fromentée, ou le riz et le lait »; mais aussi, ils ont su vanter « les frictions sur les extrémités trois à quatre fois par jour, le vin austère et léger; les exercices modérés, les voyages », et c'est ce qu'on a oublié, de nos jours, hormis cependant MM. *Roche* et *Hopeins Ramadge* dont le traitement, dans certaines circonstances comme de juste, n'est rien autre chose qu'une extension de ce dernier des anciens que je viens de citer. Bien avant *Hopeins Ramadge, Sanctorius* (*Comment. in art. med. gal.*, *c.* 67) avait recommandé à un phthisique de parler en public, de chanter et de discourir avec véhémence et s'en était bien trouvé.

La diète lactée, vantée par *Hippocrate, Galien, Wan-Swieten* (*t. IV*, *p.* 96, *Comm.*) ne convient qu'à celui qui est porteur d'un tempérament sanguin nerveux, et elle lui convient presque toujours depuis l'apparition du mal, jusqu'à la mort, cependant *Hippocrate* le défend lorsque la fièvre est forte et continue. (*Aph.* 54, *Sect. V.*) Au contraire ce régime n'est indiqué chez les phthisiques par excès, ou à tempérament lymphatique, ou à poitrine étroite, que lorsqu'il y a de la fièvre, ou complication de pleuresie, de pneumonie, de gastro-entérite etc. (qu'on se souvienne qu'il ne s'agit ici que du traitement de la première période).

Il arrive bien souvent que le lait d'ânesse, ou de chèvre qu'on a pour habitude de faire prendre pur au malade surtout le matin, en sortant du pis de la bête; il arrive bien souvent, dis-je, qu'il procure le dévoiement. Dans ce cas, il faut le couper, à parties à-peu-près égales, avec une infusion pectorale ; le faire boire en plusieurs fois et à petites doses. Si l'estomac ne peut le supporter, il faut le couper avec une infusion de tilleul, ou de fleur d'orange, et encore avec de l'eau de seltz ; comme le dit *Stoll.* (*Aph.* 830.)

L'on ne doit pas conseiller indistinctement le lait de chèvre ou d'ânesse ; le premier astringent, aromatique par suite de la nature des plantes que l'animal broute, convient aux sujets faibles disposés aux hémoptysies.

Au lait de chèvre ou d'ânesse on peut ajouter les alimens composés de fécules, comme le salep, le sagou, le tapioka, l'arwroot, la semoule, le riz, le vermicelle, les décoctions de céréales, de figues, de dattes ; les sirop de gomme, de guimauve, de capillaire, de mou de veau ; les dernières boissons conviennent comme tisane ainsi que les décoctions de lierre-terrestre, de polygala et de lichen d'Islande, pures et mieux coupées avec un peu de lait, pour masquer leur amertume. Les limaçons, le bouillon d'escargots, conviennent aussi dans les phthisies commençantes où il existe un mou-vement fébrile et chez les individus à tempérament sanguin nerveux, chez ceux qui sont phthisiques accidentellement non point par épuisement mais par suite d'un séjour prolongé dans une atmosphère chargée de vapeurs et de poussières irritantes. Il est de rigueur, si la fièvre est intense, s'il y a inflammation intercurrente, de faire observer une diète sévère au malade.

J'aurai plus loin l'occasion de revenir sur quelques par-ticularités du traitement de cette période.

Tout ce que je viens de dire sur le traitement de la pre-mière période s'applique également à celui de la seconde.

Le régime doit être même ici que plus haut, ainsi que les boissons.

Les évacuations sanguines doivent être réservées pour combattre les pneumonies, les pleurésies.

C'est dans cette période que les préparations sulfureuses conviennent; mais pas chez les sujets sanguins. Parmi ces préparations, il faut citer les eaux de Bonnes, de Bagnères, de Cauterets, de Luchon etc., qui doivent être coupées avec de la tisane. Le sirop de *Chaussier* a été vanté, et quoiqu'on le conseille pur, je n'ai point vu de malade qui puisse se décider à le prendre tel; une cuillérée ordinaire dans une verrée de boisson est la dose la plus convenable. Toutes ces préparations sulfureuses ne doivent être ordonnées qu'avec beaucoup de précautions, car elles produisent fréquemment (surtout la dernière) la diarrhée. Toutes les fois que la langue est rouge, ou qu'il y a des vomissemens, ou de la diarrhée il faut s'en abstenir.

Il arrive fréquemment qu'un tuberculeux demande instamment qu'on diminue ses sueurs; alors on peut avoir recours soit à l'acétate de plomb, soit à l'agaric blanc en pilules.

Le sel de plomb, conseillé par M. *Fouquier*, ne réussit que rarement, administré soit pour combattre les sueurs, soit comme agent thérapeutique des tubercules (vanté surtout dans ce cas par *Gmelin* dans *l'Apparatus medicaminum*); l'agaric blanc est le seul agent qui jouisse vraiment de la propriété d'arrêter les sueurs colliquatives des tuberculeux; vanté d'abord par de *Haën*, par *Barbet* (*Journal de Médecine*), par M. *Toël* (*Brochure*), il a été, dans ces derniers temps (*Bulletin thérapeutique, Juin* 1834), employé avec succès par le professeur *Andral*.

Dans la troisième période l'on ne doit plus tourmenter le malade par un traitement sévère; il faut seulement se contenter de faire une thérapeutique palliative et symptomatique.

Il est une chose essentielle que l'on ne doit point perdre de vue, c'est qu'il ne faut pas maintenir à une diète rigoureuse les malades déjà épuisés par la suppuration, les sueurs, la diarrhée. Une nourriture légère, composée de gelées de viandes, de fécules, de consommés, de viandes blanches rôties, convient beaucoup. C'est l'avis de M. *Broussais*.

Pour combattre la diarrhée, les lavemens faits avec de la guimauve et de l'amidon sont indiqués; on y ajoute aussi des têtes de pavots; puis quelques gouttes de laudanum; mais en général, les opiacés, pris soit par la bouche, soit par le rectum, ont le grand inconvénient de faire supprimer l'expectoration; ce n'est donc qu'avec beaucoup de précaution qu'il faut les employer.

Contre ce symptôme funeste (diarrhée) l'on conseille encore la décoction blanche de *Sydenham*, celle de cachou, ou de simarouba, le diascordium, l'acétate de plombe vanté surtout par *Etmuller*, *Pringle*, *Amelung*, le professeur *Fouquier*. En général, ces moyens ou diminuent le nombre des selles ou les suppriment entièrement; mais ce n'est que pour un temps bien court; car bientôt elles reparaissent plus fréquentes que jamais, résistent à tout et continuent telles ordinairement jusqu'à peu de temps avant la mort.

C'est surtout dans cette dernière période que l'on peut se rendre à certains désirs du patient, envers lequel on doit être moins rigide que dans les premières.

Il me reste maintenant à m'occuper du traitement de quelques symptômes.

Fièvre. Toutes les fois qu'elle affecte un type régulier; c'est-à-dire qu'elle se montre à heures à-peu-près fixes, ou que ses redoublemens paraissent à une certaine époque connue, soit avec frissons, soit sans frissons, on peut ordonner le sulfate de quinine associé à un extrait d'opium afin de le rendre plus actif et moins irritant à la fois. Que si l'état du tube gastro-intestinal ne peut permettre l'emploi de ce remède par la bouche, il faut alors le conseiller en lavemens ou par la méthode endermique, en ayant soin, dans toutes ces circonstances, de le faire prendre soit immédiatement après l'accès, soit aussi long-temps que possible auparavant.

Epistaxis. Si l'hémorrhagie est faible, elle soulage ordinairement le malade de la céphalalgie plus ou moins intense qui le tourmente; si cette perte sanguine continuait trop long-temps, il faudrait la combattre par quelques sinapismes appliqués aux jambes et encore par deux ou trois sangsues posées au pli d'un bras; ces moyens suffisent ordinairement.

Hémoptysie. Comme j'ai cru bon de consacrer un chapitre spécial à cette affection, je n'en parlerai plus et me contenterai d'y renvoyer le lecteur (*voir page* 285, t. I).

Suppression des menstrues. Ordinairement elle arrive, ainsi que je l'ai dit plus haut (voyez aussi hémoptysie), pendant le cours de la seconde période, et comme elle a pour effet l'augmentation la dyspnée, et l'accélération du ramollissement des tubercules, par suite de la congestion qui se fait sur le point malade, il faut nécessairement chercher, autant que possible, à la remplacer. C'est dans ce cas que le médecin doit venir au secours de la nature. A mon avis, et toujours je me suis bien trouvé de ce précepte, il faut ou rappeler les règles ou les remplacer par un écoulement artificiel et cela à quelle époque ce puisse être des tubercules.

Je ne puis penser que dans la période avancée de la

phthisie pulmonaire (voyez bronchite chronique, article traitement, t. I, p. 377), l'aménorrhée soit un véritable bénéfice, comme le dit M. *Delaberge* (*Journ. des Conn. médico-chirurg.*, p. 92, 5me. année). 1°. Tant qu'un organe est malade, et qu'il se forme une hypérémie, tout médecin sait positivement que c'est cet organe souffrant qui est congestionné : tel est un premier précepte dû à M. *Broussais* et que l'on ne doit point perdre de vue ; 2°. plus une femme est affaiblie, moins le sang menstruel est abondant (si cependant cette affaiblissement n'est point dû à la première période d'une fièvre typhoïde) : or dans la période avancée de la phthisie où le malade s'épuise par les sueurs, le dévoiement et l'expectoration, l'hémorrhagie utérine doit devenir de plus en plus faible ; et elle doit cesser quand l'irritation (qu'on me passe ce mot qui n'est pas appliquable ici, mais qui fait comprendre ma pensée) utérine qui précède l'écoulement menstruel très-peu abondant est moins forte que l'irritation pulmonaire. Cet écoulement menstruel cesse dans le cas présent, comme la perte utérine s'arrête par l'application d'un sinapisme entre les épaules. Dans l'un et l'autre cas, le molimen hémorrhagicum est détourné. De tout ceci il résulte que le molimen, quelque faible qu'il soit, subsiste toujours à l'époque où les règles devraient se montrer, qu'il se porte sur le tissu pulmonaire, organe malade, au lieu de se diriger vers l'utérus : tel est un deuxième fait important. 3°. Comme, par suite de l'affaiblissement progressif, la congestion est de moins en moins forte, il faut nécessairement que les symptômes qui l'annoncent se montrent de moins en moins prononcés ; delà vient que, dans la troisième période, quoique les règles soient tout-à-fait arrêtées, la dyspnée, la toux, les douleurs ne sont plus aussi intenses qu'auparavant, quoiqu'il y ait toujours congestion pulmonaire. Voilà un troisième fait. 4°. Je passe à un quatrième. Il est reconnu pertinemment que les congestions pulmonaires actives ou passives hâtent non seulement la production mais encore la marche des tubercules.

De tout ce qui précède il découle donc forcément qu'à l'époque menstruel il y a toujours une congestion plus ou moins forte sur le poumon tuberculeux; que cette hypérémie est funeste et que l'on doit parconséquent l'éviter; ce qu'on ne peut faire qu'en rappelant les règles ou qu'en les remplaçant par une hémorrhagie provoquée par l'art et sagement proportionnée.

A l'appui de ce conseil vient ce fait : le docteur *Trousseau* dit avoir quelquefois ralenti la marche de la phthisie, et d'autres fois l'avoir arrêtée en congestionnant les organes du bassin, c'est-à-dire en provoquant soit des hémorrhoïdes, soit un flux hémorrhoïdal *par des suppositoires stibiés* (*ut suprà*).

Il faut, ai-je dit, ou rappeler les règles ou les remplacer.

Pour rappeler les menstrues, il suffit, quelquefois et trop rarement il est vrai, d'avoir recours à des sinapismes appliqués sur les membres abdominaux à l'époque connue; si cela ne suffit point il faut conseiller, en même temps, des frictions sèches sur la partie interne des cuisses et des jambes; il est souvent bon aussi de faire appliquer sur chaque grande lèvre une seule sangsue dont on ne laisse pas couler la piqûre. L'iode vanté beaucoup et à juste titre comme un emménagogue ne convient pas du tout dans le cas présent; par les trois motif suivans : 1°. l'iode, et je l'ai déjà dit et je le répète encore parce que je le sais par expérience, hâte la marche de la phthisie ; 2°. pris à l'intérieur, il produit très-souvent des irritations intestinales, qui sont beaucoup à redouter dans le cas présent. Il ne réussit comme un emménagogue, ainsi que l'ont dit *Brèra*, *Trousseau* (*Thérapeutique*), et comme je m'en suis assuré maintes fois, que chez des femmes robustes et très-chargées de sang : circonstances qui n'ont point lieu chez les phthisiques à l'époque où les menstrues disparaissent.

Pour remplacer l'hémorrhagie utérine, il faut appliquer aux grandes lèvres un nombre de sangsues tel que la quantité de sang qu'elles doivent tirer , unie à celle qui doit s'écouler par les piqûres, égale celle de l'écoulement naturel.

Il est bien clair qu'au fur et à mesure que la malade décline, faiblit, maigrit, il est indispensable de diminuer le nombre des sangsues et de le proportionner aux forces de la patiente : autrement on ressemblerait, comme le dit *Bordeu*, et comme on l'a répété (vide suprà), à l'homme qui, pour accélérer la marche de son coursier, lui couperait les jarrets.

L'angine pultacée, symptôme d'un funeste présage, sera combattue par des gargarismes soit alumineux, soit acidulés par l'acide hydro-chlorique et le miel rosat.

Angine laryngée. Je ne m'arrêterai point sur cette complication, attendu que j'ai traité cette maladie avec détail. Je dirai seulement que le traitement de cette affection, comme complication symptomatique de la phthisie, consiste tout simplement dans un silence absolu, quelques sangsues ou ventouses, puis des cataplasmes émolliens loco-dolenti. (Voir I.re Section, chapitre VI.)

Je ne parlerai point du *pneumo-thorax* parce que je lui consacrerai un chapitre spécial (v. Sect. V).

Les chlorures seront administrés contre la gangrène bronchique et pulmonaire (voir pour plus de détails le chapitre gangrène du poumon, t. II, p. 108).

Quant à la perforation intestinale produisant une péritonite, elle doit être traitée, et déjà je l'ai dit, suivant la méthode de *Stokes*, de *Graves*, de M. *Pétréquin*, c'est-à-dire par l'opium à hautes doses, qu'il faut associer à un liniment narcotique, à des cataplasmes émolliens sur le ventre. J'ai cité plus haut un fait qui semble confirmer la bonté de ce traitement.

J'aurais encore à parler de plusieurs moyens vantés contre la phthisie, mais comme leur efficacité n'est point une chose certaine, je me contenterai seulement de les citer.

On a recommandé les émolliens, les toniques, l'arsenic, le mercure, les alcalis, les chlorures de soude, de baryte, de chaux (ces trois derniers ne doivent être tentés que sur des sujets lymphatiques).

Je renvoie le lecteur à l'*Ouvrage* de *Ploucquet*, au mot phthisie, pour connaître les titres des ouvrages où ces remèdes sont recommandés et par qui ils le sont.

Outre ces médications qui sont si diverses et qui, par cela même font voir combien elles sont peu efficaces, on en a encore conseillé d'autres. Ainsi M. *Bouillaud* croit pouvoir guérir quelques phthisiques par les saignées générales et locales (*Lancette franc.*, t. *VIII*); M. *Bricheteau* (*l. c.*, t. *XI*) par l'émétique; *Bayle* (*Bibliot. thérap.*) par l'emploi de la digitale; M. *Piorry* par la compression du poumon (*Leç. or.*, et *Bulletin, Clin.*). J'ai moi-même, sous les yeux de M. *Piorry*, employé à sa clinique plusieurs fois ce moyen, et sans succès; depuis s'il faut en croire cet infatiguable observateur, ce moyen lui aurait réussi plusieurs fois.

Je dois à la vérité, ce que je sais de ce traitement. On conçoit que, lorsqu'une caverne est superficielle ou profonde, si l'on parvient à en rapprocher les parois, la guérison pourra devenir moins difficile ; mais chaque fois que j'ai tenté ce moyen j'ai été obligé de le cesser assez promptement parce qu'il ne tarde point à devenir horriblement fatiguant pour le patient. Cette méthode de traitement n'est point nou-velle, elle n'est qu'une simple modification de celle de nos anciens maîtres : pour s'en convaincre il suffit de lire *Boerhaave* (*Aph.* 1210) et *Stoll* (*Aphor.* 826). Ce que je dis là n'est point avancé dans l'intention d'atténuer le mérite de mon ancien et dévoué maître ; mais tout simplement pour faire voir qu'un médecin donne souvent comme nouveau, ce qui était connu des anciens.

Tous les auteurs ne partagent point l'avis de *Boerhaave*, de *Stoll* et de M. *Piorry* : en effet, le docteur *Lombard* dit (*l. c., p.* 50) : je ne pense pas que le mouvement continuel du poumon, l'accès de l'air, la difficulté d'appliquer les parois l'une contre l'autre, soient des circonstances assez puissantes pour s'opposer aux efforts salutaires de la nature : d'ailleurs l'expérience a prononcé, et les faits, recueillis par *Laennec*, MM. *Velpeau et Andral*, ont mis cette question hors de doute, pour les ulcères tuberculeux du poumon, comme elle l'était déjà pour ceux des ganglions extérieurs, bronchiques et mésentériques.

Quoi qu'il en soit, pour que la guérison ait lieu : c'est-à-dire pour que la cicatrisation des cavernes pulmonaires puisse se faire, il est indispensable que leurs parois ne contiennent pas de tubercules, parce que ceux-ci à leur tour en se ramollissant produiraient des excavations qui tendraient à se confondre avec les premières.

L'inspiration de différens gaz et vapeurs a encore beaucoup été vantée. C'est ce genre de médication connu d'*Hippocrate*, (*Mal.*, *liv. II*, *ch. V*); de *Galien*; de *Bonnet* (*Vestib. ad théat. tabidorum*, 1654); de *Willis*; de *Baron* (*Notes sur la pharmacopée de Fuller*, 1768); de *Mead* (*Monita et Præcepta medica*); de *Buchoz* (*Traité de la phthis. pul.*, 1769); de *Billard* (*Mém. à l'Acad. roy. de méd.*); que M. *Martin-Solon* a désigné sous le nom d'Amniatrie pulmonaire. (*Gaz. médic. de Paris*, 1834, *p.* 177.)

Les uns ont conseillé un air chaud et humide (*Read*, *Triller*), ou frais (*Drake*); les autres un air chaud et sec (*Nicolas Lepois* 1580). Il y en a qui vantent l'oxygène (*Caille*, *Fourcroy*); d'autres qui recommandent l'hydrogène (*Beddoes* et *Bardin*); l'hydrogène sulfuré (*Kortum*); la kréosote; les émanations du varec (*Laennec*). M. *Gannal* a beaucoup insisté sur le chlore; mais ce gaz, comme tous les précédens, est aujourd'hui abandonné, et, avec raison; car il produit très-souvent une hémoptysie (ce que j'ai eu l'occasion de voir pendant le règne du cholera), et celle-ci, comme je l'ai dit, est une cause puissante de la tuberculisation; cependant il convient quand il y a gangrène. M. *Marc* pense que quelquefois la marche de la phthisie peut être enrayée par l'inspiration de l'azote et de l'acide carbonique. Cet acide avait déjà été mis en avant par *Beddoes*, *Percival*. Le docteur *Millingen*, en 1826, a proposé un appareil appelé gazomètre, pour le mélange de ces différens gaz. Le flacon de *Wolf*, que MM. *Boulay*, *Gannal*, *Cottereau* ont légèrement modifié, a été adopté pour la méthode des fumigations.

On a aussi conseillé les vapeurs émollientes et narcotiques. Il faut avouer qu'elles produisent quelquefois un grand bien aux phthisiques ; mais ce n'est guère que dans la première période, pour combattre les quintes de toux qui sont si fatiguantes pour le patient. Ordinairement pour ces sortes de fumigations l'on se sert d'une plante émolliente (la guimauve par exemple) et d'une plante narcotique (la jusquiane, la belladone, ou le datura stramonium).

Il faut avoir grand soin, dans le principe, de ne pas faire durer long-temps ces fumigations, qui causent toujours une certaine oppression qui finit par s'émousser sous l'influence de l'habitude.

Quelques médecins ont vanté aussi les vapeurs balsamiques; celles du goudron, de la myrrhe, du benjoin ; mais toutes sont abandonnés ainsi que les gaz dont j'ai parlés plus haut.

Ce grand arsénal de remèdes prouve, bien évidemment, que le traitement rationnel de la phthisie est à trouver.

CHAPITRE X.

ACÉPHALOCYSTES DU POUMON.

Cette rare affection est caractérisée par la présence dans le poumon d'un nombre plus ou moins grand d'animaux, connus sous le nom d'hydatides et appelés acéphalocystes par *Laennec* (*Bulletin de la Faculté de médecine*, an XIII, *N*°. 10). Voyez *Cruveilhier*, *Dictionnaire de médec. et de chirurg. pratiques*, *t. I*.

ÉTIOLOGIE.

Les causes de la naissance de ces animaux dans le tissu pulmonaire (comme dans tous les autres organes) nous sont tout-à-fait inconnues.

CARACTÈRES ANATOMIQUES.

L'acéphalocyste est un ver vésiculaire, mou, de forme ovoïde. Ses parois sont blanchâtres, diaphanes; quelquefois un peu rougeâtres, grisâtres ou verdâtres; presque toujours d'une épaisseur uniforme et contenant un liquide, plus ou moins abondant suivant la grosseur de la poche, ordinairement séreux et limpide, rarement jaunâtre.

Contrairement à l'opinion de *Rudolphi*, de *Blumenbach*, de *Hensinger etc.*, grâce aux travaux de *Laennec*, de *Bremser*, de *Meckel*, de **MM.** *Cruveilhier*, *Blainville* etc., aujourd'hui il est reconnu que ces animaux jouissent d'une vie particulière et indépendante.

Quelquefois l'on ne rencontre qu'une seule acéphalocyste; mais, alors, elle en contient ordinairement d'autres en plus ou moins grand nombre et de grosseurs différentes.

Le plus ordinairement, ces entozoaires vésiculaires se trouvent dans une excavation du tissu pulmonaire, dont les parois sont formées par le tissu refoulé, et tapissées par une membrane lisse ou inégale, fibro-celluleuse, offrant quelques points cartilagineux ou osseux.

Cette excavation, qui communique avec un ou plusieurs rameaux bronchiques de diamètres différens, contient une ou plusieurs acéphalocystes de grosseurs diverses. Le tissu pulmonaire qui environne le kyste est refoulé et parconséquent moins perméable à l'air. On conçoit aussi qu'une grande acéphalocyste et la réunion de plusieurs peuvent comprimer les bronches environnantes, parconséquent rétrécir leur calibre et même l'obstruer complètement. (Voyez ci-dessus ces deux maladies, t. I.)

Ces hydatites peuvent se rencontrer avec des tubercule et d'autres maladies; n'oublions pas non plus que quelques auteurs (*Baron*, *Boivin*, *Dupuy*) pensent qu'elles peuvent être l'origine des tubercules pulmonaires (voyez phthisie pulmonaire, article caractères anatomiques, voyez aussi le savant mémoire du docteur *Kuhn*, *dans le N°. 130 de la Gazette médicale*, 1832).

Les vétérinaires ont donné le nom d'affection *pommelière* à la maladie de la race bovine, causée par la présence des hydatides ; c'est à l'ensemble des accidens résultant d'hydatides dans le cerveau du mouton que quelques vétérinaires ont imposé le nom de *tournis*.

SYMPTÔMES, MARCHE, TERMINAISONS, PRONOSTIC.

Le plus ordinairement aucun symptôme spécial ne vient révéler la présence des acéphalocystes dans le poumon. M. *Andral* (*Clinique*, t. *II*, p. 406) cite deux cas où les symptômes furent ceux d'une pneumonie chronique, et d'autres dans lesquels aucun signe caractéristique n'en avait indiqué l'existence.

Si le kyste est volumineux il peut y avoir de la dyspnée, vu la compression du tissu pulmonaire voisin et des bronches qui viennent s'y aboucher. Cette dyspnée pourrait aussi être tout-à-coup portée à un haut degré, si un ou plusieurs vers venaient subitement à obstruer une grosse bronche. (Voyez rétrécissement et obstruction des bronches.)

Le malade a de la toux opiniâtre et sèche ; quelquefois elle est suivie de mucus strié de sang ; d'autrefois de l'expectoration d'une ou de plusieurs acéphalocystes, ou de leurs débris.

Si le kyste est volumineux, le plessimètre rencontre de la matité avec de la résistance et un certain frémissement (*Piorry*, *Percussion médiate*). Dans les parties environnantes l'on peut aussi rencontrer non plus de la matité, mais un son obscur, dû à la non perméabilité du tissu pulmonaire refoulé par le kyste.

Là où se trouve une poche hydatifère, le murmure respiratoire est nul ; il peut manquer aussi dans le parenchyme pulmonaire voisin qui est condensé. Mais alors il est probable que, là, le souffle bronchique, et parconséquent un rétentissement de la voix, peuvent être reconnus (*voyez l'observation IV de M. Andral, p. 411, t. II*).

J'ai déjà dit plusieurs fois (voyez prolégomènes, pneumonie) que quand la circulation aérienne est embarrassée dans un poumon ou une partie de poumon, l'autre poumon ou les parties environnantes fonctionnent plus que ne l'exige l'état normal, delà le murmure respiratoire dit puéril. Eh bien ! dans le cas présent, ce phénomène symptomatique peut se rencontrer. En effet, une portion du parenchyme pulmonaire doit fonctionner pour celle dans laquelle l'air ne pénètre plus, vu la compression exercée par les hydatides. L'*observation IV* de la *Clinique* de M. *Andral* confirme ce fait théorique.

Lorsque ces vers se font jour par la bouche, que le kyste est vide, tous les signes d'une excavation pulmonaire peuvent apparaître : ainsi le gargouillement, le souffle caverneux, la pectoriloquie (voyez prolégomènes et phthisie).

Il paraît dit M. *Roche* (*Elémens de Pathologie, t. III, p. 151, 3ᵐᵉ. édit.*), que, dans le plus grand nombre des cas, ce n'est pas par l'expectoration que sont rejetés les hydatides ; il se forme, plus communément, une tumeur qui vient se prononcer à l'extérieur, soit sur les parois même du thorax, soit et plus ordinairement à l'épigastre, à l'ombilic, ou dans la région du foie. Cette tumeur se ramollit, devient fluctuante, sans que la peau éprouve la moindre altération ; l'inflammation s'en empare, elle s'ouvre et donne issue chaque jour à une partie des acéphalocystes qu'elle contient.

Ces hydatides peuvent encore se faire jour dans es intestins et être rendues par les selles ; comme *Laennec* et M. *Cruveilhier* en rapportent plusieurs observations (*l. c.*) dont la terminaison fut heureuse. Cette issue n'est point toujours telle : car les auteurs (voyez *Andral*, etc.,) citent des cas où ces vers amenèrent probablement la mort.

Pour qu'il y ait guérison, l'expulsion des hydatides n'est point une chose essentielle : il suffit que ces vers meurent. Le liquide qu'ils contiennent, et celui dans lequel ils nagent quelquefois, sont alors absorbés, le kyste se resserre sur lui-même, et se réduit à une très-petite masse, dans laquelle on trouve en l'incisant les hydatides tout-à-fait aplaties, pressées les unes sur les autres, et quelquefois stratifiées avec des couches de la matière albumineuse, jaunâtre et plus ou moins friable qui tapisse le kyste, qui est sécrétée par ce dernier, et qui n'est rien autre chose que de la matière tuberculeuse. (Voyez le *Mémoire* du docteur *Kuhn*, *l. c.*) Dans cet état, les tumeurs hydatiques ne paraissent plus avoir une influence fâcheuse sur l'économie. (*Laennec l. c.*, *p*. 204.)

DIAGNOSTIC.

Lorsque des acéphalocystes se développent dans des organes situés profondément, ou protégés par des enveloppes assez résistantes pour rendre impraticables les moyens d'exploration physique que la science possède, le diagnostic, borné aux considérations purement symptomatiques, est dans la plupart des cas hérissé de difficultés insurmontables. (*Répertoire général des sciences médicales*, *t. XV*, *page* 432.)

Le seul signe positif, caractéristique, à l'aide duquel on doit diagnostiquer les acéphalocystes du poumon, est l'expectoration de ces vers ou de leurs débris; car, ainsi que le dit M. *Andral*, dans aucun cas, les hydatides ne produisent d'accident spécial qui puisse servir d'autres fois à en faire signaler l'existence.

TRAITEMENT.

Le chlorure de sodium (sel de cuisine) a été conseillé et employé avec succès par *Laennec*. Ce médecin l'ordonnait en bains; la dose était de six livres dans chaque. Voici sur quels faits il s'appuya pour recommander cette thérapeutique : les vétérinaires ont remarqué que les moutons qui vivent dans des prés salés, sont exempts du *tournis* et de la *pourriture* (maladies causées : l'une, par le polycéphale granuleux; l'autre par le cysticerque fibreux : espèces d'hydatides); et que les animaux, atteints de ces deux affections, en guérissent le plus souvent si on les conduit pâturer dans des prairies salées.

CHAPITRE XI.

ANTHRACOSIS.

Sous ce nom je désigne la couleur noire des poumons de quelques individus, résultat d'une certaine quantité d'une matière charbonneuse entrée dans l'arbre bronchique pendant les inspirations; maladie différente de la mélanose, et de la matière noire des vieillards (voyez la *préface* de cette *Pathologie*, page XXIII). Je renvoie aussi le lecteur au dernier chapitre de la IIe. section, tome I.

Cette affection, signalée en 1851 par le *docteur Grégory* (*The Edimburgh médical and surgical Journal*), a été étudiée par son compatriote *Pearson* et par plusieurs *autres observateurs*, tous anglais (*voir Médico-chirurgical transactions*).

Cette maladie est appelée *anthracosie* par le docteur *Stratton*. (Voyez *Gazette médic. de Paris, page* 51, *année* 1852; *page* 557, 1855; *et pages* 282, 516, 1858.)

ÉTIOLOGIE.

L'Anthracosie, ou *Mélanose de charbonniers*, ou *Pseudomélanose*, ne se montre que sur des individus forcés par

leur profession à respirer un air chargé de matière charbonneuse, dûe soit à la houille, soit au charbon de bois,
soit à la vapeur, résultant de la combustion d'une lampé.
Jusqu'à ce jour, l'on n'a point encore reconnu positivement si c'est à la vapeur de la lampe ou à la poussière
soit de la houille soit du charbon de bois qu'il faut principalement rapporter la cause de l'infiltration noire des
poumons de certains ouvriers mineurs.

Laennec, le premier (*Traité de l'auscultation*, t. *I*,
page 261, 3me. *édit.*), a remarqué que, quand on a respiré pendant un certain temps, au milieu de la poussière
ou de la fumée des lampes, ces corps étrangers sont
expulsés au bout de quelques heures avec le produit de
la sécrétion muqueuse des bronches.

Dans quelques mines l'air atmosphérique contient en
suspension une telle quantité de poussière charbonneuse,
qu'au bout de quelque temps les vêtemens des mineurs en
portent une légère couche, et que ceux-ci ne peuvent même
empêcher cette poussière de s'insinuer entre les lèvres d'une
plaie: accident qui laisse une trace indélibile, assez semblable à celle que l'on rencontre sur les bras de beaucoup
de militaires qui se sont tatoués avec de la poudre à canon.

Mais comment se fait-il que, parmi les très-nombreux
ouvriers qui se trouvent dans les mêmes conditions appa-
rentes, il n'y en ait que quelques uns qui soient porteurs
de l'infiltration noire du poumon? C'est que cette maladie,
comme toute les autres, exige, pour condition première de
son existence, une certaine prédisposition, qui est probablement l'infiltration tuberculeuse des poumons.

On lit, dans le *Journal cité* (1835, *page* 339): « on
sait que la poussière fine du charbon, quand elle a été

inspirée, est le plus ordinairement rejetée au dehors par l'expectoration; mais si nous supposons que, par une circonstance quelconque, dépendant soit d'un état morbide du poumon lui-même, soit du dérangement dans la santé du sujet, cette poudre ne soit pas entièrement reportée au dehors, on conçoit alors qu'elle s'accumulera dans les vésicules pulmonaires, ou passera par l'absorption dans les glandes bronchiques, s'incorporera avec le tissu pulmonaire, agira comme un irritant et produira tous les effets que déterminent les corps étrangers. »

Cette explication ne suffit point, à elle toute seule, pour nous faire comprendre, dans le cas présent, la prédisposition.

Le docteur *Marshall* dit qu'il est facile de comprendre que cette maladie soit plus commune, ou moins rare si l'on veut, dans les mines où l'air est sec et le charbon dur ; parce qu'alors il se produit une très-grande quantité de poussière fine. Cette explication ne peut entièrement démontrer comment il se fait que toutes les mines de houille et les carrières à pierre ne sont point également favorables au développement de cette affection. Si j'ai parlé des carrières à pierre c'est que le docteur *W. Thomson* (*Medicochirurg.- transactions*) dit que l'on a observé quelques cas d'anthracosis chez les ouvriers qui travaillent dans ces mines. Cet *Anglais* a encore observé que ce n'est point l'usage que font les carriers et les mineurs de la poudre à canon, qui peut causer cette maladie, puisqu'elle a été observée parmi ces ouvriers qui ne se servent pas de cette poudre.

CARACTERES ANATOMIQUES.

Le tissu pulmonaire est d'une couleur uniforme, noire, foncée ; comme s'il était recouvert d'une couche de poussière de charbon. Cette couleur teint les doigts et l'eau dans laquelle on a plongé quelques morceaux de parenchyme pulmonaire.

Cette matière noire a paru être de la houille au docteur *Christison*, qui l'a avalisée sur la demande *de Grégory*. De son côté, le professeur *Graham* lui a reconnu la même nature que celle du charbon : d'où il suit, comme le dit le *Journal* cité plus haut, que la houille et le charbon peuvent s'accumuler dans le tissu pulmonaire.

M. *Rilliet*, qui, le second en france (c'est à M. *Béhier* que la science doit le premier fait de ce genre) a donné une observation d'anthracosie, a publié les recherches chimiques, faites à sa demande, par M. *Lecanu*, sur cette matière noire.

Ce chimiste a reconnu qu'elle est insoluble dans l'eau, dans l'alcool, dans l'éther, dans l'eau de potasse, dans l'ammoniaque, dans les acides acétiques, hydro-chlorique, nitrique, sulfurique ; que sa couleur est inaltérable par ces acides ; qu'elle est sans saveur et sans odeur ; que, calcinée à l'air libre, elle laisse un résidu inorganique, dans lequel se trouve une forte proportion de phosphate de chaux et de péroxyde de fer ; que, calcinée dans un tube fermé à l'une de ses extrémités, elle se décompose et répand une odeur propre aux matières anormales ; que, traitée de nouveau par l'acide hydro-chlorique pur, puis par la potasse, elle cesse de répandre des matières ammoniacales par la décomposition ignée et laisse peu de cendres de phosphate de chaux, sans traces de fer; qu'elle se comporte avec les réactifs absolument comme le fait du charbon.

C'est par l'analyse chimique qu'on peut ne pas confondre la matière noire charbonnense avec la matière noire mélanique. Ayant donné dans ma préface (page xxiii) celle de la mélanose, due à **MM.** *Clarion*, *Barruel* (voir le *Mémoire* de **M.** *Breschet*), je n'en dirai rien ici : seulement je dois faire remarquer que la matière colorante, mélanique est attaquée par le chlore, par l'acide nitrique; ce qui n'a pas lieu pour celle de l'anthracosie.

Le professeur *Graham* a reconnu que la matière noire charbonneuse se dépose dans les cellules pulmonaires, les oblitère au point que la surface du poumon, mise à nu par une incision, ressemble exactement à de la tourbe fraîche. (*Gazette médicale de Paris.*)

Le tissu pulmonaire offre aussi très-souvent de larges et nombreuses cavernes, que **M.** *Rilliet* suppose être toujours un résultat de la fonte de tubercules; cette opinion, à mon avis, est prématurée, c'est aussi l'opinion de la *Gazette médicale de Paris* (page 516, 1838).

Il me semble que le tableau suivant, tracé par le docteur *Loewe*, dans un *Mémoire sur les influences nuisibles des houillières*, lu à la Société médico-chirurgicale de Hufeland (voyez *Gazette médicale de Paris*, page 651, 1838), ne sera point déplacé ici : poitrine aplatie, étroite et enfoncée; colonne vertébrale fléchie; membrane muqueuse de la trachée boursoufflée, épaissie à quelques endroits, couverte de petites mucosités et de poussière de charbon fine jusque dans les ramifications bronchiques; plèvres costales adhérentes à plusieurs endroits aux poumons; ceux-ci petits, ratatinés, durs

comme du cuir, de couleur bleu-verdâtre, et comme im-
prégnés de petites parcelles de charbon et de concrétions
calcaires de grandeur variable ; estomac et intestins grêles
blancs, exsangues, boursoufflés, et leur calibre rétréci; rate
et foie boursoufflés, durs et doublés de volume.

SYMPTOMES.

Les symptômes sont ceux de la phthisie pulmonaire (voir le
chapitre où il est question de cette maladie, t. II, p.181);lorsqu'il
y a des excavations dans l'anthracosie, les cavernes ne se creusent
que tard, c'est-à-dire quand la matière charbonneuse, obs-
truant les vésicules, amène l'ulcération du parenchyme pulmonaire. A mesure que celle-ci se forme les crachats deviennent de plus en plus foncés, jusqu'à ce qu'ils finissent
par être tout-à-fait mous.

L'on ne connait point encore les symptômes qui précédent
ceux des excavations.

MARCHE, DURÉE.

La marche, comme la durée de cette affection, n'a rien
de fixe. Chez l'un, elle est prompte ; chez l'autre, elle est
très-lente ; ce qui dépend de bien des circonstances inconnues
et de la prédisposition du sujet.

TERMINAISONS, PRONOSTIC.

Tant que la matière charbonneuse est en petite quantité,
le malade continue à jouir d'une assez bonne santé : ainsi l'on
a trouvé les poumons de bien des individus, travaillant dans

des mines de houille et ayant succombé à une autre affection, contenant une très-grande quantité de matière colorante noire, quoique ces ouvriers jouissaient d'une bonne santé et encore depuis long-temps.

Quand il y a des ulcérations, le pronostic est très-grave ; parce que la mort est alors la terminaison certaine de la maladie.

DIAGNOSTIC.

Quand, chez un individu travaillant depuis long-temps dans des mines de houille, ou exposé à la poussière de charbon de bois, l'on rencontrera des excavations pulmonaires, accompagnées d'une expectoration noire, qui, soumise au chlore, à la potasse caustique et à l'acide nitrique, ne sera point détruite, l'on pourra être persuadé que cet ouvrier est atteint de la maladie, dite anthracosis portée au dernier degré, le seul capable d'être diagnostiqué.

TRAITEMENT.

La premiere chose à faire c'est de soustraire le patient aux causes. Ainsi, l'on doit lui recommander d'éviter soigneusement une atmosphère contenant de la poussière de houille ou de charbon de bois ou de la vapeur de lampe. Mais comme l'on ne reconnait la maladie que lorsqu'il y a déjà des cavernes pulmonaires, il faut, en outre, conseiller le traitement de la phthisie pulmonaire au troisième degré (voir page 246).

Comme préservatif, l'on pourrait conseiller aux ouvriers mineurs, un masque dont les mailles seraient aussi rapprochées que le sont celles du tissu inventé par *Dawy* pour environner la lampe des mineurs afin d'éviter l'inflammation du gaz hydrogène carboné.

CHAPITRE XII.

NÉVRALGIE PULMONAIRE.

Cette maladie est assez rare, la raison en est simple : c'est qu'elle n'est point dangereuse ; qu'elle est de courte durée, et que les malades y font peu attention. Du moment qu'un organe quelconque reçoit des filets nerveux (l'on sait que le poumon en reçoit un grand nombre du pneumo-gastrique), il doit nécessairement être atteint quelquefois de douleurs, dites névralgiques.

ÉTIOLOGIE.

Les causes des névralgies pulmonaires sont les mêmes que celles des névralgies en général. Au nombre de ces causes l'on cite : la suppression d'une hémorrhagie, d'une sécrétion habituelle ; la disparition d'une phlegmasie articulaire, de la goutte ; le froid humide, les vicissitudes atmosphériques et principalement celles dites électriques etc.

L'on voit, d'après cette énumération, que l'étiologie de la névralgie du poumon (comme celle de tous les autres organes) est encore un véritable chaos ; l'on saisit bien qu'une névralgie succède à une suppression de la sueur, d'un écou-

18

lement de sang, etc. ; mais on ne peut savoir pourquoi et comment il se fait que, dans ce cas, il y a névralgie plutôt que toute autre affection ; cependant il faut convenir que l'appauvrissement du sang est une cause fréquente de névralgie, aussi cette dernière est-elle assez commune chez les chlorotiques.

CARACTÈRES ANATOMIQUES.

Jusqu'à présent ils sont presque inconnus ; si dans cette maladie les lésions anatomiques doivent être celles que l'on trouve dans d'autres filets atteints de névralgie, l'on dira qu'ils peuvent être comprimés, atrophiés, hypertrophiés, et leur névrilème injecté, ramolli etc.

SYMPTOMES.

Le malade accuse une douleur aiguë, lancinante, brûlante, qui traverse la poitrine ; cette douleur peut être continue, intermittente, de longue durée, ou passagère ce qui est le plus ordinaire. Quelquefois elle succède à une autre névralgie : ainsi je l'ai vue remplacer une névralgie iléo-scrotale ; ou accompagner une autre névralgie, comme l'intercostale, ce qui arrive encore souvent.

Il y a fort peu de jours j'ai eu l'occasion d'être consulté par un ancien confrère qui portait une névralgie pulmonaire accompagnant une autre qui occupait plusieurs filets nerveux du bras et de la main gauches. Dans ce cas cette douleur reconnaissait pour cause la disparition d'une légère affection rhumatismale du bras malade. Je connais encore un autre docteur, qui, comme le précédent, jouit d'une belle santé, et qui, de temps à autre, ressent une douleur aiguë, très-vive et passagère, tantôt dans un poumon, tantôt dans l'autre, s'irradiant habituellement dans quelques filets nerveux du bras correspondant au poumon atteint. Cette douleur, dit ce médecin, est parfois si forte que, s'il marche, il s'arrête; que s'il dort, il est réveillé. Chez ce dernier, elle paraît le plus souvent la nuit, et pendant les orages et surtout après le coït. Assez souvent, ces douleurs se fixent entre la colonne épinière et l'omoplate, et s'irradient de manière à faire croire qu'elles ont leur siége dans le grand sympathique (*Laennec*). Cette année j'ai donné mes soins à une jeune, belle et forte demoiselle, qui accusait une douleur dans le dos entre l'épine et le scapulum droit. Ne lui ayant reconnu aucune affection soit rhumatismale, soit de la moelle épinière, soit des bronches, soit du tissu pulmonaire, soit de l'aorte, j'ai soupçonné une névralgie du poumon.

Cette affection est peu dangereuse.

DIAGNOSTIC.

Son diagnostic, comme le fait voir l'observation précédente, repose sur l'absence d'une autre affection quelconque qui pourrait rendre compte de la douleur; l'on sera plus sûr encore si cette névralgie succède à une autre, ou accompagne une autre; si elle s'est montrée après la disparition d'un rhumatisme, et si elle est fortement sous l'influence de l'électricité.

L'on ne saurait confondre la névralgie pulmonaire avec le cancer du poumon et l'angine de poitrine.

TRAITEMENT.

Ici, comme dans toute autre affection, il faut d'abord rechercher qu'elle peut être la cause occasionelle; et, si elle est saisissable, la combattre autant que faire se peut. Ainsi l'on doit chercher à rappeler ou à remplacer une hémorrhagie habituelle, un flux ancien, un exanthème chronique, soit par des saignées locales, soit par des purgatifs ou des exutoires. Quand la névralgie est venue après la disparition d'une affection rhumatismale, l'on cherchera à rappeler celle-ci par un sinapisme appliqué sur l'articulation qu'elle occupait.

Mais tous ces moyens échouent très-souvent; il faut alors leur en associer d'autres.

Laennec conseillait des frictions avec le deuto-chlorure de mercure (deuto-chlorure de mercure, grains IV à IX; axonge, un demi gros). Il dit encore avoir réussi à calmer cette névralgie ou au moins à la modérer par l'application long-temps continuée de deux plaques aimantées, placées de manière que le courant magnétique existait entre elles en traversant la partie affectée. Lorsque cette douleur (dit cet observateur) se jette sur les nerfs intercostaux ou les filets nerveux qui partent du plexus brachial, un vésicatoire, dont on entretient longuement la suppuration au-dessous du sein ou à la partie inférieure du sternum, a paru souvent utile. J'ai employé deux fois seulement ce vésicatoire et il m'a réussi en fort peu de temps; il est vrai que chaque jour je le saupoudrais d'hydro-chlorate de morphine, que le malade prenait une pilule anti-névralgique de *Trousseau* (*voyez Traité de Thérap.*) et une forte infusion de fleurs d'oranger. J'ai guéri la jeune fille, dont j'ai donné ci-dessus l'observation, par des ventouses scarifiées, précédées d'une saignée du bras et aidées de cataplasmes émollients et de frictions fortement narcotiques.

L'électricité réussit aussi assez bien. Chez les femmes chlorotiques, chez celles qui ont des fleurs blanches très-abondantes, il faut avoir recours aux préparations ferrugineuses (les pilules de *Blaud* et celles de *Trousseau* et *Bonnet* sont les meilleures), à une nourriture composée de de viandes rôties ou grillées, de légumes frais, de bon vin. L'exercice et la distraction sont indispensables. C'est dans ce cas aussi qu'il faut conseiller une tisane amère : l'infusion de houblon est la préférable ; je ne saurais trop la préconiser : elle convient beaucoup mieux que l'infusion de fleurs d'ortie blanche, remède populaire, vanté par le *père de la médecine* (urticœ sœmen prœstat propinare, *Maladies des femmes, liv. II*), ainsi que je l'ai dit dans mon *mémoire sur la Gastralgie*, déposé à la Société de médecine de Toulouse.

APPENDICE DE LA IVme SECTION.

MALADIES DU THYMUS.

ASTHME THYMIQUE.

Sous le nom de *Asthme thymique* l'on désigne, assez généralement, une sorte d'asthme, propre aux jeunes enfans, et qui semble admettre pour cause principale l'hypertrophie du thymus.

Entrevue par plusieurs auteurs anciens (voyez *Ephémérides D. 3, A. 7, obs.* 144; même *Décurie, A.* 9, *obs.* 161; *S. Paulus, Digressione de febre malignâ; Bonet, Sepulchretum, lib. II, Sect. I; Morgagni, lib. II, epist. XV,* § 16); reconnue par *Reicha* et par *Verdries*, cette maladie a été étudiée par *Hood,* par *Koop (Francfort-sur-le-Mein,* 1830), par *Hircsh (Encygloraphie des sciences médicales,* 1836), par *P. Frank (epist. II, page* 175), par *Bréra (Annali universali di medicina);* par *Kyll (Arch. gén. de médec., 2.° Série, t. XIV).* (Voyez aussi *Compendium de médecine pratique, t. I, page* 456 *et Dictionnaire de médecine, en* 25 *volumes, t. XVII, pages* 584 *et suivantes.)*

On appelle encore cette affection *Asthme de Koop*, *Spasme de la Glotte* (*Kyll et Blache*), *Asthme infantile*.

ÉTIOLOGIE.

Je diviserai les causes en prédisposantes et en occasionelles.

Causes prédisposantes.

Cet asthme se montre spécialement chez les enfans âgés de trois semaines à un an et demi, mais surtout chez ceux qui ont de trois à dix mois. Les enfans du sexe masculin sont plus sujets que les petites filles à cette affection qui, quelquefois, attaque plusieurs membres d'une même famille.

Le tempérament lymphatique et tout ce qui peut le déterminer, comme la mauvaise nourriture, la privation d'air et de soleil, l'habitation dans un pays frais et humide, sont des causes prédisposantes; ainsi que la faiblesse constitutionnelle et les maladies de l'utérus avant et pendant la gestation.

Causes occasionelles.

Les plus fréquentes sont les affections catarrhales des bronches, la répercussion d'un exanthème cutané, etc., une dentition difficile. (*J. Hoffmann*, p. 495, *t. III*, *in-folio*.)

CARACTÈRES ANATOMIQUES.

L'accroissement du thymus peut avoir lieu en largeur, en épaisseur, en longueur. Son poids peut être de quelques gros et aller jusqu'à une once. Le docteur *Bréra* (*l. c.*) dit l'avoir vu, une fois, tel qu'il s'étendait depuis le diaphragme jusqu'à la glande thyroïdienne, qu'il avait une largeur de deux pouces, et qu'il comprimait la trachée-artère, les poumons, le cœur, les gros vaisseaux et les nerfs. Chez un second enfant il l'a vu envelopper le cœur; et, chez un troisième, environner et comprimer par des prolongemens les artères innominées, carotides et les veines jugulaires. *William Hughes* dit avoir rencontré, sur un enfant de huit à neuf mois, un thymus hypertrophié au point qu'il remplissait tout le médiastin antérieur, qu'il comprimait les bronches, qu'il couvrait la partie supérieure du cœur et adhérait au péricarde.

Le tissu de cette glande peut être sain; d'autrefois, il est plus charnu, plus dur, plus rouge; quelquefois avec l'apparence stéatomateuse. Sa section permet, le plus souvent, l'écoulement d'une humeur laiteuse.

Haller (*Opuscula, t. III, p.* 298) parle encore d'une autre lésion qu'il dit avoir rencontrée dans le tissu du thymus. *Chri. Vater* (*Eph. N. C., dec.* 5, *obs.* 120) trouva sur un enfant « la glande du thymus devenue grosse et remplie de tophus calcaires », ce qui lui fit penser que ce corps en augmentant de volume pressa la trachée-artère contre les vertèbres à cet endroit, et finit par fermer le passage à l'air.

Lorsque le thymus hypertrophié comprime les poumons, ceux-ci contractent des adhérences; la circulation est gênée dans les gros vaisseaux; et la trachée-artère se trouve comprimée d'avant en arrière, parce que, dans l'enfance, arteria eâ facie cartilaginibus non munita est....., sic (thymi) incrementum urget arteriam ad vertebras, aerique tandem aditum intercludit (*Morgagni, l. c.*).

L'on rencontre en outre des traces d'asphxie : ainsi la couleur livide de la face, l'aspect violacé des muqueuses; le sang artériel devenu noir; des hypérémics partielles et passives; l'engouement du poumon et la muqueuse de la trachée-artère légèrement infiltrée. (*William Hughes.*) L'on a encore remarqué que le trou de Botal pouvait persister.

SYMPTOMES, MARCHE, DURÉE.

L'asthme de *Koop* se manifeste par accès, dans l'intervalle desquels l'enfant semble se bien porter ; seulement, les battemens de son cœur sont faibles, et sa langue reste poussée jusques entre les lèvres.

Ces accès sont provoqués par quelques efforts inspiratoires, soit pour téter ou crier, soit pour se fâcher, soit pour bailler.

Le petit malade pousse un cri aigu, tout particulier ; sa face devient livide, plombée, elle exprime l'anxiété ; les ailes du nez sont écartées ; le sillon naso-labial est très-apparent ; la langue pend entre les lèvres (voyez *Hippocrate, chap. VII, liv. II, des maladies*) ; la bouche se remplit d'écume ; la tête se renverse en arrière ; les extrémités se refroidissent ; les excrétions sont quelquefois involontaires.

Les petits malades éprouvent un sentiment de constriction à la gorge. L'expiration est ordinairement bruyante, cinq à six inspirations se succèdent rapidement avant d'être suivies d'une expiration. Souvent entre celle-ci et la dernière inspiration se trouve un assez longue intervalle. Les inspirations sont bruyantes, sifflantes.

Les muscles lombricaux et adducteurs des pouces sont contractés comme dans l'épilepsie. (Voyez aussi l'angine striduleuse.)

Le pouls est petit, fréquent et irrégulier (*Wultzer*), c'est ordinairement au moment du réveil que l'accès se montre : on le reconnaît de suite au cri particulier ; d'abord très-rare et ne paraissant que tous les quinze à vingt jours, il ne tarde pas à devenir plus fréquent à tel point que, dans vingt quatre heures, il peut se montrer douze à quinze fois. Le *Docteur Wultzer* (*Archives médicales de Strasbourg*) cite un asthme thymique à accès qui revinrent d'abord toutes les nuits, puis plusieurs fois dans la même nuit.

Cet accès peut durer depuis une demi-minute jusqu'à six minutes.

Une fois l'accès passé, l'enfant reprend sa gaieté, ou son sommeil; sa figure perd sa teinte violacée, et tous les symptômes d'asphyxie et d'apoplexie se dissipent, mais il reste toujours de la dyspnée.

D'après *Kyll* on ne connaît pas de malades qui n'aient offert qu'un seul accès.

TERMINAISONS.

L'asthme thymique peut se terminer par la guérison, ce qui est rare, suivant les auteurs, ou par la mort, ce qui est très-commun.

Le petit malade peut succomber à la longue dans des convulsions épileptiformes; le plus souvent il meurt suffoqué, soit au milieu d'un accès, soit quand il veut crier ou pleurer. Difficilem respirationem et denique mortem affert (*Morgagni, l. c.*).

Quand l'asthme thymique doit avoir une terminaison heureuse, les accès deviennent de plus en plus éloignés et avec des symptômes de moins en moins effrayans.

Kerr dit avoir remarqué que les enfans qui ont été atteints de cette affection parlent plus tard que les autres. (Voir *Gazette médic.*, *p.* 281, 1838.)

PRONOSTIC.

L'asthme thymique est, suivant les auteurs allemands et anglais, une affection très-dangereuse.

Plus les accès sont rapprochés, l'enfant chétif, son tempérament lymphatique, plus alors l'asthme est grave. L'on a aussi remarqué que l'asthme chronique était toujours mortel.

Les symptômes épileptiformes sont d'un mauvais augure ; ceux de l'apoplexie et de l'asphyxie annoncent le plus souvent une mort imminente.

En général, le danger est beaucoup plus grand pour les enfans âgés de quelques mois que pour ceux qui sont moins jeunes.

Plus l'hypertrophie du thymus est considérable, plus alors la maladie est grave.

Il n'est pas sans exemples que des enfants, atteints de cette affection, succombent dans l'intervalle des accès, et sans signe précurseur aucun.

DIAGNOSTIC.

On peut reconnaître l'asthme thymique aux signes suivans :
1.° Cri particulier, dont le timbre offre quelque chose de celui de la coqueluche et du croup (*Koop*) ; 2.° contraction des muscles lombricaux et des adducteurs des pouces ; 3.° procidence de la langue entre les lèvres, pendant les accès, comme dans leur intervalle et durant le sommeil ; 4.° quelquefois présence d'une tumeur qui comprime la trachée-artère et s'enfonce derrière le sternum, tumeur que *Allan Burns* dit avoir toujours rencontrée ; 5.° son obscur et même matité

le long du sternum, quand la glande a acquis un fort volume ; 6.° abscence du murmure respiratoire au-dessous du sternum dans la même circonstance (*Fyngerhuth*) ; 7.° absence de signes plessimétriques, stéthoscopiques qui annoncent une maladie du larynx, de la trachée-artère, des bronches, du tissu pulmonaire, de la plèvre, autre qu'une simple hypérémie du poumon et des bronches ; 8.° inspirations courtes, sifflantes et saccadées, se succédant rapidement au nombre de cinq à six avant d'être suivies d'une seule expiration, qui est séparée par un assez long intervalle de la dernière inspiration.

Je vais maintenant m'arrêter un instant sur le diagnostic différentiel, après quoi je dirai un mot sur la nature de cet asthme.

Les accès, séparés par des intervalles après lesquels le malade quoique conservant un peu de dyspnée et ayant sa langue entre ses dents, reprend sa gaieté et son sommeil ; les inspirations sifflantes, saccadées ; le son obscur et la matité le long du sternum ; la présence d'une tumeur recouverte par le fascia cervicalis, par les muscles sterno-hyoïdiens et thyroïdiens, sont des signes à l'aide desquels l'on pourra ne pas confondre l'asthme de *Koop* avec l'apoplexie céré-brale, avec l'hypérémie pulmonaire ou bronchique, avec l'angine laryngée pseudo-membraneuse, l'angine striduleuse et avec la coqueluche. (Voyez ces maladies.)

L'asthme aigu de *Millar* (voyez 1e. section, t. I, p. 171) se distingue de l'asthme thymique en ce qu'il a une marche moins lente que celle de ce dernier ; en ce qu'il a des accès moins rapprochés et de plus longue durée que ceux de celui-ci.

La procidence permanente de la langue entre les dents, la faiblesse du pouls, la contraction des muscles adduc-teurs des pouces, le son obscur et la matité le long du sternum, l'absence du murmure respiratoire au-dessous du même os, la succession toute particulière des mouvemens respiratoires, la présence d'une tumeur siégeant au cou au-dessous des muscles sterno-hyoïdiens et thyroïdiens, sont des symptômes qui serviront à empêcher qu'on ne confonde l'asthme thymique avec l'angine striduleuse et encore avec l'asthme aigu de *Millar*. Je ne pense par qu'on puisse le confondre avec le croup, avec un accès de dyspnée suite d'emphysème et d'œdème pulmonaires et avec l'angine laryngée œdémateuse.

Il est bien évident d'après tout ce que je viens de dire sur les symptômes, la marche, les terminaisons et le diagnostic de l'angine thymique, que cette rare maladie offre deux choses distinctes et essentielles à considérer, si l'on veut se rendre un compte assez exact de sa nature et tenter un traitement avec quelques chances de succès: la première, est l'hypertrophie du thymus; la seconde, est le spasme de la glotte. Ce spasme est ici symptomatique; c'est-à-dire lié à l'hypertrophie de la glande; c'est lui qui cause les accès. Ainsi, dans l'asthme thymique, il y a: hypertrophie du thymus, puis spasme de la glotte causé par l'embarras de la circulation; embarras dépendant de l'augmentation du volume de la glande qui comprime la trachée-artère, des rameaux bronchiques et des vaisseaux.

Les docteurs *Ley* et *Wakeley* attribuent ce spasme à la compression du nerf pneumo-gastrique. (Voyez angine striduleuse I^e. section, chapitre III, et coqueluche; IIIe. section chapitre **VI.**)

Le spasme dans l'asthme thymique est donc distinct, quant à la cause première, du spasme de la glotte que l'on observe dans l'angine laryngée pseudo-membraneuse; dans l'angine striduleuse; dans l'asthme aigu de *Millar*; en un mot, dans certaines maladies du larynx et de l'axe cérébro-spinal; il est encore différent du spasme idiopathique, qui peut se rencontrer chez les adultes comme chez les enfans (voir *Dict. de méd.*, en 25 vol., t. *XVII*, p. 585); de là vient qu'il offre des symptômes tout particuliers.

L'an dernier, l'on me fit voir un petit enfant de quatre à cinq mois; issu de parens sains et habitant un logement heureusement situé, qui venait d'avoir un troisième accès de suffocation. L'on me dit que dans la famille il n'existait point de scrofuleux, et que le premier accès avait eu lieu un mois auparavant. La bouche du petit enfant était béante, la langue placée entre les dents ne gagnait point les lèvres. La figure était pâle, livide (il y avait dix minutes que le dernier accès était fini); le pouce de chaque main était fortement fléchi; la respiration ne me semblait point gênée. Après avoir examiné attentivement le larynx, les poumons et le cerveau sans rencontrer aucun symptôme morbide, j'ai craint un asthme thymique, quoique la percussion et la palpation ne m'accusaient point une hypertrophie du thymus; deux sangsues furent appliquées sur le sternum, puis un petit vésicatoire; des bains de pieds irritans furent aussi conseillés et employés. Sous l'influence de cette mé-dication, les accès ne revinrent plus. Etait-ce bien à un asthme thymique que j'avais affaire? Je rapporte tout sim-plement ce que j'ai vu et fait.

Quelques temps après, une jeune et forte villageoise m'apporta son petit garçon, âgé de trois mois, désireuse qu'elle était de savoir pourquoi, jusques alors, elle ne l'avait point entendu crier, et pleurer. Cet enfant bien frais, à chairs fermes, me paraissant jouir d'une bonne santé et n'avoir aucune lésion des organes du système respiratoire, portait à la partie inférieure du cou, une tumeur très-molle, de la grosseur d'une pomme, assez mal circonscrite et s'enfonçant sous le sternum ; à la partie supérieure de cet os, la percussion médiate trouvait un son obscur. L'enfant n'avait point eu d'accès de suffocation ; les battemens artériels étaient assez forts, accélérés et les inspirations fréquentes et inégales ; du reste aucun autre symptôme. Je prescrivis des frictions avec une graisse iodurée. Au bout de dix jours, la mère me fit dire que la *grosseur étaient disparue* et *que l'enfant criait*. Etait-ce à une hypertrophie du thymus que j'avais affaire? Je l'ai soupçonné.

Ces deux observations prouvent que le diagnostic de l'asthme thymique n'est point chose aussi facile qu'on pourrait le penser en étudiant les ouvrages Anglais et Allemands. La dernière peut bien donner à croire que l'hypertrophie du thymus n'est point toujours une cause d'accès d'asthme.

Dans la première, l'on voit des symptômes de l'asthme thymique : ainsi les accès de suffocation ; la contraction des muscles adducteurs des pouces ; la procidence de la langue; et cependant la vue et le toucher, la percussion et l'auscultation ne démontrent point l'hypertrophie du thymus : donc plusieurs phénomènes, que l'on regarde comme signes de l'accroissement du thymus, peuvent se rencontrer sur des enfans dont cette glande ne paraît point hypertrophiée. La seconde montre, à ce que j'ai cru du moins, une hypertrophie du thymus sans symptômes attribués à l'asthme thymique : donc cette angine infantile n'est point essentiellement inhérente à l'hypertrophie du thymus. La première ne semblerait-elle pas offrir un exemple du spasme idiopathique de la glotte ?

On trouve dans la *Gazette médicale de Paris*, recueil si si fécond en faits intéressans et en articles savans, une observation de spasme de la glotte, dû à une constipation absolue.

TRAITEMENT.

Traitement pendant l'accès.

L'on place immédiatement l'enfant sur son séant, on le penche en avant et on lui frappe légèrement sur le dos pour faciliter la respiration (*Koop*).

Pour combattre les hypérémies cérébrale, pulmonaire, on a recours aux évacuation sanguines. L'on applique des sangsues derrière les oreilles et sur le thorax, selon la circonstance; puis on a recours à des révulsifs placés sur les extrémités inférieures.

Si le pouls est insensible l'on doit faire sur le visage et sur le tronc des aspersions d'eau froide, ou recourir au vinaigre, à l'éther et à des frictions irritantes.

Sur la fin de l'accès l'on administre l'eau de laurier-cerise, ou le cyanure de potassium, ou l'acide hydro-cyanique, ou bien l'oxyde de zinc, le musc, le castoréum.

Traitement durant l'intervalle des accès.

Il faut combattre la faiblesse constitutionnelle, le tempérament lymphatique (voir traitement de la phthisie pulmonaire), l'affection catarrhale (voir catarrhe pulmonaire) et rappeler l'exanthème disparu. Il est bon aussi de faire appliquer des sangsues sur le sternum, d'avoir recours à des révulsifs, à des purgatifs vantés par *Joy*, *Tweddie*, *Merrimann*, puis de continuer l'usage des antispasmodiques.

L'on recommande encore les frictions faites sur le devant du thorax avec l'hydro-chlorate de baryte, avec le tartre stibié, avec les iodures de mercure, et un emplâtre d'ammoniaque ou d'euphorbe.

Le docteur *Luroth* (*Gazette médic.*, *page* 429, 1858) rapporte une observation d'asthme thymique dans laquelle on voit les vomitifs et le calomel rester sans effet, et les symptômes ne commencer à céder qu'après l'administration d'un moyen à la fois calmant, légèrement tonique et évacuant: c'est-à-dire, l'élixir, cardui benedict. de *Hufeland*.

SECTION V.

MALADIES DE LA PLÈVRE.

CHAPITRE I.

PLEURÉSIE.

La *Pleurésie* ou *Pleurile* est l'inflammation de la plèvre.

Cette maladie, parmi les auteurs anciens, n'a pas toujours eu le siége qu'on lui assigne aujourd'hui : tandis qu'*Hipppocrate* (*Des maladies internes, liv. I, II, III,*), *Galien* (*De affectis locis, t. VII, chap. III*), *Arétée, Alexandre de Tralles, Paul d'Egine, Celse, Boerhaave, Sydenham, Huxam, Morgagni, Baglivi, Dehaën*, soutenaient que la pleurésie était une affection que l'on ne devait point confondre avec la pneumonie ; d'autres, au contraire, prétendaient que la pleurésie et la pneumonie ne fésaient qu'une seule et même maladie ; parmi ces derniers je citerai *Haller, Tissot, Cullen* et *Frank*.

Aujourd'hui la phlegmasie de la plèvre est une affection bien connue, grâce aux travaux de *Bayle* (*Recherches sur la phthisie pulmonaire*), de M. *Broussais* (*Phlegmasies chroniques*), de *Laennec* (*Traité de l'auscultation*), de MM. *Andral*, *Piorry*, *Reynaud*.

La phlegmasie de la plèvre offre un grand nombre de variétés; l'on s'attend bien que je n'indiquerai pas toutes celles données par quelques *nosographes*, entr'autres par *Sauvages*, parce qu'elles sont ou inutiles et insignifiantes où mauvaises.

Hippocrate reconnaissait une *pleurésie sèche*, c'est-à-dire non accompagnée d'expectoration, et une *pleurésie humide* ou avec expectoration : cette division est abandonnée.

Je reconnaîtrai une *pleurésie avec épanchement*, et une autre *sans épanchement*. Je nommerai *diaphragmatique*, l'inflammation de la plèvre qui tapisse le diaphragme; *costale* ou *pulmonaire*, la phlegmasie de la plèvre qui tapisse les côtes ou le poumon. *Hippocrate*, *Baillou* etc., appellent *pleurésie dorsale*, l'inflammation de la membrane qui tapisse le médiastin postérieur; *Vogel*, désigne sous le nom de *médiastine* la phlegmasie de la séreuse qui forme la paroi du médiastin antérieur.

La *fausse pleurésie d'Hippocrate*, de *Huxam*, de *Sydenham*, des deux *Hoffmann*, de *Stoll* etc., désigne, quelquefois, l'inflammation de la séreuse costale; mais, le plus souvent, l'affection rhumatismale des parois thoraciques. (Voyez pleurodynie.)

La pleurésie peut occuper un seul côté ou les deux côtés de la poitrine : ce cas est très-rare : le docteur *Louis* pense que cela n'a lieu que chez les tuberculeux. La surface malade de la séreuse peut être grande, petite, circonscrite; il est encore très-commun de voir enflammés les replis qui tapissent les scissures pulmonaires.

On divise aussi la pleurésie en *franche* et en *latente* ; la première présente des symptômes clairs ; la seconde, bien étudiée par *Baglivi*, par *Stoll* surtout, a une marche sourde, cachée et ne peut être reconnue qu'avec une attention extrême.

On admet des *pleurésies aiguës*, et des *pleurésies chroniques*.

L'inflammation de la plèvre peut être *simple*, ou *compliquée* de la phlegmasie du tissu pulmonaire. Dans ce dernier cas, l'affection prend le nom de *Pleuro-pneumonie*.

J'aurai soin de faire connaître toutes ces espèces de pleurésies.

ÉTIOLOGIE.

Les causes de l'inflammation de la plèvre sont très-nombreuses : les principales et les plus ordinaires sont les suivantes :

L'impression d'un air froid ; le contact d'un vent frais sur une partie (de préférence la poitrine) couverte de sueur ; l'ingestion de boissons froides dans l'estomac, lorsqu'on a très-chaud ou que la peau est couverte de sueur ; l'oubli d'une évacuation sanguine habituelle ; la suppression subite d'un écoulement de nature quelconque, existant depuis un temps assez long, la répercussion d'un exanthème ; la phlegmasie pulmonaire ; les tubercules développés soit dans le poumon, soit dans la plèvre elle même ; les déchirures du tissu pulmonaire avec communication dans la plèvre ; la blessure de celle-ci ; les contusions du thorax ;

les chûtes, les coups, les quintes de toux violentes et opiniâtres, l'affection rhumatismale, la frayeur, l'horreur, la morve aiguë.

La pleurésie accompagne assez souvent les vastes brûlures; il n'est point rare de la voir succéder à une grande opération, à une résorption purulente. Je l'ai vue, une seule fois il est vrai, se montrer après un frisson d'une fièvre intermittente, ce frisson avait duré sept heures; M. *Broussais* (*Phleg. chro. t. I, p. 256, 4.*me *édit.*) rapporte l'observation d'une pleurésie suite d'une fièvre tierce.

Je ne terminerai point cet article, sans dire que toutes les causes que je viens d'énumérer (faut-il excepter les blessures?) ne sont qu'occasionnelles; c'est-à-dire que, seules, elles ne peuvent produire l'inflammation de la plèvre. En effet, chaque jour, l'on rencontre des milliers de personnes sous l'influence de toutes ces causes et qui cependant n'ont point de pleurésie ou ont une toute autre maladie : ce qui prouve, évidemment, que l'inflammation de la plèvre, comme toute autre phlegmasie, exige pour condition première, une cause cachée, inconnue, que j'appellerai, si l'on veut, cause prédisposante.

Remarquons aussi qu'il n'est point rare de voir la pleurésie en même temps que la phlegmasie d'une autre séreuse, ou succéder à cette dernière ou la remplacer; et que, si elle est si fréquente, c'est qu'elle est liée par une étroite sympathie à la peau, à la suppression subite de la transpiration à laquelle elle est forcée de suppléer.

La pleurésie est plus rare chez les femmes, et, dans les deux sexes, avant l'âge de la puberté; mais alors elle est d'autant plus dangereuse.

Elle est plus fréquente du côté droit de la poitrine, mais

plus bénigne; plus rare et plus dangereuse du côté gauche; dans ce cas, est-ce parce que le péricarde quelquefois, ou quelquefois le cœur lui même est enflammé en même temps? (*Stoll*, *Aph.* 235.)

CARACTÈRES ANATOMIQUES.

L'inflammation de la plèvre se reconnaît souvent à l'injection de quelques vaisseaux qui sont beaucoup plus rouges et plus apparens que dans l'état de santé. Ces vaisseaux, par leurs anastomoses et leur entrelacement, forment des stries rougeâtres, des plaques de même couleur, plus ou moins étendues et quelquefois très-grandes. Ces rougeurs, résulta de l'injection active des vaisseaux, ne doivent point être confondues avec celles qui reconnaissent pour cause une injection passive ou cadavérique.

Souvent à la nécropsie, toute rougeur est disparue là où siégeait la phlegmasie; la séreuse est très-blanche, et l'on ne remarque aucun changement dans sa structure. *Riolan*, *cœlius Aurélianus* (*Acut. pass.*, *li.* 2, *c.* 16,) disent qu'ils ont trouvé la plèvre noire, livide, et le premier a ajouté que c'est pour cela qu'*Hippocrate* a écrit que les cadavres des pleurétiques semblent à la dissection avoir été foudroyés.

La plèvre peut devenir opaque et s'épaissir. Cet épaississement est dû, la plupart du temps, aux feuillets des fausses membranes qui la recouvrent. Il est très-rare que cet épaississement ne dépende point de la cause que je viens d'indiquer; cependant un *anatomiste allemand* a soutenu, il y a quelque temps, l'opinion contraire.

Cette membrane peut s'épaissir au point qu'elle peut être deux fois plus épaisse qu'à l'ordinaire (voyez les *Observations* de *Riolan*, dans le *Sepulchretum*, *lib.* 2, *S.* 4).

La séreuse thoracique, comme on le sait, exhale, en état de santé, une certaine proportion de sérosité, dont la quantité et les qualités changent quand il y a phlegmasie.

Dans la pleurésie, le liquide épanché dans la cavité de la plèvre peut varier en quantité, depuis quelques onces jusqu'à plusieurs livres. Je rapporte au chapitre empyème une observation, dans laquelle on voit que la quantité de liquide s'élevait à V livres, II onces; que ce grand épanchement refoulait fortement, à droite, le cœur et faisait bomber le diaphragme. Il est probable que, dans ce cas, la rate était aussi déplacée. Quand c'est dans la cavité thoracique droite que se forme un très-grand épanchement, le foie peut être déprimé.

Lorsque le liquide contenu dans la plèvre est très-abondant, le diamètre de la poitrine peut augmenter du côté affecté; alors aussi l'on peut voir le médiastin refoulé, le cœur, la rate et le foie déprimés, et les espaces intercostaux plus ou moins agrandis et bombés. Mais on ne peut donner une règle fixe sur cette dilatation; en effet, celle-ci dépend de la résistance plus ou moins grande du poumon, du médiastin, du cœur ou du foie à se laisser comprimer et dévier; elle dépend aussi de la facilité plus ou moins grande avec laquelle les côtes peuvent se soulever: l'on sait que chez les vieillards, l'ossification des cartilages costaux rend ce mouvement moins facile que dans l'enfance et l'âge adulte.

Ces vastes épanchements compriment le poumon, le refoulent contre le médiastin ou contre la colonne vertébrale; mais n'altèrent point son tissu; car, soufflé, il reprend son volume naturel. Si, avant de pratiquer l'insufflation, on l'incise, on voit que son tissu ressemble assez à celui du poumon de l'enfant, nouveau né, qui n'a fait que quelques inspirations : plongé dans l'eau il gagne le fond du vase.

L'épanchement peut être de couleur citrine, ou fauve, ou incolore. Le plus ordinairement il est transparent, très-limpide, et d'une saveur soit douceàtre soit très-légèrement salée; son odeur, fade d'habitude, devient très-souvent bien fétide; c'est lorsqu'il s'établit une communication entre la plèvre et l'air extérieur soit à travers la paroi thoracique, soit à travers le poumon. Dans ces circonstances, l'odeur est alliacée; il suffit de l'avoir sentie une seule fois, pour l'avoir toujours présente à la mémoire. Très-souvent ce liquide tient en suspension des flocons d'albumine qui ne surnagent que très-difficilement; quand il y a quelques uns de ces flocons qui se dissolvent, le liquide perd de sa transparence; quelquefois il est formé par du véritable pus; d'autres fois il est épais, rougeàtre.

On a vu des épanchements thoraciques formés par du sang tout pur qui avait été exhalé de la plèvre. « *Bonet* (*Sepul.*, *lib. II*, *sect. I*, *obs. 76*), *Broussais*, *Andral.* »

Ces différens liquides peuvent exister seuls ou mélangés avec des gaz.

Toutes ces lésions ne sont point les seules que l'on rencontre dans l'inflammation de la plèvre.

La séreuse offre souvent à sa surface de nombreuses granulations qui ne sont autre chose que le résultat de la concrétion d'une partie du fluide albumineux sécrété, que l'on ne doit point confondre avec les tubercules qui souvent se trouvent parmi elles. Ces concrétions albumineuses n'affectent pas toujours la forme des granulations, elles peuvent constituer les fausses membranes. Celles-ci, d'abord molles, blanchâtres, sans trace d'organisation aucune, ne tardent point à être sillonnées par des vaisseaux, qui d'une part s'abouchant avec ceux de la plèvre costale, de l'autre s'anastomosent avec ceux de la plèvre pulmonaire. *Rasori* soutient que les fausses membranes n'ont pas de vaisseaux et que ceux que l'on voit sont ceux du tissu cellulaire voisin, agrandis en évidence et altérés. Ces pseudo-membranes, qui se forment avec une promptitude étonnante, ne tardent point à acquérir une très-grande résistance. Ordinairement, elles vont d'un feuillet à l'autre de la plèvre, en s'entrelaçant de plusieurs manières. De cet entrelacement résultent souvent des loges qui circonscrivent un épanchement partiel, dont la couleur, la densité et la composition ne sont jamais les mêmes que celles de l'épanchement général, traversé par ces fausses membranes.

La surface de ces produits membraneux, d'abord lisse, ne tarde point à devenir inégale, rugueuse, mamelonnée; et, chez quelques individus, parsemée de tubercules assez faciles à reconnaître.

L'épaisseur des fausses membranes varie beaucoup; mais en général plus elles sont épaisses, plus elles sont composées de feuillets superposés. Les unes sont incolores; les autres sont noires, rougeâtres, jaunâtres.

Elles peuvent devenir cartilagineuses (*Haller*, *Opus. path.*, *ob.* 40) ossiformes; *Laennec* avait cru remarquer que cette transformation avait lieu surtout dans les cas d'exhalation sanguine.

Quelquefois, pendant que le poumon est comprimé contre le médiastin par un vaste épanchement, il se forme autour de lui des fausses membranes en très-grand nombre et tellement résistantes qu'elles l'empêchent de reprendre son volume. Quelquefois il est si comprimé, si recouvert par ces fausses membranes, qu'on pourrait croire qu'il est disparu (voyez la *Lettre XXII de Morgagni*, § 8). Dans ce cas, l'insufflation suffit pour tirer d'embarras l'observateur.

Lorsque l'épanchement s'est fait jour à travers les parois pectorales, ou à travers le tissu pulmonaire, l'on trouve cette ouverture dont je parlerai au chapitre où il s'agira du pneumo-thorax. Cette dernière fistule, c'est-à-dire celle qui établit une communication entre une bronche et la cavité pleurétique, n'est point toujours une conséquence de la pleurésie ; mais souvent une cause.

Il n'est point rare de rencontr e r, à la suite d'une pleurésie, une dépression des parois pectorales ; aplatissement dont l'étendue, le degré sont très-var iables, et dont la théorie de la formation a été exposée, en parlant des caractères anatomiques de la phthisie pulmonaire (t. II, page 176) et sur lequel je suis revenu dans une o bservation donnée avec grands détails au chapitre où je parle de l'Empyème. (Je renvoie le lecteur à chacun de ces articles.)

Si l'inflammation de la plèvre est accompagnée d'une bronchite ou d'une pneumonie, ce qui n'est point rare, à l'examen cadavérique l'on re ncontre les caractères anatomiques propres à chacune de ces affections.

Je terminerai cet article en disant que quelquefois on trouve, à la dissection, la plèvre sans aucune lésion ou seulement altérée en quelque sorte légèrement. « *Vasalva*, *Jacot* (*Comm. in Hippoc.*), *Servius et Morgagni* (*Lettre XXI*). »

SYMPTOMES.

Il est assez rare que, sur le visage d'un pleurétique, l'on rencontre quelques symptômes : seulement chez plusieurs malades on remarque l'empreinte de la douleur, produite par la violence du point de côté ; pendant la toux on voit les muscles du visage se contracter subitement et de telle sorte que ce dernier fait voir la souffrance qu'endure le patient. Ce n'est que de loin en loin que l'on voit un cercle rouge se dessiner sur les pommettes.

Chez l'enfant deux rides se montrent sur le front, à la racine du nez, à angle droit de la direction des sourcils.. Les narines sont plus ou moins ouvertes, et le sillon naso-labial très-marqué.

La peau est chaude, brûlante, quelquefois elle se couvre de sueur, c'est fréquemment un augure favorable ; cette sueur souvent arrive par l'effet du traitement, et surtout à la suite des vésicatoires.

La peau des pleurétiques se couvre de sueurs spécialement dans deux circonstances : 1°. lorsque la phlegmasie marche vers une heureuse terminaison ; 2°. lorsque des productions accidentelles, comme des tubercules, située soit dans les fausses membranes, soit dans la plèvre ou le tissu pulmonaire, viennent à se ramollir.

Le pouls, suivant les anciens observateurs, dans la pleurésie, est serré, fort et dur, tel qu'il s'enfonce dans le doigt (*Forestus*). *Galien* a beaucoup insisté sur ce symptôme ; mais bien moins encore que *Baglivi* qui dit : pulsûs durities est signum feré infaillibile omnium pleuritidum. *Huxam* (*Dissert. sur les pleurés.*) est aussi de son avis.

Aujourd'hui, que nous possédons des moyens certains, l'on sait que *Baglivi* a beaucoup exagéré. Les battemens artériels n'offrent des irrégularités et de l'intermittence, que chez les individus atteints d'affection du cœur ou de l'aorte, ou qui, en état de santé, présentaient ces phénomènes. Cependant on peut les rencontrer sur le déclin de la vie, lorsque l'inflammation de la plèvre doit être funeste sous peu.

La fièvre qui, comme on le sait, est constituée par la chaleur de la peau jointe à l'accélération du pouls, chez l'un est forte ; chez l'autre faible ; mais, dans tous les cas, elle offre un redoublement dans la soirée. Son début se reconnait à des frissons qui, ainsi que le dit *Baglivi*, ne se montrent point dans les fausses pleurésies.

En général, la fièvre suit la marche de la phlegmasie : celle-ci est elle à l'état aigu ? La peau est chaude, le pouls dur, serré, fréquent. L'inflammation se modère-t-elle ; ou passe-t-elle à l'état chronique ? L'on voit la peau perdre de sa chaleur et le pouls de sa dureté ; mais celui-ci conserve toujours de la fréquence, qui est manifeste surtout le soir ; époque à laquelle s'élève un peu la température de la peau. Enfin, il arrive un moment où le patient est presque sans fièvre ou même sa peau a perdu sa chaleur et son pouls toute sa fréquence, quoiqu'il ne soit pas guéri ; c'est alors, que la résorption de l'épanchement a lieu surtout.

Comme dans la pneumonie, le sang tiré de la veine est couenneux, surtout à la seconde saignée, c'est ce phénomène qui a fait dire à M. *Piorry* (*Traité de diagnostic, t. II*) que dans la pneumonie et la pleurésie il existait une altération du sang. Cette opinion, si contraire à la doctrine de M. *Broussais*, avait été soutenue bien avant le docteur *Piorry*, pour s'en convaincre il faut étudier les anciens : je vais en citer quelques uns : *Hoffmann* dit : la vraie pleurésie est une inflammation du sang (*Med. rat. system.*, *t.* 4, *pag.* 427); *Sydenham* a écrit : le sang que l'on tire dans cette maladie semble montrer qu'elle vient réellement du transport de la matière fébrile sur la plèvre; *Stoll*, et avant lui *Boerhaave*, ont reconnu clairement aussi que la pleurésie est une inflammation sanguine, provenant ordinairement d'une fièvre aiguë qui a précédé.

La sécrétion urinaire diminue, est plus ou moins pervertie; l'urine est ordinairement rouge, épaisse, troublée, quelquefois très-abondante au point qu'elle peut servir de crise favorable quand il y a épanchement.

Rarement les facultés intellectuelles sont atteintes.

Lorsque la pleurésie est chronique la nutrition se trouble; le marasme arrive, accompagné de diarrhée, de sueurs et d'infiltration séreuse. Il est assez rare de voir celle-ci seulement du côté correspondant à la phlegmasie. Plus la fièvre causée par l'inflammation chronique est intense, plus la marche du marasme est prompte.

La douleur, accompagnée de frissons, car toutes les vraies pleurésies commencent presque toujours par un frisson (*Huxam*, *Diss. sur les pleurésies, chap. IV*; voir aussi la page précédente), est un des symptômes les plus constans de la pleurésie; c'est celui qui affecte le plus le malade et dont il se plaint davantage.

Ordinairement vive à son début, elle diminue à mesure que l'épanchement se forme; quelquefois vague et errante dès le principe, elle ne devient certaine et fixe qu'aubout de quelques jours. Souvent, après avoir cessé de se faire sentir, elle se montre de nouveau avec une intensité soit égale, soit moindre, soit plus grande que celle qu'elle avait à son début. *Hippocrate* (*Traité des maladies, liv. III,*

chap. XV) dit : dans toute pleurésie, les douleurs sont
ordinairement moins cruelles le jour que dans la nuit.

Le siége de prédilection du point pleurétique est ordinairement au-dessous du sein, surtout à droite ; on la rencontre dans le creux de l'aisselle et sous la clavicule. J'ai
vu cette douleur une fois dans la fosse sous-épineuse, une
autre à l'épigastre et le long du sternum, et très-souvent dans
les hypocondres. *Arétée* (*liv. I, chap.* 10) dit que, dans
quelques cas, elle peut s'étendre jusqu'au gosier et même au
dos et aux épaules. Je n'ai encore rencontré que deux
malades se plaignant d'un double point de côté, existant
en même temps à droite et à gauche.

La grandeur de l'espace occupé par la douleur est très-
variable et n'a rien de fixe. Chez l'un, cette douleur n'existe
que dans une très-petite circonférence ; chez un autre, elle
peut régner tout le long de la paroi antérieure du thorax du
côté qu'elle se fait sentir. M. *Broussais* (*Phlegm. chron.*,
t. I, p. 243, 4.me *édit.*) présume que la douleur pongitive
et bornée correspond à un point d'inflammation peu étendue,
et la douleur générale à une phlogose répandue dans toute
l'étendue de la membrane.

Son caractère est d'être pongitive, aiguë ; de s'exasper
par la toux, l'inspiration, le mouvement, la percussion soit
médiate soit immédiate, par la pression intercostale et par le
décubitus sur le côté affecté.

La douleur pleurétique peut être très-sourde, fugitive, ou
même manquer entièrement ; c'est ce qu'on remarque dans
les pleurésies latentes.

On peut la confondre avec celle qui accompagne la
pneumonie, ou avec la pleurodynie. La douleur péripneumonique est tensive, obtuse et pesante, plutôt qu'aiguë

(*Hoff*, *Medend. rat. system.*, *t.* 4, *p. I*, *p.* 427 ; *Arétée*,
Cap. de pulmon.); à la douleur rhumatismale on donne
(*Huxam*, *Diss sur la pleurésie*) pour caractère : l'incons-
tance; la grande étendue; l'exaspération par la pression
légère sur les côtes, par les mouvemens des bras, par la
toux et par les profondes inspirations (voyez *Pleurodynie*);
mais il faut convenir que toutes ces données sont trop
vagues pour faire diagnostiquer la douleur pleurétique; la
marche de l'affection réunie à certains autres de ses symptômes pourra faire reconnaître positivement le point douloureux causé par la phlegmasie de la plèvre : d'où il suit
que l'on ne doit point être de l'avis d'*Hippocrate* lorsqu'il
dit (*Prænot.* 491) : dolores leviter formatos, absque ullà
significatione.

Le décubitus est rarement indifférent : autrefois on regardait comme caractéristique celui qui avait lieu sur le côté
affecté; aujourd'hui, il est reconnu positivement que cette
dernière opinion est, pour le moins, très-exagérée. Chez
plusieurs malades, le décubitus est à-peu-près indifférent;
en effet, on les voit se coucher tantôt sur le côté sain, tantôt
sur le côté affecté, ou sur le dos. Le plus ordinairement,
le décubitus est diagonal incliné plus ou moins vers le côté
malade, et ce n'est que de loin en loin que l'on rencontre
un pleurétique reposant sur le côté correspondant à la
phlegmasie. Disons encore que le décubitus sur le côté non
affecté est impossible quand la douleur est très-aiguë, et que
la dyspnée est forte.

Le décubitus est toujours dorsal quand la pleurésie est
double.

M. *Andral* (*Cliniq. médic.*, *t. II*, *p.* 605) a remarqué
que lorsque la plèvre diaphragmatique est particulièrement

enflammée, le décubitus, horizontal cesse souvent d'être possible; que les malades restent sur leur séant; et qu'ils inclinent même plus ou moins fortement leur tronc en avant; comme si cette précaution allégeait leur douleur. (*Celse* avait dit : si septum transversum percussum est, præcordia sursum contrahuntur. (*Lib. V. Cap. XXVI.*)

Je puis affirmer avoir remarqué cette position chez des malades dont la plèvre affectée n'était point celle qui tapissait le diaphragme, comme la nécropsie me le prouva. Ainsi, lorsque l'épanchement est très-vaste (voyez l'observation citée ci-dessus), le patient se tient sur son séant, le torse plus ou moins incliné en avant et vers le côté malade. De plus j'ai vu des malades, atteints d'une pleurésie diaphragmatique, se tenir constamment couchés sur le dos, ou sur le côté opposé à celui ou siégeait le mal. (*Voir ma Thèse pour le doctorat en médecine, Paris,* 1835, *N.º* 172.)

La dyspnée peut manquer entièrement, pendant tout le cours d'une pleurésie (voyez *Andral* et *Bonet*; ce dernier parle d'un individu qui n'avait point de dyspnée, quoique sa poitrine contint quatre livres de liquide; *Sepulch.*, *lib. II*, *p.* 518, *édit.* 1705), ou ne se faire remarquer que sous l'influence de la toux, de la parole, du mouvement.

Chez quelques malades, après s'être montrée intense, elle diminue peu à peu et disparaît même presqu'entièrement avant la résorption de l'épanchement.

D'autres fois, après s'être fait sentir très-faible, elle augmente peu à peu avec la quantité du liquide épanché, ou tout-à-coup avec le point pleurétique.

Il peut encore arriver qu'elle soit violente depuis le début de l'inflammation, jusqu'à la terminaison de la maladie par la mort.

Dans tous les cas où on la rencontre on la voit augmenter après la toux, pendant la marche, le chant, ou une conversation; et souvent, quoique très-grande, elle n'est point sensible pour le malade qui peu à peu s'y est habitué; mais elle n'échappe point à l'œil médical.

La dyspnée peut être portée jusqu'à l'orthopnée et même jusqu'à la suffocation lorsque l'épanchement est très-vaste; elle augmente toujours dans la nuit et sous l'influence des variations électriques et atmosphériques.

En général l'on peut dire que la dyspnée croît avec la quantité de l'épanchement, suivant la rapidité avec laquelle celui-ci se forme, et qu'elle est sous l'influence de l'état plus ou moins sain du poumon du côté opposé.

Lorsque le point de côté se fait sentir, ou que l'épanchement est grand, la respiration est douloureuse, vite, accélérée, incomplète; assez souvent le médecin seul reconnaît ces modifications.

La respiration est dite abdominale, quand elle se fait par l'action du diaphragme seul; elle est thoracique quand le diaphragme n'y concourt point et qu'elle ne s'effectue que par le mouvement des côtes. La première se rencontre dans la pleurésie costale ou lorsque l'épanchement est très-grand; la seconde se montre dans les cas où la phlegmasie occupe la plèvre qui tapisse le muscle diaphragme. (*Huxam, de aëre et morb., ep., p. 72.*)

Elle peut être très-fétide et avoir l'odeur d'hydrogène phosphoré lorsqu'il s'est établie une communication entre la plèvre et l'air extérieur à travers le tissu pulmonaire.

L'irritation de la muqueuse bronchique accompagne presque toujours la phlegmasie de la plèvre, de là la toux et l'expectoration.

20

Quand la première a lieu, voici ce que, le plus ordinairement, elle offre de particulier. Elle est fréquente, petite, non quinteuse, retenue et comme avortée. La contraction involontaire, subite et passagère des muscles de la face indique qu'elle est plus ou moins douloureuse. Quand le point de côté est violent le malade porte ordinairement la main dessus pendant les secousses causées par la toux. La parole, le mouvement, une profonde inspiration la font ordinairement reparaître, accident que le patient redoute fortement.

La toux est sèche ou suivie d'une expectoration purement catarrhale; quelquefois, après avoir été sèche, elle devient humide; d'autres fois elle l'est dès le principe, ce qui arrive quand le malade expectore habituellement.

Tels sont les caractères les plus ordinaires de l'expectoration; il arrive quelquefois qu'elle devient fétide horriblement, qu'elle a une odeur alliacée ou d'hydrogène phosphoré; dans ce cas elle est assez liquide, purulente et offre une couleur jaune verdâtre. Cette expectoration, qui n'a pas toujours une si fétide odeur (voyez la *Clinique* de M. *Andral* et l'une des *Observations* que je rapporte en parlant du pneumo-thorax), formée par l'épanchement, peut être tout-à-coup très-abondante: c'est le cas le plus ordinaire, parce qu'une large voie s'est établie à travers le poumon, ou peut ne se montrer que lentement et en petite quantité à la fois. (*Hippocrate* reconnaissait ces deux degrés dans l'expectoration car il disait: la suppuration s'établit, l'on crache du pus, on finit par en vomir. *Mal. liv. II, ch. XV.*) Ce dernier cas a lieu lorsque la fistule pulmonaire est très-petite.

Dans les vastes épanchemens, la main, appliquée sur la paroi thoracique du côté où a lieu l'empyème, fait voir que cette paroi est immobile même dans les grands efforts de la respiration ; cette immobilité peut encore être produite par la violence du point pleurétique ; on la rencontre aussi dans la pleurodynie (voyez cette maladie) et dans certaines hépatites. M. *Reynaud* a constaté que la main appliquée sur la paroi pectorale reconnaissait un frémissement imprimé par la parole du malade, et que ce frémissement n'existait point là où correspondait le fluide épanché. A l'aide de ce moyen on peut deviner dans quel côté de la poitrine s'est formé l'épanchement et quel est le niveau du liquide.

La palpation peut aussi faire percevoir le bruit de frottement.

A l'inspection l'on reconnaît et l'immobilité et la dilatation du côté où se trouve l'épanchement, ainsi que le bombement, l'élargissement des espaces intercostaux ; la saillie plus ou moins grande que fait, d'un côté, le foie refoulé, de l'autre, le diaphragme seulement.

A la suite d'une pleurésie, qui a causé de fortes adhérences, il arrive souvent que la paroi thoracique se déprime fortement (phénomène que j'ai expliqué en traitant de la phthisie pulmonaire et de l'empyème) ; c'est ce dont on peut se convaincre par la palpation, l'inspection et la mensuration horizontale.

A l'aide de la mensuration horizontale, lorsque le liquide exhalé par la plèvre est très-abondant, l'on peut s'assurer que le diamètre de la cavité thoracique, du côté malade, devient très-souvent plus grand, que celui du côté opposé. Cette différence de grandeur peut varier depuis une ligne à 12 et même à 15 : ce qui est très-rare (voyez la 1re. *observ.* rapportée dans le chapitre suivant).

La mensuration perpendiculaire démontre que dans ces vastes épanchemens le diamètre perpendiculaire augmente aussi : ce qui ne peut s'expliquer que par l'élargissement des espaces intercostaux.

Jamais je n'ai rencontré la fluctuation périphérique, indiquée par M. *Tarral*; seulement à priori je la conçois dans les cas semblables à celui rapporté par *Huxam* (*chap. IV, Des pleurésies*).

Quelques malades ont conscience du liquide épanché dans le thorax : *Fernel* nous dit : novum gravitatis sensum in imo thoracis ad diaphragma surrectus œger percipit, decumbens verò in alterutrum latus se convolvens, transfluere quiddam et fluctuare.......................... ....; decumbens œger in latus sanum onus sentit pectori incumbere (*p.* 538, *édit. de* 1545).

Signes fournis par la percussion. Lorsque le point pleurétique est violent, et avant même qu'il n'y ait du liquide épanché, la percussion médiate donne du côté malade, un son non point mat, mais obsur ou moins clair que le naturel. Ce fait sera compris facilement en se rappelant que, de ce côté, la poitrine ne se dilatant qu'à peine, le poumon doit nécessairement s'hypérémier un peu. Ce qui arrive ici se représente encore dans le cas de pleurodynie (voyez cette maladie); mais pour mieux saisir ce phénomène, il faut se servir de la plaque d'ivoire qui, dans ce cas, fait éprouver à la pulpe du doigt qui percute une élasticité moins grande que celle trouvée du côté sain.

Quelquefois dans les premières heures, très-souvent le premier jour de la maladie, l'épanchement se forme. Lorsqu'il n'y a encore que deux à trois onces de liquide la percussion plessimétrique peut faire reconnaître l'épanchement. En effet, percutée légèrement, la plaque d'ivoire trouve au bas du thorax, en arrière près la colonne vertébrale, une diminution dans la résonnance et peut-être dans l'élasticité : résultats qui ne peuvent être confondus avec ceux que fournit la percussion du foie ou de la rate; ces deux organes donnant un son mat, accompagné de de l'absence complète d'élasticité. Ce diagnostic différentiel exige une longue habitude du plessimètre.

Lorsque l'épanchement pleurétique est plus abondant, le diagnostic plessimétrique est bien moins délicat. Si, à cette époque, l'on fait prendre au malade diverses positions, l'on voit la matité changer de place et suivre l'épanchement. Pendant que le patient est assis, son thorax, du côté affecté, donne en arrière et dans une étendue qui est limitée par la hauteur du liquide épanché, de la matité et un défaut complet d'élasticité. Si le malade tient le decubitus dorsal, en avant il y a de la sonoréité; vient-il à changer de position, c'est-à-dire à se coucher à plat ventre, la sonoréité antérieure disparaît et est remplacée par de la matité avec résistance au doigt, en arrière, le contraire a lieu, c'est la sonoréité qui est venue prendre la place de la matité. Il est bien entendu que, pour que ces signes aient lieu, il faut nécessairement que le liquide ne soit pas trop abondant, ni embarrassé par des membranes. A gauche le cœur peut, il est vrai, produire de la matité dans le coucher sur le ventre; mais on évite sûrement la méprise en faisant incliner le malade sur le côté.

On comprend d'après ces données, qu'on puisse arriver, avec l'aide de la percussion médiate, à trouver exactement la hauteur d'un épanchement, et qu'il n'est point très-difficile de suivre la marche soit croissante soit décroissante de celui-ci.

Cependant on ne doit point perdre de vue la remarque du docteur *Hirtz* : dans l'épanchement moyen récent la matité occupe une grande étendue, parce que le liquide est répandu en masse à la surface du poumon ; mais quand il devient un peu ancien, c'est-à-dire lorsqu'il est arrivé à cette période où le poumon est refoulé à la partie supérieure, et le liquide à la partie inférieure, la matité diminue notablement d'étendue et se trouve circonscrite à la partie inférieure (*J. des conn. médic. chirurg.*, *p.* 203, 1837). Il est évident que, dans ce cas, il est nécessaire que le poumon ne soit ni hépatisé, ni adhérent.

Mais les choses ne se passent pas toujours d'une manière aussi simple. En effet, le liquide épanché peut être très-épais, son écoulement embarrassé par des fausses membranes et même circonscrit par elles ; enfin il peut être très-considérable.

Dans les deux premiers cas, on évite l'erreur, en laissant au liquide le temps qui lui est nécessaire pour tomber dans les parties les plus déclives (ce précepte est applicable à certains épanchement abdominaux).

Lorsque l'épanchement est circonscrit par des fausses membranes, son diagnostic plessimétrique est chose très-difficile. Voici à quels signes une fois j'ai pu le porter juste, comme la nécropsie me le prouva : il s'agissait d'une femme portant une hydro-pleurésie gauche ; lorsqu'elle était sur son séant l'on rencontrait de la matité seulement en arrière ; pendant que la malade était sur ses coudes et ses genoux, la matité, quoique paraissant en avant, persistait en arrière, dans un espace de peu d'étendue : ce qui me fit diagnostiquer un épanchement en partie libre et en partie limité par des fausses membranes : l'auscultation vint corroborer ce diagnostic, qui, comme je l'ai dit, fut confirmé par l'ouverture du cadavre.

Dans le troisième cas, c'est-à-dire quand l'épanchement est très-considérable, M. *Piorry* (*Procédé opératoire*) dit qu'on rencontre de la sonoréité sous la clavicule, endroit qui correspond au poumon refoulé. Cette règle est trop absolue, car j'ai eu l'occasion d'observer un malade au-dessus et au-dessous de la clavicule du quel, du côté affecté, le plessimètre rencontrait une matité absolue avec résistance au doigt (voyez empyème). Dans des cas semblables le plessimètre, employé seul, ne suffit point pour distinguer l'épanchement d'une inflammation au deuxième degré de tout le poumon.

La percussion sert encore à faire reconnaitre que très-souvent, dans les vastes épanchemens pleurétiques, le foie ou le cœur et la rate peuvent être déplacés ou déviés, et que, à gauche, le diaphragme, repoussé par l'épanchement, fait une saillie plus ou moins considérable.

Il peut encore arriver, cela est rare il est vrai, mais n'en est pas moins possible, que le poumon, au lieu d'être refoulé en haut en avant et contre le médiastin, soit au contraire repoussé contre la paroi pectorale, ou en dehors, ou en arrière.

Cela étant : ou l'épanchement est énorme et le poumon très-comprimé ne laisse plus pénétrer d'air dans son intérieur; ou l'épanchement n'est pas très-considérable et le poumon faiblement comprimé peut permettre à de l'air atmosphérique de pénétrer dans ses ramuscules bronchiques.

Le premier cas échéant : le plessimètre rencontre un son mat dans l'endroit qui correspond au poumon; mais moins mat que là où cet organe n'est point en contact; là aussi manque absolu d'élasticité.

Le deuxième cas étant: le plessimètre trouve, dans la partie de la paroi pectorale qui est en rapport avec le poumon légèrement refoulé, non plus de la matité, mais bien un son obscur, accompagné d'une certaine rénitence qui manque dans les parties environnantes en contact avec l'épanchement.

Très souvent, quoique l'épanchement soit résorbé et le malade guéri, le plessimètre rencontre encore de la matité, ou un son pulmonal obscur avec une très-faible élasticité (voyez l'observation citée). Dans le premier cas on peut annoncer des fausses membranes très-épaisses, tapissant la plèvre costale et le poumon qu'elles emprisonnent; dans le second cas, il y a encore des fausses membranes, mais elles sont moins épaisses que précédemment, et le poumon commence à reprendre ses fonctions.

Ces deux phénomènes, joints aux deux que j'ai dit précéder l'épanchement, sont les seuls que le plessimètre fournit dans les pleurésies sèches ou sans épanchement.

Il découle de ce que je viens de dire sur la percussion qu'elle est indispensable pour porter un diagnostic aussi exact que possible dans les cas de pleurésie.

Si la percussion médiate est nécessaire pour faire reconnaître une pleurésie, l'auscultation ne l'est pas moins: l'on doit donc étudier avec soin les phénomènes variés qu'elle donne.

Dès le début de la phlegmasie, surtout si la douleur est violente, la force du murmure respiratoire diminue principalement dans le lieu où se trouve le point pleurétique : ce phénomène se trouve encore dans la pleurodynie (voyez cette maladie).

A mesure que l'épanchement se forme, le bruit respiratoire faiblit dans la partie déclive de la poitrine ; l'étendue, dans laquelle cette faiblesse du murmure vésiculaire se remarque, est exactement celle occupée par l'épanchement. Lorsque le liquide est très-abondant, l'on ne saisit plus ce bruit que dans les points qui varient suivant les positions que le poumon refoulé peut tenir : le plus ordinairement, c'est le long de la colonne vertébrale, dans une largeur de trois travers de doigt ; ce qui s'explique très-bien quand on sait que très-souvent c'est contre le médiastin que le poumon est refoulé par l'épanchement.

Mais, tandis que la respiration devient de plus en plus faible, et même qu'elle finit par ne plus se faire entendre, dans le poumon du côté où siége l'épanchement, elle devient de plus en plus forte, bruyante ou puérile dans l'autre poumon. Ce qui prouve que, chez un individu atteint d'une pleurésie, le poumon du côté sain, supplée à l'inertie forcée dans laquelle se trouve celui du côté où est la phlegmasie. Je dois dire que cette respiration puérile peut quelquefois se faire entendre jusque dans le côté où se trouve l'épanchement. On saisira cet écho du bruit respiratoire, en remarquant qu'il devient de plus en plus faible à mesure qu'on s'éloigne du côté sain, et que, suivant l'observation de *Laennec*, on peut le faire cesser en comprimant momentanément le côté sain de manière à y borner l'inspiration.

Ce ne sont pas là les seules modifications que le murmure respiratoire offre chez un pleurétique : en effet, du côté malade, il peut être transformé en souffle tubaire ou respiration bronchique.

Cette modification de la respiration, que déjà nous avons rencontrée dans la pneumonie, ne peut se montrer dans la pleurésie que sous certaines conditions : le lieu, où on la rencontré le plus souvent, est celui qui correspond à la racine du poumon ; d'où il faut conclure que ce souffle ne peut être entendu que dans les parties de la paroi pectorale qui correspondent au poumon refoulé et comprimé : ainsi, là où le poumon n'est pas, point de respiration tubaire. C'est à l'aide de cette connaissance que l'on comprend facilement, pourquoi, chez les uns, ce bruit tubaire se fait entendre à la base de la poitrine ; pourquoi, chez d'autres, l'on ne peut le saisir. Dans ce dernier cas, le poumon est toujours refoulé en haut par le liquide auquel il surnage, vu sa moindre pesanteur spécifique ; dans le premier, le poumon plonge dans le liquide soit parce qu'il est fixé par des adhérences, soit parce qu'il est hépatisé et que, dans cette circonstance, la pesanteur spécifique de son tissu surpasse celle de l'épanchement.

Lorsque sur un pleurétique l'on rencontre la respiration bronchique du côté malade, on doit rechercher si ce phénomène n'est point naturel ; c'est ce dont on pourra être convaincu en auscultant le côté sain, dans le lieu correspondant à celui où le souffle tubaire se fait entendre du côté affecté.

Toutes ces considérations sur le souffle bronchique ne doivent point être perdues de vue car bientôt j'aurai l'occasion de les appliquer à l'égophonie.

Avant de passer à l'étude des signes fournis par les modifications de la voix, je dois parler encore d'un phénomène qui accompagne les mouvemens respiratoires : je veux dire le bruit de frottement.

Lorsque le liquide épanché n'est pas très-abondant soit

dans les premiers jours de la phlegmasie soit sur le déclin de la pleurésie et qu'il existe des fausses membranes, si l'on vient à ausculter le malade, placé de telle sorte que le point enflammé n'occupe pas la partie la plus déclive lorsqu'il y a épanchement, l'on saisit un bruit de frottement qui a lieu alternativement de haut en bas et de bas en haut, pendant les mouvemens d'expiration et d'inspiration. Ce bruit est d'autant plus fort et rapide que les mouvemens respiratoires sont plus vites, plus étendus; qu'il y a moins de liquide épanché et que les pseudo-membranes sont plus résistantes. Ce frottement est parfois tellement fort que le patient en a conscience, qu'on le perçoit par l'auscultation à distance et par l'application de la main sur le point de la paroi pectorale qui correspond au lieu où il se produit.

Souvent, après s'être montré pendant un certain temps, il disparait, puis il revient : sa cessation reconnait pour cause le liquide épanché qui se trouve entre la plèvre pulmonaire et la plèvre costale. Ainsi, le retour du bruit de frottement dans un hydro-pleurésie est d'un bon augure. Quelquefois il persiste, sans interruption, depuis le début de l'inflammation pleurétique jusqu'à sa guérison; ceci n'a lieu que dans les pleurésies sèches. Il arrive même assez fréquemment qu'il persiste après la guérison: ce qui indique que la phlegmasie a laissé pour traces des fausses membranes.

La présence du liquide n'empêche pas toujours d'entendre les différens râles que produisent des mucosités accumulées dans les bronches.

Ces râles, comme il est de raison, ne peuvent se faire entendre que dans les parties des parois pectorales qui correspondent au poumon. En effet, il est bien clair que lorsque le liquide occupe la partie inférieure de la cavité et que le poumon est refoulé en haut et contre le médiastin, il est bien évident, dis-je, qu'en bas, l'on ne peut saisir du râle, quoique cependant les bronches contiennent des mucosités.

Souvent il arrive que le bruit du râle se confond avec celui du souffle tubaire; alors, on reconnaît qu'il a un cachet tout particulier.

Les modifications qu'éprouve la voix des pleurétiques ne sont pas moins intéressantes que celles que fournit le murmure respiratoire.

Que l'on se souvienne d'abord que la plus grande partie des considérations dans lesquelles je suis entré, en parlant du souffle bronchique, doit ne pas être perdue en lisant l'article suivant.

Quand il n'y a que fort peu de liquide épanché, il n'existe point encore d'égophonie, mais une sorte de brédouillement de la voix; d'où il suit que, pour qu'il y ait égophonie, il faut déjà une certaine quantité de liquide exhalé.

Lorsque l'épanchement est moyen et récent (*Hirtz*) l'égophonie s'entend dans une grande surface, parce qu'alors le liquide est répandu en nappe entre la plèvre et le poumon. Lorsque cet épanchement n'est plus récent l'égophonie ne se fait plus entendre que là où le poumon, refoulé ou non vers la partie supérieure de la cavité, est en contact avec le liquide : d'où l'on doit conclure que, pour qu'il existe de l'égophonie dans un point quelconque de la poitrine, il faut nécessairement qu'en cet endroit le tissu pulmonaire soit en contact avec l'épanchement; mais il ne faut pas que celui-ci soit trop abondant : car alors le poumon est trop comprimé pour que l'air puisse pénétrer dans son intérieur pendant la parole.

L'on a pu comprendre, parce que je viens de dire, que l'égophonie n'est autre chose que de la bronchophonie qui se change en telle en traversant le liquide épanché. Pour se convaincre de ce fait, il suffit de se rappeler de ce que M. *Reynaud* démontre, et dont tout observateur peut se convaincre : quand il y a pleuro-pneumonie, c'est-à-dire inflammation concomitante du tissu pulmonaire et de la plèvre, (en arrière par exemple) et qu'on entend en cet endroit de l'égophonie, on voit cette dernière se transformer en bronchophonie, lorsque, le malade venant à s'appuyer sur ses coudes et sur ses genoux, le liquide se répand entre la plèvre costale antérieure et la plèvre pulmonaire correspondante. Mais, dira-t-on, le poumon n'est point toujours ramolli en rouge, parconséquent il n'y a pas de bronchophonie dans tous les cas d'hydro-pleurésie. Ce fait, quoique vrai, ne prouve rien ici. En effet, dans l'hydro-pleurésie, le tissu pulmonaire est comprimé par l'épanchement, circonstance qui est cause de la bronchophonie : donc on peut être assuré que, dans la grande majorité des cas, lorsque, dans un point quelconque de la paroi pectorale, on perçoit de l'égophonie, on peut être assuré, dis-je, que là le poumon est séparé de la plèvre costale par un épanchement moyen, et qu'il est soit hépatisé ou ramolli en rouge (voyez pneumonie, caractères anatomiques), soit comprimé à un certain degré par le liquide. J'ai dit dans la grande majorité des cas, parce qu'il n'est point très-rare de trouver de l'égophonie sur un sujet bien portant ; ce qui se rencontre chez celui dont la voix est naturellement chevrotante (voyez prolégomènes, p. 53).

Du moment que, pour qu'il y ait égophonie en un endroit, il faut nécessairement là un liquide entre la plèvre costale et celle qui tapisse le poumon, il doit arriver que cette modification de la voix change de place avec l'épanchement, pourvu cependant que celui-ci ne soit point trop vaste ou que le poumon ne lui surnage point entièrement, c'est-à-dire, pourvu qu'il soit hépatisé ou retenu par des adhérences soit anciennes soit récentes; c'est ce qui a lieu : car il n'est point d'observateur qui ne sache que, très-souvent, l'égophonie change de place lorsqu'on donne au malade diverses positions. (Voir t. I, p. 55.)

L'égophonie, en général, indique la partie supérieure de l'épanchement ou du moins l'endroit où celui-ci a le moins d'épaisseur; lorsqu'on l'entend dans une très-grande étendue elle annonce que l'épanchement est répandu en nappe à la surface du poumon.

Cette modification de la voix peut manquer lorsqu'il y a beaucoup d'adhérences anciennes. Elle paraît d'autant plus promptement que l'épanchement a une marche plus rapide; dans ce cas encore, si l'exhalation continue elle s'enfuit promptement. Lorsque l'épanchement diminue elle reparaît d'autant plus distincte et plus forte que la marche de l'affection a été moins longue; ce qui s'explique facilement par l'épaisseur et le nombre des pseudo-membranes.

J'ai dit que l'épanchement pouvait se faire jour soit à travers le poumon soit à travers les bronches; quand cet accident se manifeste de l'air s'introduit dans la cavité pleurétique, alors il y a ce qu'on appelle *Pneumo-thorax*, dont les symptômes seront décrits au chapitre consacré à cette affection.

Maintenant que j'ai indiqué tous les symptômes, à l'aide

desquels on peut suivre les progrès croissans de la maladie ; je vais donner ceux qui servent à faire reconnaître la marche rétrograde.

Dans la pleurésie, comme dans toute autre maladie, à mesure que l'affection s'efface, l'on voit s'éteindre les symptômes morbides fournis par la percussion et l'auscultation, et reparaître les signes de l'état normal.

Plus le liquide épanché diminue ; moins la matité est accompagnée de résistance au doigt qui percute. Ainsi quand, chez un pleurétique dans un point quelconque de la poitrine où l'on aura trouvé une forte matité avec une grande résistance au doigt, on voit la première devenir moins marquée et la dernière moins sensible, on peut être persuadé que, à la couche de liquide est devenue moins épaisse, que le poumon dans lequel pénètre plus ou moins d'air s'est plus rapproché de la paroi.

Cette règle n'offre d'exception que dans le cas où le poumon est soit hépatisé, soit infiltré d'une matière inorganique, comme celle du tubercule, celle du cancer ; dans ces cas, en effet, la matité produite par la présence du tissu pulmonaire affecté, remplace celle qui reconnaissait pour cause la présence du liquide.

Il peut encore arriver que la matité, même avec une forte résistance au doigt, persiste quoique l'épanchement soit resorbé et le poumon sain : cela étant, on peut être assuré de la présence de fausses membranes épaisses.

Comme, dans la majorité des pleurésies, la matité est inhérente à l'épanchement, il faut nécessairement dans ces cas, au fur et à mesure que celui-ci est résorbé, il faut, dis-je, qu'elle disparaisse dans les points qui correspondent à ceux qui ne sont plus occupés par le liquide ; d'où il suit, en un mot, que, quand l'épanchement se résorbe, la matité disparaît de haut en bas, en suivant le niveau du liquide.

Si l'épanchement a été très-considérable, quand il diminue, l'égophonie reparaît, et la hauteur à laquelle on entend ce bruit stéthoscopique indique assez bien le niveau du liquide; enfin celui-ci cesse entièrement lorsque la quantité du liquide n'est plus que très-faible. Peu à peu la respiration bronchique reparait comme l'égophonie quand l'empyème très-considérable diminue; et, alors, comme lorsqu'elle a toujours persisté, elle devient de moins en moins sensible; puis elle est mêlée à un murmure vésiculaire faible qui bientôt finit par être seul perçu.

En général, plus la marche de la phlegmasie a été lente, plus le bruit vésiculaire tarde à se faire entendre et plus il est faible. La cause de ce phénomène réside dans les fausses membranes. En effet, plus elles sont épaisses, plus il est difficile au bruit respiratoire de les traverser pour venir jusqu'à l'oreille de l'observateur; alors elles enchaînent assez fortement le tissu pulmonaire, l'emprisonnent et l'empêchent ainsi de se laisser distendre promptement et normalement par de l'air; la persistance de la matité et de l'absence de l'élasticité se rencontrent aussi dans ce cas.

Lorsque l'épanchement se résorbe la dilatation anormale ou diminue peu à peu jusqu'à ce que la circonférence du côté malade reprenne sa longueur, ou reste telle qu'elle était pendant que l'épanchement subsistait, ou enfin devient moins grande qu'elle ne l'était avant la phlegmasie.

Dans le premier cas, la marche croissante et rétrograde de la phlegmasie a été prompte; ou il n'y a point de fausses membranes; ou du moins il n'y en a que de rares et faibles.

Dans le second, la séreuse qui tapisse les côtes est très-épaissie, comme le veut un anatomiste allemand; ou elle est tapissée par une couche épaisse de pseudo-membranes qui n'a point contracté des adhérences soit avec la plèvre pulmonaire, soit avec les fausses membranes qui la recouvrent; la première observation que je rapporte au chapitre empyème est une preuve de ce que j'avance.

Dans le troisième, l'on voit une portion plus ou moins étendue de la paroi thoracique se déprimer, se vousser. Comme, en traçant les caractères anatomiques de la phthisie pulmonaire, j'ai donné le mécanisme de cette dépression; je n'y reviendrai plus. Cependant je dirai qu'elle peut se montrer, sans que, pour cela, elle ait été précédée de la dilatation.

Il est bien entendu que la fluctuation périphérique, que l'élargissement des espaces intercostaux, que le bombement du diaphragme, que la déviation du foie, que celle du cœur et de la rate (cette dernière a été signalée pour la première fois par *Stoll*) disparaissent avec l'épanchement; toutefois l'élargissement des espaces intercostaux, et la déviation des organes peuvent subsister long-temps après la guérison, comme le prouve l'observation que j'ai citée.

Ordinairement après la disparition de l'épanchement la paroi pectorale reprend sa mobilité, pourvu cependant qu'elle ne soit point fixée par des fausses membranes.

Tout ce que je viens de dire sur la pleurésie simple, s'applique à la pleurésie double, excepté que l'on rencontre tous ces symptômes de chaque côté du thorax.

Il est bien entendu qu'au fur et à mesure que le poumon, dont la séreuse est malade, reprend ses fonctions, la respiration devient moins forte, moins puérile dans celui du côté opposé.

MARCHE, DURÉE.

La marche de la pleurésie est très-variable et dépend, comme d'ailleurs celle de toutes les autres affections, de l'influence de la saison, de la constitution médicale, de la prédisposition du sujet, de l'intensité de l'inflammation.

Hippocrate (*Des mal., liv. II et III, chap XV*) dit que l'on peut guérir au septième jour, au quatorzième, et qu'au vingtième il se forme du pus (voyez *les Aphorismes* 38, *sect. VII et 8ᵉ. sect. V*). *Arétée* (*liv. I, chap.* 18) dit aussi que les pleurétiques guérissent ou périssent dans sept jours ou dans quatorze jours, selon la violence des symptômes, et que si la maladie dure jusqu'au vingtième, il leur survient un empyème.

Les anciens, et parmi eux *Hippocrate* et *Boerhaave*, désignaient sous les noms de *Pleurésie sèche*, celle qui n'était point accompagnée d'expectoration ; de *Pleurésie humide*, celle, dans laquelle la toux était suivie d'expectoration. Aujourd'hui, cette distinction n'est pas reçue avec raison, parce qu'elle est basée sur un caractère anatomique, symptomatique et thérapeutique trop peu important. Maintenant, la *Pleurésie sèche* est celle qui n'est point accompagnée d'épanchement ; *l'humide* est celle dans laquelle on reconnaît un empyème plus ou moins considérable. Cette division est admise et doit l'être parce qu'elle repose sur la thérapeutique. En effet, nous verrons qu'une pleurésie humide demande, à un certain moment, une médication autre que celle qui convient à la pleurésie sèche.

Chez l'enfant, on reconnait la pleurésie, à l'empreinte de souffrance qui se lit sur le visage, à la dilatation des narines; aux signes fournis par la percussion médiate, l'auscultation, la mensuration et par l'inspection qui montre que la respiration ne se fait que d'un côté; que celle-ci s'arrête tout-à-coup; on la reconnait encore à la présence de la fièvre, à la convulsion universelle qui signale souvent son début (*Stoll*) et au cri qui s'arrête subitement.

La pleurésie offre encore des différences eu égard à son siége et à son étendue.

Elle peut-être *double*; c'est-à-dire affecter en même temps le côté droit et le côté gauche. Ce cas est assez rare; M. *Louis* prétend qu'il ne se rencontre que sur des phthisiques; je puis assurer l'avoir vu sur une jeune fille non tuberculeuse par prédisposition et par cause accidentelle; elle a guéri de son double épanchement: chez les tuberculeux, la pleurésie est ordinairement *partielle*; on la reconnaît à la douleur, à la dyspnée, à l'accélération du pouls, à une diminution dans le son et dans le murmure respiratoire, dans un espace peu étendu; rarement on rencontre les signes physiques d'un grand épanchement: le plus communément, la pleurésie ne laisse, pour trace, que des adhérences plus ou moins fortes et nombreuses.

La *Pleurésie diaphragmatique* a pour signes distinctifs les suivans : douleur siégeant dans les hypocondres et le flanc, augmentant par la toux, l'inspiration, la pression et la distension du tube digestif par des gaz; immobilité du diaphragme pendant les mouvemens d'inspiration, ce que connaissait déjà *Huxam*; altération des traits du visage; respiration rare (respiritus rarus, *Celse, lib. V, cap. XXVI*); anxiété; inclinaison du tronc en avant; décubitus dorsal devenu impossible; quelquefois hoquet, nausées, vomissemens, teinte ictérique. Il est bien entendu que, dans la pleurésie diaphragmatique étudiée avec soin par M. *Andral* (*Archiv.*, t. *III*, p. 246, *et Clin. médic.*, t. *II*) comme dans les autres phlegmasies, souvent plusieurs des symptômes viennent à être très-peu apparens et même à manquer. C'est ce que déjà j'ai eu l'occasion de dire ci-dessus, en parlant de la dyspnée, de l'attitude, etc.

Voici la description qu'en donne *Huxam*: c'est une maladie accompagnée d'une fièvre très-aiguë, d'une douleur excessivement vive, qui s'étend depuis les dernières côtes jusqu'aux dernières vertèbres du dos, d'une respiration courte et convulsive, d'une grande anxiété, et d'un malaise considérable, d'une toux sèche, d'un hoquet et de délire. Le malade sent particulièrement dans l'inspiration, une douleur excessive, avec des élancemens qui s'étendent du creux de l'estomac vers les reins; l'hypocondre du côté affecté est retiré au dedans et en haut sous les côtes ; on voit à peine l'abdomen se mouvoir dans la respiration: il reste fixe, comme s'il était dans un état de convulsion par la violence de la douleur à chaque inspiration.

La *Pleurésie costale* a pour signes: le siége de la douleur, l'immobilité des côtes pendant les mouvemens de la respiration, le décubitus, etc.

Lorsque la douleur se fait sentir sous le sternum ou s'étend depuis l'épine du dos jusque sous cet os, l'on peut juger par la tension du pouls que le *mediastin* est *enflammé*. (*Huxam*, *Avenzoar*, *Zacutus*, *Freind*, *Avicenne*, *Jacot*, *Heurnius et Morgagni*.)

La pleurésie qui se montre après les grandes opérations offre souvent un cachet particulier : les frissons sont violens et quelquefois ils affectent une certaine périodicité ; la douleur est vague, fugitive ; la prostration est extrême ; le pouls est petit, fréquent, ou lent et mou ; la peau est sèche, ou couverte d'une légère moiteur gluante ; on remarque, quelquefois, des soubresauts dans les tendons, un délire taciturne surtout la nuit ; les lèvres, la langue. et les gencives peuvent être couvertes de fuliginosités. La face est jaune, terreuse ; les yeux ont une nuance ictérique ; quelquefois les pommettes sont rouges et il y a de la céphalalgie ; le décubitus est dorsal ou diagonal vers le côté malade ; la toux manque souvent, ou est rare, petite, sèche, non quinteuse.

Une des formes malheureusement les plus communes de l'inflammation de la plèvre et que revêt souvent la pleurésie qui succède aux grandes opérations, est la forme *latente*, ainsi appelée par *Baglivi*, et si bien étudiée par *Stoll.*

Depuis la connaissance de la percussion et de l'auscultation il y a bien moins de pleurésies latentes qu'autrefois. La douleur violente, aiguë, lancinante, fixe, précédée de frissons et la dureté du pouls, regardées par les anciens (*Huxam*) comme signes pathognomoniques de l'inflammation de la plèvre, manquent très-souvent, ou du moins, sont des symptômes très-fréquemment si peu sensibles qu'ils échappent à l'œil de l'observateur. Cette douceur insidieuse des symptômes pleurétiques (pour me servir de l'expression de *Boerhaave* et de *Laennec*) se rencontre dans les Pleurésies *partielles, inter-lobulaires,* dans celles qui surviennent chez les phthisiques, durant les maladies chroniques ou pendant l'agonie ; enfin, dans certaines pleurésies sèches ou sans épanchement. La pleurésie latente peut aussi provenir d'une pleurésie qui a précédé et dont la résolution n'a pas été complète (*Stoll, Méd. prat.*).

J'ai dit ci-dessus que cette forme de pleurésie survenait fréquemment chez les phthisiques; c'est ce que dit aussi le *médecin* de Vienne (*Aph.* 189, et dans la description qu'il donne *de la Pleurésie latente, dans la première partie de sa Médecine pratique*). Cet auteur semble appuyer cette manière de penser en ajoutant : qu'on l'observe quelquefois chez des individus qui ont le cou long; le corps grêle; la poitrine enfoncée et étroite; les joues colorées; la fibre menue, délicate et très-irritable (*l. c.*); en un mot, la constitution qui prédispose aux tubercules pulmonaires, si bien tracée par *Arétée* et que je n'ai point oubliée, en traitant de la phthisie pulmonaire (voyez page 148).

Voici la description de cette forme de la phlegmasie pleurétique, empruntée à *Stoll.*

Le plus ordinairement, il n'y a presque point de fièvre; le malade se couche aisément, ou sans beaucoup de peine, sur l'un et l'autre côtés; la toux n'est pas fréquente, elle est sèche ou accompagnée de quelques crachats.....; la langue est tant soit peu blanchâtre; il n'y a point de soif; l'oppression de poitrine n'a lieu que quand le malade marche; l'appétit est assez bon; il n'y a pas de mouvements fébriles par intervalles, ou du moins, ils sont très-peu sensibles...... On la reconnaît encore 1°. en faisant coucher le malade tantôt sur un côté, tantôt sur l'autre; et en examinant s'il est aussi bien sur tous les deux, ou si, au contraire, dans une de ces positions il n'est pas obligé de tousser, ou s'il n'a pas plus de peine à tousser.; 2°. en lui faisant faire de grandes inspirations, et observer si, alors, il ne sent point quelque gêne dans la poitrine, quelque douleur pongitive, quelque ardeur ou quelque oppression; 3°. en le faisant tousser quelquefois à dessein dans une certaine position du corps, et lui faisant remarquer s'il n'éprouve rien qui l'incommode, ou la sensation d'une douleur pongitive, brûlante et de pression; 4°. en examinant avec soin l'état précédent du malade; car il y a des maladies qui laissent souvent après elles des pleurésies cachées (je les ai nommées plus haut).

Cette description m'a paru tellement vraie que je n'ai pas cru mieux faire que de la donner entièrement: je me contenterai seulement d'ajouter que, pour la compléter, il faut y joindre les symptômes fournis par la palpation, l'inspection, la mensuration, le plessimètre et le cylindre.

Il est une forme de pleurésie latente qui mérite toute l'attention du médecin: je veux parler de la *Pleurésie puerpuérale*, ou des femmes en couches. Cette pleurésie est presque toujours accompagnée de l'inflammation de la séreuse abdominale; voilà ce qui rend son diagnostic si difficile. En effet, l'attention du médecin est toute fixée sur cette dernière affection qui empêche les malades de prendre la position nécessaire pour que l'auscultation, la percussion, la mensuration, etc., soient pratiquées.

On sera porté à soupçonner la pleurésie, dite puerpuérale, à la fréquence de la respiration (qui souvent encore est provoquée par l'inflammation du péritoine), à la coloration de la face et surtout au sentiment de gêne et à la douleur que les malades éprouvent derrière le sternum. Ces deux derniers symptômes sont regardés comme des signes presque certains de la pleurésie puerpuérale par

M. *Baudelocque* (*Traité de la péritonite puerpuérale*, *p.* 127, 1830).

Si je me suis étendu aussi longuement sur la pleurésie latente ; c'est que je suis convaincu qu'elle est très-souvent cause déterminante de tubercules, qu'elle est fréquemment ou maltraitée ou négligée (*Stoll*) et je dirai souvent ignorée, et qu'elle échappe fréquemment aux médecins même les plus habiles : l'on se souvient sans doute de la cause de la mort de *Dupuytren !* C'est surtout quand il s'agit de pleurésie latente que le ridicule que le docteur *Clark* (*On pulmonari consomption*) a voulu lancer sur ceux qui se servent très-souvent du plessimètre et du stéthoscope, retombe sur lui-même ; car pour le diagnostic de cette maladie la percussion médiate et l'auscultation sont tout-à-fait indispensables ; et, grâce à elles, de nos jours, non seulement ce diagnostic est devenu moins difficile que du temps des *Baglivi* des *Stoll ;* mais encore, maintenant, assez rarement la pleurésie la plus cachée échappe à l'œil médical.

Stoll, d'abord, puis *Baillou* ont décrit une pleurésie bilieuse, qui offre les symptômes suivans : fièvre continuelle, rémittente : les accès réguliers ou irréguliers reviennent tous les jours, ou tous les deux jours, ou tous les trois jours, et même plusieurs fois dans la même journée. Le pouls souvent mou, peut être serré ; perte de l'appétit ; bouche amère ; nausées et vomissemens bilieux ; crachats d'un vert foncé ; matières fécales d'un vert noirâtre, ou d'un jaune verdâtre ; urines jaunes, huileuses, épaisses ; teinte jaune verdâtre autour du nez et des lèvres : quelquefois, cependant, les joues sont très-rouges (*Hippocrate*) ; la toux et l'inspiration augmentent rarement la douleur. A l'article *diagnostic*, j'aurai soin de parler de la *Fausse pleurésie bilieuse* de *Stoll*.

Laennec et *Broussais* pensaient que des douleurs très-intenses, jointes à la grande rapidité de la formation de l'épanchement, annonçaient la *Pleurésie avec exhalation sanguine*. Aujourd'hui il est reconnu que ces symptômes manquent très-souvent dans cette sorte de pleurésie et que, quand ils existent, ils sont insuffisans pour faire diagnostiquer cette variété anatomique.

Stoll (*Ratio medendi*, *I, pars*), *Morgagni* (*De sedibus et causis morborum etc.*, *epist. XXI, N.° 28*), *Huxam* (*Dissert. sur les pleurés. et les péripn.*) parlent de *Pleurésies épidémiques*.

La pleurésie peut aussi être *intermittente*.

La pleurésie est *simple* quand la plèvre seule est enflammée ; le plus ordinairement elle est compliquée de la phlegmasie d'une portion plus ou moins grande du tissu pulmonaire ; alors elle est dite *Pleuro-pneumonie*. (Voyez t. II, pag. 46).

La pneumonie peut ou précéder la pleurésie, ou débuter avec elle, ou venir la compliquer.

Je serai bref en parlant de la symptomatologie de cette double phlegmasie, par la raison qu'en se rappelant tous les symptômes de la pneumonie et ceux de la pleurésie, l'on pourra facilement la reconnaître.

Dans la pneumonie l'expectoration est caractéristique : elle est ou rouillée, ou blanchâtre, gélatineuse, tremblotante et plus ou moins tenace. Comme les crachats rouillés sont caractéristiques (*Louis*) il s'ensuit que toutes les fois qu'on les rencontrera avec des symptômes de pleurésie, on pourra être convaincu de l'existence d'une pleuro-pneumonie.

Souvent aussi, il arrive qu'en même temps que l'épanchement se manifeste l'on saisit le râle crépitant qui disparaît au fur et à mesure que la respiration bronchique et l'épanchement se montrent.

Lorsque c'est l'épanchement qui empêche les signes stéthoscopiques et plessimétriques de la pneumonie d'être saisissables, il faut faire prendre diverses positions au malade: ainsi, la pneumonie occupe-t-elle la partie inférieure du poumon en arrière, et existe-t-il un moyen épanchement en même temps? Le malade étant assis, en arrière, l'on rencontre de la matité et de l'égophonie; et en avant, rien d'anormal. Vient-il à s'appuyer sur ses genoux et sur ses coudes? En avant, le murmure respiratoire disparaît et la matité se fait percevoir; en arrière, la matité persiste, et la bronchophonie remplace l'égophonie, et dans certaines circonstances l'on saisit le râle crépitant.

TERMINAISONS.

L'inflammation de la plèvre peut se terminer par la guérison, par le passage à l'état chronique et par la mort.

Si la terminaison doit être heureuse, on voit tous les symptômes diminuer: ainsi la fièvre disparaît, la dyspnée faiblit chaque jour; la douleur s'efface; la toux ne se fait plus entendre; tous les décubitus deviennent à-peu-près indifférens; puis les signes fournis par la palpation, l'inspection, la fluctuation, la mensuration, la percussion et l'auscultation s'enfuient.

La guérison peut avouer pour cause le passage de l'épanchement à travers le poumon (ce qui est très-rare); une broncorrhée (voyez broncorrhées, t. I), comme M. *Andral* en cite un exemple, dans le premier volume de sa Clinique; un flux d'urine abondant; des sueurs copieuses, naturelles ou provoqués par l'art; le retour d'une écoulement sanguin ou autre; l'apparition d'une affection cutanée disparue subitement etc.

On reconnaît que *l'inflammation passe à l'état chronique*, à la persistance des signes physiques, à celle de la fièvre ou au moins à celle de la fréquence du pouls ou de la chaleur de la peau, ce qui a lieu surtout le soir; à celle de la dyspnée, sensible surtout vers la fin du jour, pendant les orages, les brouillards, les gelées blanches, les pluies, certaines affections morales et pendant la marche, la conversation; à la persévérence d'une petite toux qui est beaucoup sous l'influence des variations atmosphériques et qui redouble par les exercices et durant la nuit; souvent au décubitus sur le côté affecté, et, quelquefois à une légère douleur dans une partie quelconque du thorax; au trouble plus ou moins grand des fonctions digestives; à la marche plus ou moins rapide de l'altération de la nutrition d'où résulte le marasme, suivi quelquefois de la diathèse séreuse.

Le docteur *Heyfelder* (*Heildelberger*, *Klinische Annal.*) a remarqué que la pleurésie chronique est plus fréquente à gauche qu'à droite, qu'elle se montre souvent chez les scrophuleux et quelle naît pendant le cours des affections rhumatismales entravées dans leur marche.

La mort d'un pleurétique peut arriver de plusieurs manières: le malade tombe dans un état comateux ou dans le râle; ou bien l'on voit peu à peu se montrer une grande prostration de forces, accompagnée d'un malaise général, d'une forte dyspnée; le tout se terminer par une mort calme et paisible, le patient paraissant s'endormir ; ou bien il tombe dans le marasme, épuisé qu'il est par l'altération de la nutrition, ou par la sécrétion purulente qui s'est fait jour au-dehors de la cavité pleurétique soit à travers le poumon, soit à travers la paroi thoracique.

Durant le cours d'une pleurésie chronique le malade peut être entraîné subitement par une inflammation aiguë qui est venue se greffer sur la première.

Mais, de toutes les terminaisons, les deux plus fréquentes sont la résolution et le passage à la pleurésie chronique ; terminaisons que j'ai signalées en premier lieu.

Elle peut encore se terminer par le passage à travers les bronches, de la matière qui constitue l'épanchement. *Laennec, Andral, Heyfelder* (*ut suprà*) en rapportent des exemples ; alors ou le malade peut guérir, ce qui est très-rare, ou il succombe soit à un pneumo-thorax (voyez cette maladie), soit dans le marasme.

PRONOSTIC.

Le pronostic de la pleurésie est toujours sérieux ; mais le degré de sa gravité dépend d'une foule de circonstances et l'on ne conçoit pas comment *Haller* n'a jamais pu croire que la plèvre seule eût fait périr un homme par son inflammation. (*Opuscula pathol., obs.* 13.)

La pleurésie double est plus grave que la simple : celle-ci l'est beaucoup chez une femme enceinte (pleuritis....... in mulieri gravida lethalis est, *Hippocrate*) ; chez celles en couches ; chez les vieillards (*Stoll aph.* 235) ; chez un sujet prédisposé aux tubercules, ou épuisé par des maladies antérieures et chez les enfans. La pleurésie diaphragmatique est plus à redouter que la dorsale et la médiastine.

La persistance de la douleur, de la dyspnée et de la fièvre n'est point un symptôme favorable. Plus l'épanchement est vaste, plus le pronostic est grave, et la gravité dépend encore de la nature du liquide épanché. La sérosité se résorbe plus facilement que le pus, que le sang. La pleurésie latente n'est plus sérieuse qu'une autre que parce que, fréquemment, on ne la reconnait que lorsqu'elle a fait de grands ravages. Lorsque le dépérissement fait des progrès, que la fièvre, la dyspnée, la toux persistent accompagnées de sueurs abondantes, la pleurésie est très-dangereuse, par la raison qu'il est très-probable que des tubercules se développent soit dans le poumon soit dans la plèvre ou dans les pseudo-membranes. N'oublions point la règle suivante donnée par M. *Andral* (*Cliniq. t. II*): les sueurs abondantes, dans beaucoup de phlegmasies chroniques, ne surviennent que lorsque des tubercules se forment dans les tissus enflammés. Si la pleurésie gauche est plus dangereuse que la droite, comme le dit *Triller*, ce n'est que parce que l'inflammation peut gagner le péricarde. Si à cette double inflammation se joint celle de la plèvre médiastine l'on aura, dit *Huxam* (*l. c.*), ce qu'*Hippocrate* (*Des malad., liv. II, ch. XXI*) a décrit sous le nom d'Érysipèle du poumon, affection qui est extrêmement dangereuse. L'inflammation de la plèvre qui reconnait pour cause une phlébite est excessivement grave; et, comme parmi toutes espèces de pleurésies c'est elle qui est le plus souvent accompagnée de délire, l'on peut avancer sûrement, avec les anciens, que le délire, dans la pleurésie, est presque toujours de mauvais présage. Tandis qu'*Hippocrate* (*Aph. 16, Sect. VI*) et *Baglivi* regardent comme très-nuisible la diarrhée qui survient aux pleurétiques ; que *Triller* ne la considère comme telle que quand on l'observe au commencement de la maladie , *Arétée* et *Van-Swiéten* disent que celle qui survient dans le deuxième septenaire est ordinairement favorable. Il est un fait certain : c'est que le flux de ventre n'est avantageux que lorsqu'il se montre comme crise. Un signe presque toujours de mauvais présage, est la communication de la cavité pleurétique avec l'air extérieur à travers soit le poumon, soit la paroi thoracique. (Lorsqu'on échappe au deuxième jour, l'on guérit de la pleurésie ; mais au vingtième, la suppuration s'établit, et l'on crache du pus, on finit par en vomir, et la cure n'est pas facile. *Hippocrate, Mal. int.*, *liv. III, chap. XV.*) Voir la première observation rapportée dans le chapitre consacré au pneumo-thorax.

Hippocrate a aussi remarqué que quand la péripneumonie succède à la pleurésie, c'est mauvais. (*Aph. XI. Sect. VII.*) *Boerhaave* (*Aph.* 905) dit : in mortem exit ipsa pleuritis tunc, quando tam vehementes causœ ejus, ut dolor productus omnem motum thoracis supprimens brevi creet, impedito sanguinis trajectu, peripneumoniam lethalem quam brevissime. *Stoll* a aussi adopté ce pronostic. (Voyez son *Aphor.* 234.) Je ne saurais mieux terminer cet article qu'en rapportant les deux sentences suivantes du *Père de la médecine*, applicables à la pleurésie comme à toute autre affection : dans les maladies aiguës, le réfroidissement des extrémités est mauvaise chose ; le froid sur la sueur est mauvais signe. (*Liv. VII, Aph.* 1 *et* 4.)

DIAGNOSTIC.

La longueur des détails dans lesquels je suis entré, en exposant la symptomatologie, me dispense d'insister beaucoup sur le diagnostic de la pleurésie. En effet, l'on connaît maintenant le diagnostic différentiel des diverses sortes de pleurésies; l'on peut aussi, à l'aide de ce que j'ai dit sur la percussion, l'auscultation, la palpation et la mensuration dans la pleurésie simple; et en se rappelant la symptomatologie de la pleuro-pneumonie, ne pas confondre la phlegmasie du poumon avec celle de la plèvre.

La pleurésie peut encore être confondue avec ce que les anciens appelaient fausse pleurésie ou pleurodynie, et avec l'inflammation du péricarde ou péricardite. C'est de ces diagnostics différentiels que je vais m'occuper.

D'une part, c'est-à-dire dans la pleurésie, la dureté du pouls, la dilatation du côté où se trouve le point douloureux, la déviation du foie ou du cœur, la matité, la faiblesse toujours croissante du murmure respiratoire, le souffle bronchique, l'égophonie et les vibrations des parois pectorales qui ne se font sentir que dans une certaine étendue; d'autre part, c'est-à-dire dans l'affection rhumatismale, la non dilatation du côté correspondant à la douleur; l'absence de matité, du souffle bronchique, de l'égophonie et du bruit de frottement, sont les symptômes à l'aide desquels on peut toujours ne pas confondre la pleurésie avec la pleurodynie.

Il n'est pas toujours très-facile de distinguer la péricardite, de la phlegmasie de la plèvre. En effet, dans l'inflammation du péricarde il y a de la matité, précédée d'un point plus ou moins douloureux; il y a absence du murmure respiratoire; dyspnée; voussure du thorax (*Louis*); et, dans le cas d'hydro-péricarde on peut quelquefois reconnaître de l'égophonie (*Dance*; voyez *prolégomènes* article égophonie). Cependant, avec un peu d'attention l'on pourra presque toujours distinguer la pleurésie de la péricardite.

Dans celle-ci, la matité ne se déplace point et cela dès le principe: chose assez peu commune dans l'épanchement pleurétique; de plus, cette matité est toujours située en avant et au bas du thorax, ce qui ne se rencontre qu'assez rarement dans la pleurésie. La voussure du thorax, dans la péricardite, siége toujours en avant, dans l'endroit qui correspond à la région du cœur. C'est une chose très-rare que de rencontrer de l'égophonie dans l'hydro-péricarde, tandis que, très-souvent, l'on trouve ce signe stéthoscopique dans l'hydro-pleurésie. Dans le premier cas, cette modification de la voix ne change point de place, ce qui n'a pas lieu dans le second. Le souffle bronchique ne se fait point entendre dans l'inflammation de l'enveloppe du cœur. Dans la pleurésie, le pouls est dur, serré, régulier; dans la péricardite, le plus souvent, il est petit, très-fréquent; quelquefois irrégulier et intermittent. Les lipothymies qui sont assez communes dans la phlegmasie du péricarde ne se rencontrent guère dans la pleurésie que quand celle-ci occupe la paroi diaphragmatique.

Les anciens se sont beaucoup occupés de ce diagnostic différentiel; parmi eux je citerai: *Grætz* (*De hydr. périca.*, § 4), *Reimann*, (*Act. n. c.*, *t. I*, *obs.* 170), *Vieussens* (*Traité du cœur*, *ch. I*), *Bonet* (*Sepulch. l. 2, s. 2*); mais privés qu'ils étaient de la percussion médiate et de l'auscultation, ils ne pouvaient l'établir rigoureusement, quoique la symptomatologie de l'hydro-péricarde fût très-avancée, ainsi que nous le prouve l'ouvrage de *Saxonia*.

L'inflammation de la face convexe du foie, sans être accompagnée d'ictère, d'hypertrophie de cet organe, de l'irritation de la muqueuse digestive, peut être confondue le premier jour avec une pleurésie ; mais le diagnostic ne tarde point à devenir facile.

La pleurésie bilieuse a des symptômes assez tranchés pour que son diagnostic soit facile ; seulement il faut se rappeler que, pendant une constitution bilieuse, « la saburre, et l'engorgement des hypocondres produisent des douleurs qui n'affectent la poitrine qu'à raison de la sympathie du diaphragme, et parce qu'il y a dans la poitrine une membrane qui est commune à ses parois et à la face convexe du diaphragme ». Cette maladie est la *fausse pleurésie bilieuse* de *Stoll*.

TRAITEMENT.

Les saignées ont été conseillées par la plus grande partie des auteurs : ainsi elles l'ont été par *Hippocrate, Galien, Arétée, Sydenham, Huxam, Hoffmann, Cullen*, etc.

Dès que je suis appelé, dit *Sydenham* (*chap. de la Pleurésie*), auprès du malade, je lui fais tirer sur le champ dix onces de sang. Avant toutes de choses, il est indispensablement nécessaire de tirer plus ou moins de sang, la force du malade, l'état du pouls et de la fièvre, la violence de la douleur et de la difficulté de respirer doivent en déterminer la quantité (*Huxam* et *F. Hoffmann, Med. rat. systémat., t. IV, part. I, p.* 435). Cette règle, la seule bonne à suivre, a été encore posée par *Cullen* (*Med. prat.* *p.* 259, *t. I,* 1785) qui veut que, si, pendant la saignée, le malade n'a pas éprouvé de diminution dans la douleur et dans la liberté de la respiration, on laisse couler le sang jusqu'à ce que les symptômes de la syncope se manifestent. *Bosquillon* recommande que la première saignée soit toujours copieuse, parce que, dit-il, la guérison en dépend.

Ordinairement la saignée du bras, qui, comme l'a prouvé *Brissot*, peut être faite d'un côté ou de l'autre, amène du soulagement dans la douleur, la fièvre et la dyspnée; mais qui, la plupart du temps, n'est que de courte durée. Cela étant, eu égard aux forces du malade, il faut la réitérer (*Huxam, Sydenham, F. Hoffmann et Cullen, etc.,*). Mais il n'est pas possible de donner aucune règle générale sur la quantité de sang que l'on peut tirer, au moins sans danger, parce que, comme le dit *Cullen*, elle doit être très-différente selon l'état de la maladie et la constitution du malade.

Une chose très-importante à considérer dans la saignée, c'est de ne pas faire l'ouverture trop petite, parce que la partie constituante de la couenne ne sort qu'en très-petite quantité; c'est ce que *Sydenham* (*l. c.*) connaissait déjà.

Il est assez difficile de dire à qu'elle époque la saignée générale n'est plus pratiquable (*Hippocrate* a saigné un pleurétique dont le début de la maladie remontait à huit jours); car il faut avoir égard à la constitution médicale, à celle du malade et à la marche de la phlegmasie. Seulement on ne doit point oublier ce que *Celse* dit (*lib. IV, cap. VI*): remedium vero est magni est recentis doloris, sanguis missus. At, sive levior, sive vetustior casus est, vel supervacuum, vel serum id auxilium est.

Aussitôt après la première évacuation sanguine générale, il faut en ordonner une locale ; le nombre des sangsues, la quantité de fois qu'on doit les appliquer sont indiqués par la marche de la maladie et par les forces du patient. La saignée locale est indiquée surtout lorsque la douleur est aiguë, pongitive, poignante. Quand elle est vague, fugace, il faut avoir recours aux ventouses scarifiées qui conviennent aussi, lorsque la continuité, ou le retour de la douleur, plutôt que la difficulté de respirer, devient le symptôme urgent (*Cullen*). Ces ventouses, beaucoup conseillées par *Cleghorn* et, avant lui, par *Celse* (*l. c.*), seront renouvelées plusieurs fois suivant la ténacité du mal et la force du sujet.

Comme chez l'enfant la saignée est impossible, on est toujours obligé de recommander, sur le point pleurétique, une application soit de sangsues soit de ventouses scarifiées et quelquefois sèches.

En même temps que les évacuations sanguines, tant générales que locales, sont employées, il est très-bon que le point douloureux soit recouvert constamment de fomentations émollientes. L'usage des fomentations a été conseillé de tout temps : voyez *Hippocrate* (*Des mal.*, liv. *II*, ch. *XV*), *Celse* (*liv. IV*, ch. *VI*), *Huxam* (*l. c.*), etc. Aujourd'hui la meilleure fomentation consiste en un cataplasme émollient, fait avec de la farine de lin délayée dans une décoction de guimauve ; elle doit être renouvelée toutes les huit heures ; on a le soin de maintenir sa chaleur en la recouvrant d'une feuille de coton. Quand la douleur es très-vive, l'on ne fait pas mal d'arroser le cataplasme avec une certaine quantité de laudanum. On sait que *Huxam*, dans ce cas, vantait beaucoup l'emploi d'un emplâtre opiacé.

Pendant ce traitement il faudra encore avoir recours à d'autres moyens auxiliaires, indispensables.

Le patient sera placé dans une température douce ; on lui fera garder le repos et le silence ; l'on aura soin qu'il observe une diète sévère ; pour boissons il choisira parmi les suivantes celles qui lui plairont le plus : une solution dans l'eau de sirop de gomme, de guimauve ou de capillaire ; de l'eau de gomme, une décoction de guimauve, de dattes, de figues ; une infusion de fleurs violettes, de bouillon blanc, de mauve, de coquelicot ; ces tisanes seront édulcorées avec du miel ou avec l'un des sirops sus mentionnés. *Hippocrate* (*Mal.*, *liv. II*, *ch XV*) recommandait souvent l'hydromel. Toutes ces boissons devront toujours être prises tièdes, à petites doses, mais renouvelées souvent.

Sous l'influence de ce traitement, l'on voit l'épanchement se résorber et la maladie marcher vers une terminaison heureuse.

Mais, malheureusement, il n'en est pas toujours ainsi ; et, souvent, le médecin est forcé de mettre à contribution d'autres moyens thérapeutiques.

Lorsqu'on voit la douleur résister aux évacuations sanguines générales, locales, aidées de fomentations émollientes et du régime, on peut avec chances de succès, surtout quand la réaction fébrile est tombée, on peut, dis-je, couvrir le point douloureux d'un sinapisme. J'ai vu cette médication, conseillée par *Celse* (*l. c.*), réussir très-souvent entre les mains d'un de mes honorables confrères. Tout le monde comprend pourquoi le serrement du thorax à l'aide d'un bandage, soulage la douleur de manière à la rendre supportable (voyez *Stoll Aph.* 255).

Les vésicatoires déjà employés par les anciens (voyez

Celse, liv. IV, ch. VI), sont vantés par les uns, et reconnus être d'un effet nul par d'autres (**M.** *Louis*). Je vais m'arrêter un instant sur cet agent thérapeutique que quelques praticiens remplacent par la graisse stibiée.

Quelques médecins le conseillent de prime abord, sans avoir eu recours aux évacuations sanguines, même dans les pleurésies très-aiguës. **MM.** *Récamier*, son élève *Trousseau* et *Gendrin* sont de ce nombre. Ce dernier fait couvrir tout le côté malade d'un vésicatoire. Ce traitement est horriblement douloureux.

Il y en a d'autres qui, immédiatement après la saignée générale et une application de sangsues loco dolenti, font recouvrir le point pleurétique d'un emplâtre vésicant. Le docteur *Bally* est de ce nombre.

En général, il n'est convenable d'avoir recours au vésicatoire que lorsque le mouvement fébrile est diminué. Suivant le conseil de *Cullen*, il doit être appliqué le plus près possible du lieu douloureux, et mieux encore, selon moi, sur lui-même.

Les vésicatoires conviennent surtout lorsque l'inflammation tend à passer à l'état chronique, et pour faire résorber l'épanchement. Dans cette dernière circonstance il est urgent que l'emplâtre vésicant ait une large surface; en effet, plus l'ampoule sera grande et contiendra de sérosité, plus la résorption de l'empyème sera facile. Bien des fois j'ai eu l'occasion de reconnaître, par la percussion et l'auscultation, la palpation, qu'à chaque application d'un large vésicatoire, le niveau du liquide tombait. Dans ce cas, les vésicatoires doivent être renouvelés fréquemment; et, lorsque l'affection est disparue, il est bon d'en faire suppurer un, pendant quelque temps: le révulsif convient .

encore dans deux autres circonstances: 1°. lorsque, par la persistance du mouvement fébrile, de la dyspnée et par les grandes sueurs on craint la formation des tubercules; 2°. lorsque, comme déjà je l'ai dit, l'affection est passée à l'état chronique, ou a de la propension à y passer.

Le vésicatoire peut être remplacé par des cautères, mais seulement quand il s'agit de combattre le passage de la phlegmasie à l'état chronique, ou pour arrêter la formation des tubercules.

Plusieurs fois déjà, j'ai eu recours au séton appliqué sur la paroi pectorale du côté correspondant à l'inflammation; voici les résultats que j'ai obtenus:

Le séton, pas plus que le vésicatoire, pas plus que le fonticule, ne peut empêcher la formation des tubercules. En pareille circonstance il faut savoir associer à l'exutoire, qui combat la cause déterminante, la médication propre à la cause prédisposante. (Voyez phthisie pulmonaire.)

Le séton, comme le cautère et le vésicatoire, ne peut être appliqué lorsque la fièvre hectique commence à se manifester: car, dans ce cas, il ne servirait qu'à augmenter le dépérissement.

Quatre fois je l'ai ou employé ou vu employer pour combattre l'épanchement, quatre fois il a réussi. Cinq fois je l'ai conseillé dans des pleurésies chroniques avant l'arrivée des symptômes du marasme, trois malades ont guéri, les deux autres ont succombé tuberculeux.

En même temps que l'on conseille les révulsifs, il faut encore avoir recours à d'autres moyens lorsqu'il s'agit de combattre l'épanchement.

Si le tube digestif est sain, l'on peut, de temps à autre, administrer au malade un doux purgatif. Les deux qui

conviennent le mieux, sont: le proto-chlorure de mercure
et le sulfate de soude ou de magnésie. La sérosité qu'ils
font pleuvoir à la surface interne de la muqueuse intestinale
contribue à augmenter la résorption du liquide épanché
dans la cavité thoracique.

Au lieu de purgatifs ou en même temps qu'on les
emploie, on peut conseiller l'usage des boissons qui portent
à la peau. Il est bien clair que, plus la sueur sera abondante, plus facile pourra être la résorption de l'empyème.
Les boissons les plus utiles dans pareille circonstance sont:
les infusions chaudes et bien sucrées de fleurs de violettes,
de mauve, de bouillon blanc, de tilleul, de fleurs d'oranger;
et, en cas d'insuffisance, les décoctions de salspareille,
de squine, de sassafras.

Le plus ordinairement, les médecins recommandent les
diurétiques: ainsi, ils conseillent les frictions sur les lombes,
le ventre et la partie interne des membres pelviens ou avec
la teinture soit de digitale, soit de scille, soit de garou,
ou avec un mélange de ces teintures. Les boissons, dans
ce cas, sont faites avec une infusion de thé, avec une
décoction de racines d'asperges, de fraisier, avec des
feuilles de petit houx ou des tiges de prêle ; toutes sont
rendues gommeuses, et édulcorées avec du sirop de capillaire, de guimauve, d'asperges ou des cinq racines, suivant
les circonstances. En outre, l'on fait entrer dans des potions
l'acétate de potasse, le sel de nitre vanté par les anciens,
et les préparations scillitiques que ces derniers ne con-
seillaient guère que pour hâter l'expectoration, sorte de
médication qui est reconnue absurde aujourd'hui quand
il s'agit d'une pleurésie simple.

Les purgatifs, les sudorifiques et les diurétiques ne

doivent pas être employés indistinctement chez tous les malades : il faut, avant tout, consulter l'idiosyncrasie du patient : ainsi, chez celui-là qui peut suer facilement, il est nécessaire de conseiller les sudorifiques et non les purgatifs ; à cet autre, on n'ira pas ordonner les purgatifs et les sudorifiques, si l'on peut, très-facilement, augmenter chez lui la diurèse. Cependant, dans quelques circonstances, il est bon de réunir deux de ces médications et même toutes trois.

Avant tout, il faut avoir égard à l'état du tube digestif, à l'idiosyncrasie, aux forces et à la constitution du malade, à la période de la phlegmasie et à la constitution médicale. Tout médecin qui perd de vue ces points de départ agit au hazard et ne mérite pas le nom de médecin. Un habile observateur doit considérer chaque maladie particulière qui arrive à chaque individu, non pas relativement à son nom, mais relativement à la nature, aux causes et aux symptômes de la maladie particulière dans une telle personne, et doit agir en conséquence (*Huxam*, *De la fausse péripn.*). Il faut dans la pratique avoir non seulement égard à la nature particulière de l'épidémie, mais encore à la saison et au tempérament du malade (*Huxam, chap. IV, De la pleurésie*).

Souvent, en dépit du traitement le plus rationnel, la maladie continue sa marche, l'épanchement devient alors tel que le malade est menacé de suffocation, on dit alors qu'il y a empyème. (Voyez le chapitre suivant.)

Ce traitement que je viens d'indiquer est, à peu de chose près, celui qui convient aux diverses sortes de pleurésies que j'ai citées à l'article symptomatologie.

Dans la pleurésie double, la médication est plus éner-

gique que dans la simple ; de plus, l'application des remèdes locaux doit avoir lieu des deux côtés à la fois.

La pleurésie latente ne demande point de traitement
spécial, pas plus que la pleurésie interstitielle, médiastine,
diaphragmatique. Seulement, dans les deux premières, qui
n'offrent pas toujours le point douloureux, souvent, les
remèdes locaux doivent être moins actifs que dans les autres
pleurésies.

L'inflammation de la plèvre, chez un sujet dont les tubercules pulmonaires se ramollissent, cède à une application
ou de sangsues ou de ventouses loco dolenti, aidée de fomentations ; très-souvent aussi, ce point pleurétique disparait
sous l'influence d'un sinapisme appliqué sur le lieu correspondant à la plèvre enflammée.

La pleurésie bilieuse, décrite par *Stoll*, *Baillou*, qu'il est
assez facile de confondre avec la fausse pleurésie bilieuse
de *Stoll*, avec la pleurésie diaphragmatique droite, accompagnée d'ictère, doit être combattue par la méthode éva-
cuante, aidée quelquefois de celle antiphlogistique. Ainsi
l'on conseillera, à un adulte, deux grains d'émétique dans
une potion gommeuse, ou dans une tisane mucilagineuse.
Quelquefois il est bon d'ajouter au tartre stibié une demi
once à une once de sulfate de soude ou de magnésie. Il est
reconnu que dans ces affections le sel d'antimoine réussit
bien mieux que l'ipécacuanha. Voici comment s'exprime le
Médecin de Vienne : « après le premier vomitif, il y eut
des malades qui ne se trouvèrent pas soulagés autant qu'on
devait s'y attendre ; alors, pendant un jour ou deux, on leur
donnait une boisson dans laquelle entraient l'oxymel et un
sel neutre ; et ensuite on les faisait vomir une seconde fois ;

ce qui suffisait presque toujours : car rarement on eut besoin
d'un troisième vomitif après quelques jours d'intervalle. »
C'est seulement dans cette sorte de pleurésie que l'on peut
comprendre la proscription lancée contre la saignée par
Baillou, qui assure que presque toutes les pleurésies doivent
être traitées non par la saignée, mais par les remèdes qui
débarrassent le système gastrique.

La pleurésie qui reconnaît pour cause une phlébite ou
une résorption purulente, exige un traitement énergique
qui, malheureusement, est très-fréquemment inutile. Outre
les saignées locales, générales, les révulsifs, il faut conseiller
les chlorures en boissons, fomentations, et fumigations. En
même temps, il faut si la plaie est très-enflammée la couvrir
de sangsues, de fomentations chaudes et émollientes ; et,
dans le cas où ces moyens ne rappelleraient point la suppuration supprimée, l'application de moyens irritans sur la
plaie semble être indiquée. La périodicité des frissons
sera combattue par le sulfate de quinine associé à de
l'opium.

Lorsqu'il y a pleuro-pneumonie, il faut avoir recours au
traitement de l'inflammation du poumon (voyez pneumonie)
et à celui de la pleurésie, et les associer tous deux.

Lorsque l'on a affaire à une pleurésie chronique, l'on
peut encore avoir recours à la saignée générale. En effet,
cette évacuation attaque non seulement l'inflammation, mais
encore elle diminue la quantité du sang qui traverse le
poumon tapissé par la plèvre malade. Or, plus ce poumon
sera dans le repos, mieux ce sera pour la plèvre. Mais il
faut avoir soin de la proportionner aux forces de l'individu
et avoir égard à la longue durée de la maladie. Si le point

pleurétique subsiste encore, il faut l'attaquer par des sangsues et mieux par des ventouses scarifiées. En général, ces évacuations sanguines seront faites avec beaucoup de ménagement, et conseillées principalement lorsqu'il y a récrudescence. C'est surtout dans la pleurésie chronique, que les exutoires conviennent. Le régime du malade sera très-sévère, le laitage et les fécules feront la base de sa nourriture ; il portera un vêtement complet de flanelle, s'abstiendra de chanter, de crier et de soutenir une longue conversation. Son logement, situé dans un climat doux, à température uniforme autant que possible, sera exposé au midi et élevé au-dessus du sol. Si l'on a lieu de redouter certaines causes prédisposantes de tubercules, il faudra les combattre par les moyens que j'ai indiqués en traçant le traitement de la phthisie pulmonaire.

Si le dépérissement et le marasme viennent à se faire redouter, on doit ralentir la suppuration provenant des exutoires, accorder quelques gelées de viandes blanches. Les diurétiques, les sudorifiques et les purgatifs sont indiqués pour arrêter la diathèse séreuse et la combattre, mais c'est surtout, lorsqu'il s'agit d'une pleurésie chronique, qu'il faut étudier l'idiosyncrasie du patient et l'état de la muqueuse intestinale.

Le sulfate de quinine, pris en pilules, en potions, en lavemens, ou en frictions, ou par la méthode endermique est de première nécessité lorsqu'on a affaire à une pleurésie intermittente. Il ne faut pas craindre de le donner à haute dose, et ne pas oublier qu'en l'associant à un extrait d'opium ou rend son effet beaucoup plus sûr. L'on doit se rappeler aussi que deux heures avant l'arrivée de l'accès le malade ne doit plus avoir recours à ce sel.

Il est bien entendu que, pendant le cours de l'inflammation de la plèvre, le médecin doit chercher à rappeler une hémorrhagie, un écoulement, un exanthème subitement supprimés et à remplacer, par un autre, l'exutoire qui aurait été imprudemment séché.

Le malade doit être placé dans une température douce, uniforme, etc. Voyez empyème, chapitre suivant.

CHAPITRE II.

EMPYÈME.

Le mot *Empyème* sert aujourd'hui à désigner les épan-chemens dont les cavités des plèvres peuvent devenir le siège : or du sang, du pus, de la sérosité et de l'air peuvent s'épancher dans l'intérieur de la poitrine : il y a donc plusieurs sortes d'empyème : 1.⁰ celui qui est constitué par du sang ; 2.⁰ celui formé par du pus ; 3.⁰ celui qui reconnaît pour cause de la sérosité ; 4.⁰ enfin, celui qui est dû à la présence de l'air.

1.⁰ Ce dernier est désigné sous le nom de *Pneumo-thorax*; je lui consacrerai un chapitre spécial, attendu qu'il offre des signes particuliers.

2.⁰ Celui qui est dû à un épanchement de sérosité est appelé *hydro-thorax ;* il reconnaît pour cause, une pleurésie ou une gêne quelconque dans la circulation ; dans ce dernier cas, il est, assez généralement, accompagné d'une diathèse séreuse.

L'épanchement de sang dans la plèvre est la suite d'une sorte de pleurésie aiguë, ce qui est excessivement rare, ou d'une plaie pénétrante de poitrine qui a intéressé l'artère intercostale, ou l'aorte, ou le poumon.

L'empyème de pus, dont le point de départ peut être la suppuration de la plèvre, un abcès du médiastin ou du foie, presque toujours est la conséquence d'une pleurésie et il n'est pas commun de le voir causé par une maladie du médiastin ou du foie.

Ainsi, de tout ce qui précède, il est facile de déduire que l'empyème n'est point une maladie spéciale, c'est-à-dire existant par elle même; mais bien un épiphénomène, un produit ou résultat de lésions diverses siégeant soit dans les organes thoraciques (pleurésie, affections organiques du cœur, anévrysme de l'aorte) soit dans des organes qui avoisinent le thorax (foie, médiastin, artère intercostale etc.). Le plus ordinairement il reconnaît pour cause une inflammation de la plèvre: quod frequentiùs contingit, ex pleuritide. (*Fernel, p. 538, édit. de* 1547.)

De plus tous les empyèmes offrent, à peu de chose près, les mêmes symptômes (je ne parle plus ici de ceux formés par de l'air, puisque je dois leur consacrer un chapitre spécial); celui formé par du sang donne de plus les suivans: En général, il s'accompagne des signes d'une hémorrhagie interne, tels que baillemens, bourdonnemens, affaiblissement de la vue, faiblesse progressive du pouls etc. Du moment donc que ces divers empyèmes ont tous les mêmes signes, il est tout-à-fait inutile de rappeler ceux que j'ai donnés en exposant la symptomatologie de la pleurésie.

Je me bornerai seulement, dans ce chapitre, à parler de l'utilité de l'*Opération* de l'*Empyème*.

Les épanchemens pléurétiques peuvent se terminer de différentes manières :

A. Quelquefois (sur trois pleurétiques seulement j'ai observé cette terminaison), le poumon et la plèvre deviennent malades, s'ulcèrent, alors il s'établit une voic plus ou moins large à travers le tissu pulmonaire qui communique d'une part avec l'intérieur de la plèvre, de l'autre avec une bronche (nous avons vu, en parlant de la pleurésie, p. 528, qu'*Hippocrate* connaissait cette terminaison) : alors l'épanchement disparaît en partie par l'expectoration; mais est remplacé par de l'air; dès ce moment il y a *hydro-pneumo-thorax*, maladie très-souvent incurable.

B. Très-rarement, on a observé à la circonférence du thorax (*Hippocrate* est le premier qui ait avancé ce fait) une ouverture spontanée qui donne issue à une partie plus ou moins grande du liquide épanché. Comme dans le cas précédent, il y a hydro-pneumo-thorax.

C. L'empyème formé par du pus et surtout par de la sérosité est suceptible de résorption : ainsi il peut disparaître par des sueurs abondantes; des urines copieuses; une expectoration très-grande; des selles fréquentes, naturelles ou provoquées par l'art.

D. Un malade qui porte un épanchement de sérosité dans la cavité pleurétique, succombe souvent à l'affection qui a produit l'hydropisie; même avant que celle-ci ait fait de grands progrès : ainsi, il n'est pas rare de voir mourir d'une affection organique du cœur ou du foie, par exemple, un individu qui ne porte encore qu'un léger épanchement pleurétique.

E. Quelques sujets atteints d'empyème de pus, succombent dans le marasme, quoique l'épanchement ne soit point considérable et quoique le pus ne se soit point fait jour au-dehors. Les malades sont pris de fièvre hectique et périssent.

F. D'autres fois l'épanchement, en dépit d'un traitement très-actif et bien entendu, marche avec rapidité, la dyspnée va croissant chaque jour, bientôt il arrive un moment, où le médiastin est dévié, ainsi que le diaphragme, le foie ou le cœur (selon le côté). « *Morgagni*, (*liv. II, lettre XVI*) dit avoir vu le foie tellement déprimé par un épanchement pleurétique, que l'on aurait pu croire à une induration du pancréas (*S.* 26); il rapporte encore avoir entendu dire que des médecins l'ont pris pour une tumeur (*S.* 27). » Le malade ne peut plus garder la position horizontale; alors obligé de se tenir assis sur le bord de son lit, les jambes pendantes, et, quoique faisant de violens efforts pour respirer, il étouffe, ne peut parler, s'agite et laisse voir la frayeur sur son visage, pâle, bouffi. Si, dans ce moment, le chirurgien ne vient au secours de ce malheureux, celui-ci succombe asphyxié, après une longue et horrible agonie.

La nature trouve, sans y penser, les voies dont elle a besoin (*Epid.*, *liv. VI*, *N°.* 2, *Sect.*, 5); elle guérit les maladies (*Epid.*, *N°. I, Sect.* 6); elle subvient à tout (*De alim.*, *N.* 4). C'est par cette doctrine, que le *Vieillard de Cos* qui était *médecin*, comme doit l'être (*quelquefois*) celui qui se livre à l'art de guérir, c'est-à-dire, *servitus naturæ* (*Boerhaave*), ou *naturæ minister et interpres* suivant *Baglivi* (*Prax. méd.*, *lib. I*, *chap. I*, *p.* 1), a pu, ayant observé, dans l'empyème, le *conamen naturæ*, conseiller, en quatre endroits différens de ses ouvrages, de pratiquer une ouverture artificielle à la matière épanchée pour venir au secours de la nature. Le malade guérit communément, si l'on ouvre avec un instrument tranchant ou avec un fer rouge avant que le pus n'ait séjourné long-temps: *plerum que sanus evadit* (*Mal.*, *ch. VII*, *liv. I*). S'il survient une plaie, cela est dangereux;

néanmoins la plupart des malades en réchappent, *plures evadunt* (*Mal.*, *chap. XIX, l. 2*), ailleurs (*dans le livre 5, Mal., chap. XV*), il donne les moyens de pratiquer sûrement l'opération ; enfin, dans son *Traité des affections internes* (*chap. I*), il conseille encore l'ouverture artificielle et dit que, par là, il y a encore espoir de guérison : *morbum evadendi spes est.*

Ainsi il est évident que chez les anciens l'opération de l'empyème, ou thoracentèse (*Priou, Thèse soutenue à Paris, en aout* 1817) était conseillée, et employée avec succès. Depuis les *observations* de *Senac*, de *Lamothe*, de *Willis*, de *Dionis*, de *Morand*, de *Pouteau*, de *Valentin*, de *Duverney*, de *Bianchi*, de *Pelletan*, de *Larrey*, etc. ont confirmé ce fait et de plus ont prouvé que cette opération pouvait fort bien, c'est-à-dire avec beaucoup de chances de succès, être employée pour combattre un épanchement pleurétique liquide quelconque.

Suivant *Laennec*, il y a deux cas dans lesquels on doit se décider à faire l'opération de l'empyème : le premier est celui où, dans une pleurésie aiguë, l'épanchement, très-abondant dès le début, augmente avec une telle rapidité qu'au bout de quelques jours il détermine un œdème général ou local et peut faire craindre la suffocation ; le second a lieu quand, à la suite d'une pleurésie chronique, il survient de l'œdème, de l'amaigrissement et que tous les remèdes, employés pour opérer la résolution du liquide, ont échoué.

Il y a deux ans (1856) le professeur *Faure* de Strasbourg a présenté à *l'Académie de médecine* un *Mémoire sur la ponction de la poitrine, pratiquée pour remédier aux divers cas d'épanchement pleurétique*, contenant huit observations.

23

Il est dit : lorsqu'un épanchement thoracique spontané a été reconnu, si tous les moyens d'en procurer la résolution ont été employés sans succès, il ne faut pas tarder autant qu'on le faisait autrefois à recourir à la ponction pour l'empêcher de s'accroître et de devenir funeste (*Gaz. méd.*, 1836, *N°.* 43).

Cette manière de voir fut adoptée par toute l'Académie, excepté peut-être par M. *Bouillaud* qui croit, par des *saignées coup sur coup, pouvoir guérir toutes les phleg-masies.*

Suivant MM. *Blandin*, *Lisfranc*, l'opération de l'empyème devrait être employée plus souvent qu'elle ne l'est : les chances de réussite sont d'autant plus grandes que la ponction a été faite de bonne heure. Il faut se décider de bonne heure à l'opération, disent-ils, parce que plus on attend, moins le succès est à espérer vu que les organes ont le temps de s'affecter gravement, et que ce n'est pas tant l'opération qui tue les malades, que l'affection pour laquelle elle est faite (*Séance de l'Académie du* 18 *octobre* 1836) ; à cela on pourrait ajouter que le degré de gravité de l'opération dépend beaucoup aussi de la nature du fluide épanché, de l'étendue de la plèvre malade, et de la cause de cette inflammation.

Laennec reconnaissait pour causes de l'insuccès fréquent de l'empyeme : 1°. le mauvais état du poumon, souvent rempli de tubercules ; 2°. l'aplatissement du poumon contre le médiastin et la colonne vertébrale, et la nature de la fausse membrane qui tapisse sa surface.

Si l'on croit M. *Rochoux* (*Séance de l'Académie*, 15 *novembre* 1836), les fausses membranes, admises par *Laennec*, sont fort rares, tandis qu'au contraire il est

très-commun que la plèvre s'épaississe et oppose une bar-
rière presque insurmontable au poumon. Cet effet, ajoute
ce médecin, est d'autant plus facile ici qu'on sait que le
poumon n'est pas seulement enveloppé d'une membrane
séreuse, mais encore d'une membrane fibreuse; ainsi que
l'a prouvé un *anatomiste allemand* (*Gazette médic.*, 1836,
p. 750.)

De tout ce qui précède on peut déduire les conséquences
suivantes :

1°. L'opération de l'empyème était connue d'*Hippocrate*
qui l'a décrite, et qui le premier a indiqué avec précision
les circonstances où elle devait être employée et réussir.

2°. Avant d'avoir recours à l'ouverture de la poitrine
il faut tenter la résolution de l'épanchement par tous les
moyens possibles.

3°. En cas d'insuccès, on ne doit pas tarder autant
qu'on le faisait autrefois à recourir à l'ouverture de la
poitrine : si vero constat per signa..... pus formasse em-
pyema, illicò thorax aperiendus (*Boerhaave*, *Aphorisme*
896); quàm citissimè.... pus aut sanies educi debet (*F.*
Hoffmann, *Prax. chymi.*, *liber II*).

4°. Ce n'est pas tant l'opération qui tue les malades
que l'affection pour laquelle on la pratique.

5°. Si cette opération échoue le plus ordinairement dans
les cas d'empyème chronique, du moins a-t-elle le grand
avantage de soulager beaucoup le patient, en l'arrachant
aux angoisses de la suffocation, et de lui faire prendre un
peu d'espoir.

L'ouverture doit être pratiquée à la partie la plus déclive de la poitrine, c'est-à-dire dans le lieu d'élection.
Mais quand la matière épanchée cherche à se faire jour

dans un endroit quelconque, c'est dans cet endroit que l'on doit ouvrir le thorax (*Hippocrate, Affect. int., lib. I, cap XXIV*). C'est ici que je crois bon d'exposer en quelques mots une observation instructive. L'an dernier, après avoir en vain eu recours aux vésicatoires, aux diurétiques, aux sudorifiques, pour faire disparaître un épanchement dans la cavité gauche de la poitrine de Thérèse Frénoy, âgée de 12 ans, demeurant à Lunéville, rue des Bosquets, je me décide à pratiquer la ponction du thorax, opération qui me donne deux livres moins une once de sérosité verdâtre, limpide, alcaline. Cette petite fille allant bien je la perdis de vue trois semaines après l'opération ; et six mois plus tard je la vis assez bien portante ; mais à peine deux mois s'étaient-ils écoulés depuis cette dernière visite que les parens de Thérèse me firent appeler de nouveau pour un *abcès qui semblait bon à ouvrir*. En examinant la malade je vis, sur le bas de la cavité gauche thoracique, deux travers de doigt au-dessous de la cicatrice de la ponction, *une tumeur rouge, molle, fluctuante, que la pression faisait disparaître, accompagnée de retrait pendant l'inspiration et pendant le décubitus sur le côté droit, donnant un petit choc à la main pendant la toux.* A ces symptômes, il était facile de diagnostiquer un épanchement pleurétique qui cherchait à se faire jour, épanchement qui était reconnaissable à la matité, à l'égophonie, à la dyspnée. La mère de thérèse me dit alors que depuis un mois environ la plaie que j'avais faite à la poitrine ne *donnait plus*, et que c'était à partir de ce moment que l'abcès avait commencé à se montrer. J'ai ouvert ce prétendu abcès qui fournit environ une demi-bouteille d'un liquide assez semblable à du lait pour sa couleur et son épaisseur.

Il est évident que si la première ouverture avait été pratiquée deux côtes plus bas j'aurais épargné la seconde à la petite Frenoy : ainsi, j'ai donc eu raison de dire plus haut que la ponction de la poitrine doit être faite le plus bas possible.

Mais ici l'on verra que je suis excusable quand l'on saura que les parois de la poitrine étaient énormement infiltrées, et que tous les moyens inventés pour indiquer le lieu d'élection, sont mauvais.

Dans ce cas, le *conamen naturæ* est facile à saisir, le médecin doit donc ne pas le perdre de vue et se rappeler que lui-même est *naturæ interpres*.

Je reviens à l'opération.

L'incision de la peau ne doit pas être parallèle à celle des muscles : contrairement à *Hippocrate* (*Maladies, livre II, chapitre XXIV*) qui laissait couler le pus pendant dix jours ; contrairement à *Pelletan, Larrey, Boyer, Dupuytren,* je dis, avec **M.** *Cruveilhier*, que l'ouverture doit être petite ; que l'on doit tout de suite évacuer le liquide épanché, fermer exactement la plaie et non point interposer une languette de linge entre ses lèvres : pus educendum, vulnus percurandum victu et medicamentis (*Boerhaave, l. c.*).

Hippocrate avait reconnu que l'ouverture de la poitrine est moins dangereuse à gauche qu'à droite (*Maladies, livre II, ch. XVI, et livre III, ch. XV*), probablement à cause du foie que l'instrument peut blesser.

L'ouverture doit être faite à la réunion du tiers postérieur avec le tiers moyen de l'espace compris entre l'épine et le sternum ; à droite, dans le troisième espace intercostal ; à gauche dans le quatrième : c'est-à-dire dans un endroit aussi bas que possible afin que l'épanchement puisse s'écouler plus facilement et entièrement (*Hipp.*, *des Maladies*) ; mais pas trop bas de peur de blesser le diaphragme (*Hipp.*, *l. c.*, *ch. XV*).

Il est inutile d'avoir recours à des injections, à moins que la matière, trop épaisse, ne puisse pas s'écouler par la canule du trocart : dans ce cas on pourrait employer une décoction émolliente, ou de l'eau tiède, ou une légère décoction d'orge miellée.

Je vais consigner ici une observation qui servira de preuve à tout ce que je viens de dire sur l'utilité et l'opération de l'empyème, dans certaines circonstances, et qui fera connaître les précautions qu'elle réclame avant, pendant et après l'écoulement de la matière.

Épanchement pleurétique aigu ; ouverture de la poitrine par laquelle il a été tiré cinq livres un demi-quart de liquide.

Le 23 mai 1837, un Gantier, âgé de 28 ans, me fait appeler pour un rhume qui le tient, depuis trois jours, et dont le début a été accompagné de frissons ; le sieur *Martin* est un homme fortement musclé, à peau brune, à caractère taciturne. Pour toutes maladies, jusqu'à ce jour, il a eu l'affection vésiculeuse, contagieuse, et cela, il y a plusieurs années. Ouvrier habile et intrépide, très-souvent il lui est arrivé de commettre des excès de boissons, mais jamais de liqueurs ; sa nourriture est ordinairement saine.

Le 23 mai, son pouls, dur, serré, donne 100 pulsations à la minute ; sa peau est chaude, sèche, âcre ; ses urines sont rouges et troubles ; il a perdu l'appétit, une petite toux sèche non quinteuse le tourmente à chaque

minute. Pendant cette toux, il accuse une légère douleur
qui occupe toute la partie antérieure et externe du côté
gauche de la poitrine; elle s'étend depuis l'épaule jusqu'à
l'hypocondre, elle n'augmente point par la pression intercostale et sur costale ni par la percussion médiate. A l'aide
du plessimètre, je reconnais à la partie postérieure, inférieure et interne du côté gauche du thorax, c'est-à-dire
tout à fait en bas et vers la colonne vértébrale, une diminution dans la résonnance et l'élasticité. Là, le murmure
respiratoire est excessivement faible, beaucoup plus que
dans le reste du même côté. Point de râle, point de modification de la voix. A droite le bruit respiratoire, net,
est un peu plus bruyant qu'à gauche. Le malade couché
sur son ventre et sur son dos, à gauche en arrière et en
avant, l'on ne rencontre ni matité, ni râle, ni modification du murmure respiratoire et de la voix.

Diagnostic. *Inflammation de la plèvre costale et pulmonaire du côté gauche, léger épanchement.*

Je pratique une saignée de deux livres; j'ordonne dix
sangsues sur le côté malade, des cataplasmes émolliens,
la diète, une infusion pectorale édulcorée avec le sirop
de gomme.

24. Aspect du sang : caillot petit, couenne à bords
retroussés, épaisse d'une demi ligne. Le pouls conserve
sa fréquence, il est faible ; les piqûres des sangsues coulent
encore. La toux persiste ; la douleur paraît un peu moins
obtuse. En arrière, matité évidente dans une hauteur de
quatre travers de doigt ; là, respiration très-faile et chevrotement très-douteux de la voix. En avant, toujours du
même côté, bruit de frottement ascendant et descendant.
Prescription : dix sangsues, looch blanc, et continuation
de la tisane, des cataplasmes et de la diète la plus sévère.

25. Matité en arrière dans une très-grande étendue
(jusque vers l'épine de l'omoplate); le chevrotement de la
voix est disparu; le bruit respiratoire lointain est excessivement faible; souffle bronchique. En avant, lorsque le malade est couché sur le dos, sonoréité, élasticité; bruit de
frottement; murmure respiratoire aussi fort que celui du
côté sain. Quand il est assis, la matité se fait reconnaître
en avant et en bas, et là, le murmure respiratoire est
très-faible. Prescription : 8 sangsues; du reste continuation.

Chaque jour l'épanchement va croissant en dépit de ce
traitement énergique qui a beaucoup affaibli le patient.

Le 30. Matité avec une forte résistance au doigt du bas
en haut, en arrière, sur le côté et en avant; point de
murmure respiratoire, d'égophonie; persistance du souffle
bronchique, on l'entend en avant et en arrière surtout entre
le bord interne du scapulum et la colonne vertébrale. En
avant, le bruit de frottement est disparu. A droite respiration puérile : la dyspnée est grande, la respiration étant
fréquente petite, incomplète. A l'œil, la paroi antérieure
thoracique gauche paraît bombée; la palpation reconnaît
une immobilité absolue de toute la paroi de la cavité gauche
de la poitrine; le pouls étant vide, le patient affaibli je
crains une nouvelle évacuation sanguine, j'ordonne 15
ventouses scarifiées puis un large vésicatoire sur le lieu
douloureux.

Le lendemain, même état; 15 nouvelles ventouses; toujours continuation de la diète, des boissons émollientes
diaphorétiques et des loochs blancs.

Le 1e. Juin, 10 autres ventouses et un vésicatoire; le
premier n'ayant point produit de réaction fâcheuse, ni de
diminution dans l'épanchement, quoiqu'il y ait beaucoup de

sérosité dans l'ampoule. En plus, j'ordonne des frictions, 3 à 4 fois dans les 24 heures, sur les lombes, le ventre et la partie interne des membres abdominaux, avec la teinture alcoolique de digitale et de scille ; une potion scillitique ; une solution de sirop d'asperges pour tisane, puis des lavemens.

Malgré l'énergie de ce traitement, l'épanchement augmente toujours et, le 15, le malade est dans l'état suivant : mesuré horizontalement au niveau du téton, le côté gauche du thorax a une circonférence d'un pied, cinq pouces trois lignes ; la circonférence totale du thorax étant de deux pieds, neuf pouces cinq lignes ; la paroi du côté malade est tout-à-fait immobile, malgré les violens efforts que faits le patient pour respirer. On ne peut distinguer à la vue, ou que difficilement, les espaces intercostaux (le sujet fortement musclé a conservé beaucoup d'embonpoint). N'importe la position donnée au torse, le plessimètre rencontre partout, jusque dans les fosses sous et sus-claviculaires, de la matité avec résistance au doigt , matité qui se retrouve encore dans l'hypocondre fortement bombé ; ce qui est très-facile à reconnaître à la vue et par la palpation. Le cœur est refoulé à droite, à tel point qu'il est plutôt à droite du sternum qu'à gauche : ainsi le prouvent la vue, la palpation, la percussion médiate, l'auscultation et la sensation qu'éprouve le malade. Tout ce côté gauche du thorax est comme une masse immobile, dont les parois semblent intimement unies avec l'intérieur, et à travers lesquelles on ne saisit ni bruit respiratoire, tant vésiculaire que bronchique, ni modification de la voix.

La dyspnée est extrême : il y a tantôt 29, tantôt 31 inspirations à la minute ; le pouls petit, inégal, donne 117 pulsations dans le même temps. Le malade a de fréquens accès de suffocation, dans lesquels, ayant les narines très-ouvertes, la bouche béante, les yeux saillans, la figure exprimant la frayeur, les mains accrochées en arrière, les jambes pendantes hors du lit, il crie : *de l'air ! de l'air ! j'étouffe !*

Les accès de suffocation ont lieu surtout pendant le premier sommeil. Les auteurs anciens, parmi lesquels figurent *Charl. le Pois, Reimann (Act. N. C., t. I, Obs.* 170), *Bonet (Sepulchr., l. ii, S. i,)*, regardaient ce dernier symptôme comme signe pathognomonique de l'hydropisie de poitrine; mais depuis *Helwich, Vasalva, Morgagni,* on n'ajoute plus foi à ce signe et avec raison.

Ainsi après une saignée deux livres environ, aidée de 28 sangsues, de 30 ventouses, de trois vésicatoires; de boissons d'abord émollientes, sudorifiques, puis diurétiques; de frictions avec la teinture de scille et de digitale; de cataplasmes et de la diète la plus absolue, voilà l'affection arrivée à un degré tel que la mort semble et est imminente. Pour diminuer ces accès je conseille de larges sinapismes qui bientôt me paraissent insuffisans. Ce voyant, je propose l'opération de l'empyème que le patient accepte avec joie comme remède à ses accès de suffocation et que les parens ne refusent point comme dernière planche de salut.

Le 15 matin, aidé des lumières du confrère *Benoist,* je la pratique et tire *tout de suite* V livres et un demi-quart de sérosité trouble et rougeâtre. Pendant la sortie du liquide, le soulagement est arrivé. Immédiatement après l'opération, j'applique un très-large vésicatoire sur la partie antérieure du côté malade, et, deux jours après, un autre est placé de telle sorte que le lieu de la ponction en est couvert.

Aussitôt après l'évacuation du liquide, le plessimètre trouve, en arrière, non plus de la matité avec résistance au doigt; mais un son obscur avec quelque élasticité; en avant matité absolue avec résistance; nulle part on ne peut percevoir le moindre bruit respiratoire. Cependant la dyspnée est diminuée et le patient peut goûter quelques heures d'un sommeil paisible, assez régulièrement toutes les nuits, à l'aide d'un demi grain d'hydro-chlorate de morphine. Alors il peut garder une position presque horizontale, cependant toujours inclinée vers le côté affecté. Le pouls perd un peu de sa fréquence ainsi que la respiration; le malade reprend courage; toutefois la toux persiste avec quelques sueurs générales, nocturnes. Il passe ainsi huit jours; alors il lui survient quelques accès de suffocation, moins intenses cependant que ceux qui ont précédé l'opération; ils sont accompagnés d'une violente douleur dans le côté gauche du cou; douleur qui n'augmente point par la pression, mais par le mouvement et dont rien ne peut rendre compte; le sieur Martin dit n'avoir jamais ressenti de douleur rhumatismale. Je conseille des sinapismes sur les membres abdominaux, un liniment narcotique et un cataplasme émollient sur le siége de cette nouvelle douleur, dont le malade se plaint beaucoup; au bout de quelques jours, cette douleur disparaît, laisse le patient tranquille pendant quelque temps; puis tout-à-coup, sans cause connue, revient à l'épigastre, accompagnée d'une dyspnée intense. Cette fois, elle augmente par la pression; la langue est naturelle; le pouls, comme les jours précédens, donne 90 pulsations à la minute. Alors, seulement, le malade se souvient avoir eu, l'année précédente, une douleur dans l'épaule gauche. Ce sachant, et les vésicatoires du thorax étant cicatrisés, j'en conseille nn autre au bras gauche qui fait disparaître la douleur épigastrique, et, avec elle, la grande dyspnée. Les frictions diurétiques ont été continuées un mois après l'opération. Le malade, qui prend une très-légère nourriture depuis le treizième jour après la ponction continue d'aller de mieux en mieux, mais très-lentement; éprouvant, de temps à autre, une dyspnée plus grande suivant les variations de température et d'électricité. Ainsi les jours pluvieux, nuageux il est essoufflé plus que les jours sereins et calmes: ainsi les 13 et 14 Juillet, jours où l'atmosphère est chargée de beaucoup d'électricité, la dyspnée est portée jusqu'à la suffocation.

Aujourd'hui 27 Septembre, c'est-à-dire quatre-vingt-quatorze jours après l'opération, le sieur Martin qui, depuis un mois, a repris mollement son travail, présente les phénomènes suivans : facies maigre, yeux cernés, mais assez vifs; teint, comme en santé; l'embonpoint revient lentement, ainsi que les forces; dos un peu voûté en avant; assez bon sommeil; pouls à 87 par minute; dans le même espace de temps, on compte trente inspirations. Toux petite, fréquente, sèche, peu fatiguante, non quinteuse, augmentant par la conversation; decubitus, le torse toujours comme dans le courant de la maladie, incliné vers le côté gauche, mais moins élevé qu'avant l'ouverture artificielle de la paroi thoracique; quelquefois sueurs nocturnes, mais générales; à l'œil on reconnaît encore très-facilement que le thorax est plus développé à gauche qu'à droite; au niveau du téton, ses parois sont devenues faiblement mobiles pendant les mouvemens respiratoires. La tumeur de l'hypocondre n'existe plus, le cœur est toujours dévié. La circonférence totale du tronc, à la hauteur des mamelons, est de deux pieds, neuf pouces et cinq lignes; celle du côté malade, au même niveau est de un pied, cinq pouces trois à quatre lignes. En avant, partout jusque immédiatement la clavicule, matité avec résistance forte au doigt; point d'élasticité, au-dessus de la clavicule et à la base du poumon on n'entend pas le moindre bruit vésiculaire : seulement dans le creux de l'aisselle et plus bas, on saisit un léger murmure, point de souffle, ni d'altération de la voix en avant et sur le côté. En arrière pas de matité, mais son obscur, légère élasticité, bruit respiratoire distinct et faible, sans souffle, ni râle, ni modification aucune de la voix. Le malade descend ou monte deux étages sans se reposer : cependant il ne peut *doler ses peaux* sans se fatiguer et être essoufflé. D'après mon conseil il conserve un long vési-catoire au bras gauche; un vêtement complet de flanelle ; il observe un régime sévère autant que possible, et reste dans une atmosphère douce, tempérée uniformément.

Cette observation offre trop d'intérêt pour que je la laisse passer sans réfléxion aucune; d'ailleurs il me reste encore à parler du procédé opératoire suivi pour l'évacuation de l'épanchement.

Et d'abord, je vais m'occuper de quelques phénomènes physiologiques et symptomatologiques observés avant et après l'opération.

La douleur n'était point aiguë, poignante, pongitive et circonscrite comme d'habitude l'est le point pleurétique ; elle était obtuse, seulement perceptible par la toux et s'étendait depuis l'épaule jusqu'à l'hypocondre ; le malade ne s'en plaignait point: ainsi, sans le secours de la per-cussion et de l'auscultation, dans les premiers jours, on aurait pu facilement la confondre avec la rhumatismale, d'autant plus qu'elle n'augmentait point par la pression sur et intercostale, et par la percussion soit immédiate soit plessimétrique. (Voir Pleurodynie.)

A l'aide de la percussion médiate j'ai pu exactement, suivre le niveau du liquide épanché, mesurer avec précision sa hauteur; j'ai vu la matité avec la résistance au doigt changer de place avec l'épanchement, suivant les positions données au tronc. Il est une chose sur laquelle je dois appeler l'attention : c'est qu'il est arrivé un moment où cette matité a été rencontrée dans les fosses sous et sus-claviculaires : chose très-rare, puisqu'il est dit, dans le *Procédé operatoire*, que, dans les épanchemens pleurétiques, quelques grands qu'ils soient, l'on trouve toujours le son pulmonaire au-dessous de la clavicule. La matité et la résistance au doigt ont toujours été très-marquées dans la région du mamelon.

L'épanchement était tellement considérable qu'il refoulait en bas le diaphragme et produisait une tumeur avec matité et résistance dans l'ypocondre, et repoussait à droite, le cœur : phénomène que le malade accusait lui-même et que révélaient la palpation et la percussion.

Nulle part la percussion ne découvrait le poumon gauche, celui-ci était donc excessivement comprimé contre le médiastin.

Aidé de l'auscultation, j'ai pu également suivre la marche progressive de l'épanchement. Le premier jour, là où existait un peu de liquide c'est-à-dire vers la colonne vertébrale, au bas du thorax, le murmure respiratoire était faible, sans souffle tubaire, sans égophonie; en avant on entendait le bruit de frottement, indice de la présence de fausses membranes; et là, bientôt, le bruit respiratoire est disparu : ce que l'on peut expliquer par la présence du liquide entre la plèvre pulmonaire et la costale. Il ne faut point oublier que l'égophonie, encore fort douteuse, n'a été entendue que très-peu de temps. L'on sait que ce phénomène de la voix manque chez les individus à poitrine ample, à muscles forts, à tissu adipeux abondant ; à voix base, sourde ou voilée et dans les cas de vaste épanchement (voir t. I, p. 55, et le chapitre Pleurésie, t. 2).

Le souffle bronchique, entendu depuis les premiers jours, a persisté long-temps vers la racine du poumon ; mais est disparu dès que la matité a été trouvée au-dessous et au-dessus de la clavicule et dans l'hypocondre.

Cette absence de souffle tubaïre se comprend quand l'on réfléchit que l'épanchement énorme devait comprimer le tissu pulmonaire contre le médiastin et la colonne, à tel point, que le passage de l'air dans les tuyaux bronchiques était impossible. L'auscultation m'a fait encore reconnaître la déviation du cœur, et aidée du plessimètre elle m'a prouvé que le ventricule gauche était en haut.

L'absence des crachats rouillés, puis celle de la matité, du râle crépitant, du souffle bronchique et de la bronchophonie, les deux premiers jours, lorsque le malade se tenait conché soit sur le dos soit sur le ventre, m'ont prouvé, tout de suite, que la plèvre seule était malade.

Je ne sache point qu'on ait signalé une aussi énorme dilatation du thorax.

La fluctuation périphérique n'a point été sentie ; la palpation et l'inspection ont reconnu l'immobilité complète des parois thoraciques du côté gauche, pendant les mouvemens respiratoires.

Après l'opération, sur laquelle je reviendrai bientôt,

nous voyons que, de long-temps, l'air ne pénètre point dans le tissu pulmonaire, ce qui peut-être expliqué : en effet, le poumon, fortement resserré sur lui-même et enveloppé de fausses membranes, ne pouvait permettre la circulation de l'air dans son intérieur; mais peu à peu, par l'effort excentrique de l'air pendant l'inspiration, le poumon, qui n'était plus comprimé par du liquide, mais seulement enveloppé par des fausses membranes de nouvelle formation, parconséquent molles, s'est laissé distendre et a repris enfin, lentement il est vrai, une partie de son volume naturel.

Mais par quel motif, en avant, même trois mois après l'évacuation du liquide, la matité avec résistance et la dilatation persistent-telles? Pourquoi, en cet endroit, le bruit respiratoire est-il insaisissable? C'est ce que je vais essayer d'expliquer.

La matité avec résistance persiste, parce que, là, il existe une grande épaisseur du tissu organisé accidentellement: de plus séparé de celui qui enveloppe la plèvre pulmonaire et n'étant point lié avec lui puisqu'il en avait été long-temps écarté par le liquide, et parconséquent, n'étant point en rapport direct avec lui, il ne peut communiquer les vibrations produites par le mouvent de l'air, dans les vésicules aériennes. Le thorax reste bombé, parce que, comme il vient d'être dit, les fausses membranes costales ne communiquent point avec celles du poumon; elles ne peuvent être tiraillées par ces dernières pendant l'expiration, c'est-à-dire pendant les mouvemens de retrait du parenchyme pulmonaire. Donc la matité, l'absence de bruit respiratoire, et la dilatation persistent, parce qu'il y a une grande épaisseur de fausses membranes qui tapisse la plèvre costale et la plèvre pulmonaire ; membranes qui n'ont point de contact entre elles , qui ne peuvent parconséquent transmettre les vibrations et les tiraillements qu'elles éprouvent de part et d'autre.

En arrière, on entend le murmure respiratoire; mais faiblement ; ce qui doit être, si l'on réfléchit que le poumon n'a pu reprendre son activité de santé, et qu'il y a aussi des fausses membranes ; delà vient qu'en cet endroit le son est moins clair et l'élasticité moindre que du côté sain, et beaucoup plus cependant qu'en avant où nous avons vu la matité avec résistance au doigt et l'absence de bruit respiratoire être à leur plus haut degré.

Pourquoi la sortie du liquide a-t-elle diminué la dyspnée, malgré la persistance de la non pénétration de l'air dans le poumon gauche? C'est que l'épanchement ne comprimant plus le médiastin, le poumon droit a cessé aussi d'être comprimé.

Quelle peut être la cause de la petite toux sèche, fréquente, qui persiste? y aurait-il affection tuberculeuse, dans la plèvre et le poumon malades ?

Dans la famille du sieur Martin on n'a point vu et on ne trouve pas de phthisiques ; lui n'était point sujet à de fréquens rhumes ; l'extrémité de ses doigts (pouce, index, medius) n'a point une forme particulière ; du côté droit on n'entend point l'expiration être plus forte que l'inspiration ; on ne reconnaît point de bruit rapeux, de double inspiration pour une expiration, ni de râle cavernuleux; la toux n'est point quinteuse, les sueurs ne sont point locales, circonscrites, ni quotidiennes : donc jusqu'alors il n'y a rien qui puisse faire soupçonner l'affection tuberculeuse du côté malade. Il faut rapporter cette toux à la compression des bronches ; le tissu

24

pulmonaire se trouvant emprisonné dans des fausses membranes.

Il me reste à parler de l'opération.

Il est de toute évidence, d'après les symptômes, que la
seule ouverture du thorax avec évacuation de l'épanchement
offrait la dernière chance de salut. En tout cas, elle pré-
sentait le grand avantage de soulager beaucoup le patient,
en l'arrachant aux angoisses de la suffocation. Avant d'arriver à ce dernier moyen, j'ai tenté la résolution de l'épanchement par tous ceux connus. Je n'ai donc point à redouter, pas plus que le docteur *Faure*, les reproches
d'un célèbre *professeur* de Paris, partisan des saignées
soup sur coup, qui s'est mis en tête que celles-ci doivent
être la panacée du rhumatisme articulaire, de la dothiénentérie, aussi bien que de la pleurésie ; comme si chaque
affection n'avait point un cachet particulier ; comme si
l'inflammation, phénomène si complexe, n'était qu'une :
c'est-à-dire n'affectait qu'une seule forme ; comme si, enfin,
l'inflammation dans la dothiénentérie, le croup, le rhumatisme, était la même que dans la pneumonie aiguë, franche.
Solidiste par système, il ne veut point convenir que le
sang peut être cause de la fièvre, dite hématosique
sthénique, il préfère regarder l'inflammation de la membrane interne des vaisseaux sanguins comme la seule et
vraie cause de cette affection, et créer ainsi une fièvre
angioténique, qu'on cherche en vain, dans le dictionnaire
que cet auteur devait nécessairement, comme collaborateur,
enrichir d'une description de cette maladie.

Nul espace intercostal ne menaçant, par suite de perforation spontanée, de donner issue au liquide, j'ai choisi,
pour pratiquer l'ouverture, le lieu indiqué par les chirur-

giens : ce qui n'a point été facile. En effet, le malade étant fortement musclé et ayant beaucoup de tissu adipeux, il a été impossible au docteur *Benoist et à moi* de pouvoir reconnaître l'espace désigné. Cela étant, j'ai eu recours au moyen indiqué par le docteur *Malgaigne* (*Médecine opérat.*, 2me. *édit.*) et sans succès : alors ayant fait plier le bras de telle façon que, le coude appuyé sur le tronc, la main reposait sur le sternum, j'ai choisi la réunion du tiers postérieur avec le tiers moyen à quatre travers de doigt au-dessous de l'omoplate pour pratiquer l'ouverture (cette indication est rejetée de nos jours); après avoir fortement tiré la peau en haut j'ai fait une ponction avec un bistouri, puis j'ai achevé avec le trocart; j'ai été obligé d'avoir recours au bistouri parce que les tissus à traverser étaient trop épais. On va voir que j'ai imité le conseil d'*Hippocrate* : cet auteur a dit (*Des maladies, chapitre XV, liv.* 3): on commence par faire à la peau une incision avec un scalpel; puis, avec une lancette enveloppée d'un linge, à la réserve de la pointe dont on laisse le tranchant à découvert de la longueur de l'ongle du pouce, on pénètre jusqu'à l'endroit du pus pour en faire sortir autant qu'on le juge à propos. Dans un autre passage il parle positivement du trocart : tertiam ab ultimâ costam ad os usque secato : deinde terebrâ acutâ ulterius perforato (*Aff. int.*, *liv. I, chap.* *XXIV*). Je me suis servi du trocart parce que je voulais extraire tout de suite et promptement le liquide, par une ouverture aussi étroite que possible. En effet, en agissant ainsi, l'on évite l'entrée de l'air dans la cavité de la plèvre (accident peu sérieux si l'on en croit M. *Priou* et un fait que j'ai observé; voyez plus bas et dans le chapitre suivant l'observation de la petite Frenoy), membrane qu'on irrite encore par le *tampon de charpie*, *la mèche*: ce qui ne doit pas peu contribuer à rendre le pus verdâtre et fétide, symptôme, funeste suivant *Hippocrate* (*l. I, ch. XVI, Des maladies*). Ce qui est certain : c'est qu'après avoir choisi, comme j'ai pu, l'endroit le plus déclive du thorax, sans cependant compromettre les attaches du diaphragme ; dévié en haut la peau (et non point en bas pour éviter les fusées de pus), perforé une grande partie des muscles avec le bistouri, puis achevé avec le trocart pour rendre l'ouverture aussi petite que possible, j'ai tiré de suite tout l'épanchement; j'ai fermé hermétiquement la plaie par le retrait de la peau et par un emplâtre d'abord de diachylum, puis remplacé par un vésicant, enfin j'ai sinon guéri au moins soulagé beaucoup le patient, qui, deux mois plus tard, a succombé presque subitement après s'être affaibli tout-à-coup, sans cause plausible.

Cette observation prouve la véracité de ces paroles de *Boerhaave* : symptomata mitigantur. Je ne dirai point avec Virgile : ab uno disce omnes ; mais bien : que les anciens avaient raison de pratiquer, plus souvent que nous, la ponction de la poitrine.

Comme ces observations indiquent le traitement, le régime et les autres précautions hygiéniques que l'on doit imposer au malade qui a subi l'opération de l'empyème, je ne veux plus les indiquer ici : je me contenterai seulement de citer un *Aphorisme* de *Stoll*, et de dire auparavant que, dans les cas d'hydro-thorax essentiel, c'est-à-dire reconnaissant pour cause une affection du cœur, du foie, du tissu cellulaire sous-cutané etc., il faut, après l'avoir évacué par la ponction de la poitrine, si l'on veut éviter que l'épanchement ne se forme pas de nouveau, il faut, dis-je, combattre énergiquement la maladie du cœur, du foie, et conseiller les diurétiques, les purgatifs, ou les sudorifiques, suivant les circonstances déterminées par l'état du malade, son idiosyncrasie, et la constitution médicale.

Voici l'*Aphorisme* de *Stoll*, dont je viens de parler : le thorax étant ouvert, il y a espérance de guérison si le pus est bon, le poumon sain, l'âge florissant, le malade bien constitué, sans aucune prédisposition à la phthisie ; avec les forces de la vie non encore abattues ; la fièvre de consomption à peine commencée et cessant presque aussitôt après l'évacuation du pus. (*N°*. 219.)

Comme l'utilité de l'instrument de M. *Maissiat* n'est point reconnu, je n'ai pas parlé de cette invention qui a pour but : 1°. de vider la plèvre sans laisser pénétrer l'air, et graduellement ou promptement ; 2°. de faire des lotions dans la plèvre avec l'eau tiède, ou un liquide médicamenteux ; et de les extraire immédiatement, ou après un temps indéterminé ; 3°. de solliciter l'action du poumon condensé, par une force continue, mesurable, qui peut être graduée auprès de l'opérateur, et qui est appliquée uniformément à tous les points de la surface du poumon à dilater.

Tout ce que j'ai dit dans ce chapitre s'applique à l'hydrothorax suite d'une affection du cœur, du foie, du péritoine et à l'empyème de sang.

CHAPITRE III.

PNEUMO-THORAX.

Sous le nom de *Pneumo-thorax*, on désigne un empyème d'air, c'est-à-dire, l'épanchement d'un gaz dans la cavité de la plèvre.

Itard, le premier, a donné un *Mémoire* spécial sur ce point de pathologie (voyez *sa Thèse*, soutenue à *Paris* en 1803). Jusqu'à cet auteur la science ne possédait que quelques rares observations, dues à *Riolan* (*Enchirid. anat.*, *lib. III, cap. II*), à *Morgagni* (*liv. II, lettre XXII,* § *VI et suiv.*), à *Pouteau* (*OEuvres posthumes*), à *Selle* (*Obs, trad. par Coray*), à *Baillou*, à *Bayle* (*Recherch. sur la phthis. pulm., obs. XI*), sur ce sujet qui, depuis, a été étudié avec soin par *Laennec* (*Traité de l'auscultation, t. II, p.* 411), par **M.** *Louis* (*Mémoire sur le pneumo-thorax* et par **M.** *Piorry* (*Passim*).

Le pneumo-thorax est *simple*, lorsque la cavité pleurétique ne contient que du gaz ; alors c'est une *aéro-pleurie*, comme le dit **M.** *Piorry* ; il y a *hydro-pneumo-thorax*, ou *hydro-aéro-pleurie* lorsque l'épanchement est constitué par

un liquide et par du gaz. *Hippocrate* connaissait cette dernière forme. (Voyez *son Traité des maladies internes*,
passim.)

ÉTIOLOGIE.

Dans l'état de santé, la plèvre costale et la pulmonaire
sont juxta-posées et leur cavité ne contient qu'une très-petite
quantité de fluide élastique qui n'est autre chose que le
résultat de la vaporisation du liquide qui lubrifie la paroi
interne de ces membranes (voyez *Bichat, Traité des
membr.*, et *Laennec*).

Mais, dans l'état de maladie, plusieurs causes peuvent
augmenter la quantité du fluide aériforme pleurétique :

Cet épanchement de fluides élastiques peut être la suite
d'une exhalation gazeuse, dont la cause, souvent inconnue,
réside quelquefois dans l'inflammation de la séreuse ; il
peut tirer son origine d'un épanchement séreux ou purulent, ou sanguin (*Littré*) dans la plèvre, ou être formé
par les gaz qui s'échappent d'une eschare qui a envahi la
plèvre seule et le plus ordinairement le poumon et la
plèvre.

Mais, de toutes les causes, la plus fréquente est une
communication accidentelle, effet de l'art ou de la nature,
établie entre l'air extérieur et la cavité de la séreuse.

Cette communication, souvent le résultat d'une plaie
pénétrante de poitrine soit accidentelle soit produite par
l'art (voyez empyème), le plus communément est établie
à travers le poumon.

Dans ce cas, elle accuse, pour cause : ou une escare
qui a attaqué en même temps le tissu pulmonaire

et la plèvre (voyez gangrène du poumon, page 108);
qu un épanchement soit séreux, soit purulent qui s'est
fait jour au dehors par l'intermédiaire d'un ou de plusieurs rameaux bronchiques, et cela après avoir déchiré la
plèvre et le tissu pulmonaire; ou, et c'est le cas le plus
ordinaire, le ramollissement d'un tubercule qui s'est fait
jour en même temps dans la plèvre et dans un rameau
bronchique. Dans cette circonstance le pneumo-thorax est
plus fréquent à gauche qu'à droite (*Reynaud, Journ.
hebd.*, *avril* 1830). *Williams*, *Hewson* (*Medic. obs. und
inquiries*, *t. III*) et *Laennec* (*p.* 416) disent avoir vu,
à la suite d'une chute, la plèvre pulmonaire déchirée, et
un pneumo-thorax considérable résultant de cette déchirure,
sans qu'il y eut en même temps ni emphysème du poumon,
ni épanchement de sang dans la plèvre. J'ai eu l'occasion
d'assister à l'ouverture d'un individu, mort deux heures
après qu'une roue d'une voiture chargée d'un tonneau
d'eau lui avait passé sur le thorax, et qui avait : emphysème,
déchirure du poumon droit (lobe inférieur), déchirure
de la plèvre et épanchement de sang et d'air dans sa
cavité.

Il paraît encore probable que, dit *Laennec* (*l. c.*), dans
le cas d'emphysème du poumon avec rupture des cellules
aériennes et passage de l'air sous la plèvre, cette membrane elle-même puisse aussi se rompre à son tour et
donner ainsi lieu à un pneumo-thorax.

Les docteurs *Graves* et *Hudson* admettent un pneumo-
thorax, sans lésion de la plèvre.

CARACTÈRES ANATOMIQUES.

Dans le pneumo-thorax essentiel (par pneumo-thorax essentiel, j'entends celui dont la cause échappe à nos moyens d'investigation), on ne rencontre qu'un fluide aériforme contenu dans la cavité de la plèvre.

Lorsque le gaz reconnait pour cause une inflammation de la séreuse ; outre le fluide gazeux l'on trouve les traces de la phlegmasie (voyez caractères anatomiques de la pleurésie).

Dans les cas où l'aréo-pleurie est la suite de la vaporisation d'un liquide, on trouve dans la plèvre soit du sang, soit de la sérosité, soit du pus, suivant la circonstance.

On peut aussi rencontrer une escare plus ou moins étendue et ramollie ; le gaz qui s'échappe de cette plaque gangrénée a une odeur caractéristique de gangrène (voyez gangrène des bronches, dilatation des bronches, gangrène pulmonaire et phthisie pulmonaire),

Si le pnenmo-thorax est une conséquence d'une plaie pénétrante de poitrine soit accidentelle, soit provoquée par l'art, l'on rencontre les traces de la lésion de continuité.

Dans les pneumo-thorax, où la communication entre la plèvre et l'air extérieur au travers du poumon est une conséquence d'une escare qui a envahi du tissu pulmonaire et une portion plus ou moins grande de la séreuse, outre les traces de la lésion du poumon (voir gangrène du poumon) et de la plèvre, il se rencontre dans la cavité de cette dernière, un liquide sanieux, diffluent, rougeâtre, horriblement fétide comme le gaz.

Lorsque l'épanchement aériforme est la conséquence de la rupture d'une vomique dans la plèvre, ou d'un tuber-cule qui s'est fait jour dans celle-ci et dans une bronche, l'on voit que la plèvre qui tapissait le foyer pu-rulent (voir pneumonie), ou la caverne (voyez phthisie pulmonaire) est déchirée inégalement ; ordinairement cette déchirure à parois épaisses, indurées, est linéaire ; d'autres fois, elle est formée par une perte de substance, généralement assez petite.

Cette fistule, suivant la remarque du docteur *Louis* (voyez son *Mémoire, sur les perforations du poumon*), siège de préférence dans la partie supérieure du poumon, dans le lieu qui correspond à l'angle des côtes et au ni-veau du troisième, ou quatrième, ou cinquième de ces os, chez la plupart des sujets dont la fonte des tubercules pulmonaires en est la cause.

Ce fait se comprendra facilement si l'on se rappelle que j'ai dit que toujours dans les lobes supérieurs les tubercules étaient plus nombreux qu'ailleurs ; que là ils étaient sou-vent à leur troisième période, tandis que ceux des lobes inférieurs étaient encore crus ; que les premières cavernes se montraient vers le sommet du poumon ; et que là elles offraient toujours un diamètre plus grand que celui des autres cavernes que l'on rencontre dans les lobes infé-rieurs, etc. (Voir phthisie pulmonaire, article caractères anatomiques.)

Si le pneumo-thorax a succédé à une perforation causée par un épanchement de sérosité ou de pus ; ces deux li-quides, ainsi que le gaz, ont le plus ordinairement une odeur désagréable, pénétrante, alliacée, c'est-à-dire d'hy-drogène-phosphoré.

Dans les cas d'épanchement d'air, par suite d'un emphysème pulmonaire, ou d'une forte contusion, ou compression des parois thoraciques, l'on rencontre les lésions que j'ai indiquées ci-dessus (voir étiologie).

Comme dans les grands épanchemens causés par l'inflammation de la plèvre, et les grands empyèmes (voyez pleurésie et empyème), lorsqu'il y a beaucoup de gaz épanché dans une cavité séreuse, le médiastin peut être refoulé du côté opposé; le diaphragme abaissé; parconséquent, le foie, la rate, le cœur peuvent aussi être déviés, la poitrine dilatée et les espaces intercostaux élargis.

Le poumon est plus ou moins comprimé contre la colonne vertébrale; c'est là un effet de l'épanchement et non la cause comme le croyaient les anciens.

D'après tout ce que j'ai dit des causes et des caractères anatomiques du pneumo-thorax, il est évident que presque toujours il est une affection spéciale; ou bien un symptôme. Pour cela donc, je n'aurai peut-être pas dû lui consacrer un chapitre spécial, mais bien le décrire en parlant de l'emphysème, de la gangrène, de la pleurésie et de l'empyème : ce qui m'aurait forcé à de fréquentes redites; c'est donc uniquement pour les éviter, et pour que le lecteur ne soit point obligé à des recherches, que j'ai cru convenable, à l'exemple des pathologistes, de réunir dans un seul chapitre, tout ce que j'avais à dire sur cette affection symptomatique.

SYMPTOMES.

Quelquefois on lit sur le visage du malade les symptômes du facies qui accompagne l'affection qui a causé l'épanchement d'air (voyez celles indiquées ci-dessus), et, en plus, souvent la douleur qu'il ressent, l'inquiétude qui le tourmente, les angoisses qu'il est forcé d'endurer ; et cela, parce que le plus communément il éprouve une très-grande dyspnée et qu'il a conscience de sa fin prochaine.

Le pouls est en général fréquent ; il est d'autant plus petit que le malade est plus épuisé ; il n'est guère intermittent que quand il y a en même temps une affection organique du cœur, ou que la vie du patient est prête à s'enfuir. La chaleur de la peau tantôt est augmentée ; d'autres fois, celle-ci conserve sa température naturelle ; souvent aussi elle est couverte d'une sueur froide.

Le tube digestif n'offre des lésions que, ordinairement, dans les cas où le malade est miné depuis long-temps par une l'affection chronique.

La douleur quelquefois est nulle, ou sourde comme dans une pleurésie latente ; ou peu intense comme dans la gangrène ; d'autres fois très-aiguë et de peu de durée. Son siége de prédilection, surtout dans le pneumo-thorax qui reconnaît pour cause une phthisie tuberculeuse, est en arrière, au niveau l'angle des côtes, vers le troisième, quatrième, ou cinquième de ces os. Je l'ai vue une fois persister jusqu'à la mort du patient, à la base du thorax. Chez ce malade la fistule pleuro-bronchique avait lieu dans le lobe inférieur du poumon gauche. Cette douleur affecte beaucoup le patient, et précéde très-souvent l'épanchement d'air.

La respiration est ordinairement petite, accélérée d'autant plus que l'épanchement est plus vaste, qu'il s'est formé plus promptement et que les poumons sont plus désorganisés.

L'air expiré parfois est inodore ; d'autres fois il a l'odeur de la gangrène, ou de l'hydrogène phosphoré : dans le premier cas on a tout lieu de craindre une gangrène du poumon; dans le second il peut bien se faire qu'il existe un épanchement de pus dans la plèvre.

La dyspnée est toujours grande : son intensité est généralement en raison directe de la quantité de l'air épanché, de la désorganisation qui en est la cause, et de la promptitude de la formation de l'épanchement. Quelquefois elle n'arrive que lentement, et cela quand l'épanchement s'accroît lentement ; d'autres fois elle est portée tout-à-coup à un degré tel que le malade, menacé de suffocation, demandant de l'air, faisant signe aux assistans de s'éloigner et d'ouvrir les rideaux de son lit, se tient assis, le torse incliné avant, les mains appuyées sur les genoux, ou se place sur le bord de son lit les jambes pendantes : alors la parole est brève, pénible et très-base, elle est comme soufflée.

La toux n'offre rien de particulier, ou a un timbre métallique, ou porte le cachet de celle qui accompagne l'affection cause du pneumo-thorax (voyez emphysème, gangrène et phthisie pulmonaires, pleurésie et empyème).

Ce que je viens de dire de la toux s'applique également à l'expectoration ; ainsi elle est telle qu'on la rencontre dans l'emphysème, la gangrène et la phthisie pulmonaires, dans la pleurésie et l'empyème. (Voyez ces chapitres.) Ainsi, par exemple, dans la gangrène, elle est noirâtre, diffluente, fétide etc. ; dans la pleurésie, lorsque l'épanchement s'est fait jour à travers le poumon, elle est purulente, jaune, verdâtre, le plus souvent d'une odeur d'hydrogène phosphoré; quelquefois elle est peu abondante, comme dans l'emphysème, la pleurésie simple ; d'autres fois, elle l'est beaucoup, comme dans certaines phthisies pulmonaires, et dans quelques cas lorsque l'épanchement pleurétique à perforé la plèvre et le poumon.

L'attitude du patient est assez variable : tantôt ce dernier tient le décubitus dorsal; le plus ordinairement il affecte le décubitus diagonal vers le côté malade, qu'il change souvent pour se tenir assis le tronc incliné en avant et fréquemment les jambes pendantes hors du lit.

A l'inspection, très-souvent l'on peut voir que le côté thoracique, correspondant au pneumo-thorax, est plus ample, plus bombé que le sain; que ses espaces inter-costaux sont dilatés, et que sa paroi est immobile même durant les violens efforts que faits le malade pour respirer.

Cette immobilité est saisissable par la palpation qui fait reconnaître la déviation soit du cœur, soit du foie, et l'abaissement du diaphragme.

La mensuration, soit verticale soit horizontale, indiqué les symptômes qu'elle fournit dans la pleurésie avec épanchement, et dans l'empyème (voir ces deux maladies).

La percussion médiate donne des signes très-curieux et utiles à connaître. Le son est très-clair, bien plus encore que dans l'emphysème; il est tympanique et accompagné d'une élasticité bien plus grande que celle que l'on rencontre dans l'infiltration aérienne du poumon.

Mais comme, le plus ordinairement, on n'a pas affaire à un pneumo-thorax simple, mais bien à un hydro-pneumo-thorax, alors cette sonoréité et cette élasticité ne se font point sentir dans toute l'étendue du côté malade. A la partie déclive de la cavité thoracique, le plessimètre rencontre, dans une étendue plus ou moins grande et proportionnelle à la quantité de sang, ou de sérosité, ou de pus épanchée, de la matité avec résistance au doigt, au niveau de laquelle on saisit plus ou moins bien le bruit humorique, qui sert d'intermédiaire entre la matité et le son tympanique, en pareil cas.

Il découle de ce que je viens de dire, qu'avec le plessi-mètre l'on peut exactement trouver combien, dans un cas d'hydro-pneumo-thorax, il y a de liquide épanché, et quelles sont les limites du pneumo-thorax. Ici, comme dans le simple épanchement pleurétique, suivant les positions que l'on fait prendre au malade l'on voit la matité changer de place avec la sonoréité, en vertu de cette loi physique : le gaz étant moins lourd que le liquide, il ne peut rester emprisonné au-dessous du liquide, quand aucune cause ne l'y retient.

Les phénomènes plessimétriques ne sont pas toujours aussi simples et aussi tranchés que je viens de le dire. J'ai main-tenant, confié à mes soins, un jeune phthisique, portant des tubercules crus, d'autres se ramollissant et des cavernes au sommet d'un poumon. Il y a quelques jours que tout-à-coup il accusa une douleur intense siégeant en arrière au niveau de l'épine de l'omoplate du côté malade, et accompagnée d'une violente dyspnée. Six heures après je l'ai vu et ai observé que la paroi pectorale était immobile ; que dans sa partie inférieure elle était plus dilatée que normalement, que le foie était descendu ; qu'en bas, il existait une très-grande sonoréité et une élasticité exagérée ; tandis que dans le creux de l'aisselle et en avant la matité persistait : ce qui me fit penser que, dans ces parties, le poumon était retenu contre les parois pectorales par des adhérences pleurétiques, suite des fréquentes inflammations de la séreuse. En arrière, le son tympanique était évident.

Il suit de tout ce que j'ai dit sur les signes plessimé-triques, rencontrés dans le pneumo-thorax, que, la plupart du temps, l'on peut distinguer l'aéro-pleurie de l'hydro-pneumo-thorax, et même soupçonner quand, dans un lieu quelconque, le poumon est fixé.

L'auscultation fournit des symptômes non moins précieux que ceux que je viens d'exposer.

J'ai soigné, il y a de cela quelques mois, un individu du nom de Mougeol, atteint d'un épanchement d'air dans la cavité pleurétique gauche à la suite d'une pleurésie; chez lui le murmure respiratoire, entendu par l'auscultation à distance, avait un cachet tout particulier: le timbre en était sonore, métallique, surtout pendant l'expiration; l'oreille appliquée sur la paroi thoracique gauche le saisissait bien mieux et faisait voir qu'il ressemblait au tintement métallique que l'on entendait très-bien pendant l'inspiration et les mouvens expiratoires.

Du côté sain, le murmure respiratoire devient ordinairement plus fort que dans l'état naturel: il est puéril.

Du côté malade, le bruit, appelé murmure vésiculaire, ne se fait point entendre dans les points des parois thoraciques qui correspondent à l'épanchement gazeux; et cela quel que soit l'effort que le malade fasse pour respirer: cependant, près de la colonne vertébrale, l'on peut encore saisir un léger murmure respiratoire.

Pendant la respiration, l'oreille saisit un bruit léger, faible et aigu, que j'ai décrit dans la première partie sous le nom de tintement métallique (page 47), et qui est d'autant plus fort qu'il y a plus de gaz dans la poitrine. Ce bruit, surtout sensible pendant que le malade tousse ou parle, ne se rencontre que lorsqu'il y a fistule pneumo-pleurale, et empyème d'air et de liquide en même temps.

La respiration amphorique, ou qui ressemble au bruit que l'on produit en soufflant dans un vase de verre à ouverture étroite, se fait aussi entendre pendant l'inspiration, si le pneumo-thorax est le résultat d'une fistule pneumo-pleurale. Cette respiration amphorique est surtout sensible pendant l'inspiration qui précède la toux.

Enfin, toujours dans le cas de fistule, l'on peut encore reconnaître les deux phénomènes que j'ai décrits dans la première partie de ce travail sous les noms de voix et toux amphoriques (voyez t. I, pages 61 et 66).

Je dois faire remarquer que le bruit, appelé tintement métallique, que la respiration soufflante, que la voix et la toux amphoriques peuvent manquer : de là vient que, quelquefois, il arrive qu'après les avoir reconnus très-distincts le médecin ne peut plus les saisir, et que quelque temps après il les entend de nouveau : donc il est inexact de dire, avec M. *Collin* (*p* 55), que souvent on examine plusieurs fois le malade avant d'avoir l'occasion de les entendre.

Il peut encore arriver qu'en examinant la poitrine d'un malade, atteint de pneumo-thorax avec épanchement de liquide, on entende tomber une goutte de liquide sur sa surface, dans le moment où l'on fait mettre promptement assis le patient, étendu sur son dos ou sur le côté affecté (voyez l'observation rapportée plus bas).

Si, dans les cas d'hydro-pneumo-thorax, on vient à pratiquer la succussion ; c'est-à-dire à secouer fortement par les épaules le malade maintenu sur un siége solide, l'on entend, si l'on écoute avec attention, comme nous le dit *Hippocrate* (*Des maladies, passim*), un bruit tout particulier, résultat du choc de l'eau contre le fluide gazeux (voyez l'observation citée).

Ce bruit rare, difficile à saisir, ne doit point être confondu avec celui qui résulte du ballotage de divers liquides contenus dans l'estomac : de là vient qu'*Hippocrate* (*ch. XV*, *liv. III*, *Des malad.*) a écrit : post minime potum. (Pour plus de détails, voyez succussion dans la première partie, t. I, page 68.)

Le malade peut sentir ce bruit de fluctuation : *Boyer* en rapporte un exemple (voyez l'observation indiquée).

Ce bruit de fluctuation, manque assez souvent, ainsi que le prouve le passage suivant, emprunté au *N*. 57, *de la lettre XVI de Morgagni :* non est igitur hujus morbi signum perpetuum fluctuatio ab œgris percepta, nedum ab aliis audita. Sed neque perpetuum esse potest : at si aqua sit, prœter laudatum Fautonum, alii monuerunt, aut omninò perpauca, aut tanta copia, ut thoracem prorsùs impleat.

MARCHE, DURÉE, TERMINAISONS.

Le pneumo-thorax peut se former lentement, comme lorsqu'il est le résultat d'une simple vaporisation d'un liquide, ou d'une simple exhalation ; d'autrefois, il se forme avec moins de lenteur ; dans d'autres cas il a lieu si promptement, qu'à l'instant même il offre des symptômes effrayans.

Chez les phthisiques, chez les malades atteints d'un vaste épanchement pleurétique, il s'annonce ordinairement par une violente douleur, accompagnée d'une très-grande dyspnée, suivie bientôt de tous les signes qui le caractérise et, dans le premier cas, des symptômes d'une pleurésie très-aiguë.

Toutes les fois, dit M. *Louis* (*Rech. sur la phthisie*, *p.* 476), qu'il se manifestera, subitement, dans un des côtés de la poitrine, une violente douleur, accompagnée de beaucoup d'étouffement et d'anxiété, avec tous les symptômes de la pleurésie aiguë, on devra penser qu'il y a perforation du parenchyme pulmonaire.

.... L'étouffement et l'anxiété, survenus d'une manière subite, pourraient encore, indépendamment de la douleur, faire soupçonner le pneumo-thorax chez les phthisiques.

La durée du pneumo-thorax n'a rien de fixe.

J'ai maintenant entre les mains un jeune homme porteur depuis près de deux mois d'un pneumo-thorax, suite d'une affection de la plèvre.

La terminaison la plus ordinaire du pneumo-thorax est la mort. Cependant *Laennec* cite les observations de deux malades qui vécurent long-temps avec une fistule pneumo-pleurale (*p.* 517 *et* 518). Cette heureuse terminaison se montre principalement dans le pneumo-thorax, conséquence d'une thoracentèse pratiquée pour combattre un épanchement de sérosité : c'est ce dont j'ai pu me convaincre par la petite Frenoy, dans la poitrine de laquelle une grande quantité d'air entra en gargouillant par la canule du trocart.

PRONOSTIC.

Le pneumo-thorax est une affection toujours très-dangereuse, puisque la mort en est la suite la plus ordinaire.

La mort est d'autant plus prochaine, que la fistule est plus large et libre, que le sujet est plus épuisé par la maladie cause première de l'épanchement de l'air, et que celui-ci est plus vaste.

Il va sans dire que le pneumo-thorax double est plus dangereux que le simple.

DIAGNOSTIC.

Le pneumo-thorax ne peut être confondu qu'avec une une vaste caverne pulmonaire, contenant de l'air et du liquide, et dans laquelle on entend le tintement métallique, la respiration soufflante, la voix et la toux amphoriques; et avec l'emphysème du poumon.

Dans le premier cas, il sera assez facile d'éviter la méprise en se rappelant que, dans la phthisie, il y a de la matité dans les parties environnantes la caverne; que les bruits métalliques sont assez bien circonscrits; que le murmure vésiculaire, plus ou moins altéré, s'entend ordinairement dans une grande partie du poumon, et que là où l'on rencontre des bruits, le gargouillement ou la pectoriloquie s'est montré; deplus, il faudra avoir égard aux phénomènes fournis par la mensuration. S'il y a simplement speies ou excavation, la circonférence sera ou diminuée ou pas changée; dans le cas d'épanchement d'air, la poitrine est presque toujours dilatée du côté affecté. Il faudra en outre se rappeler que les symptômes circonscrits de la caverne ne se montrent ordinairement que dans la partie supérieure du poumon.

Dans l'emphysème, on n'entend ni le tintement métallique, ni la respiration soufflante, ni la toux et la voix amphoriques; le son et l'élasticité ne sont pas si grands que dans le pneumo-thorax. Dans ce dernier, l'on ne peut entendre le murmure respiratoire que près de la colonne vertébrale, ou, dans des cas excessivement rares, dans les points qui correspondent à des fausses membranes qui communiquent les vibrations du poumon.

Dans l'emphysème l'on rencontre des râles ; dans le pneumo-thorax, on n'en saisit aucun. Dans celui-ci, la dilatation est générale, dans celui-là, elle est partielle. Que si tous ces signes ne suffisaient point par hazard, il faudrait avoir égard aux commémoratifs.

La grande sonoréité de la poitrine, jointe à l'absence du murmure respiratoire et à la dilatation générale de la paroi thoracique fera toujours diagnostiquer le pneumo-thorax.

Le pneumo-thorax sans fistule se reconnaît à la grande sonoréité générale de la poitrine et à l'absence du murmure respiratoire, etc.

L'hydro-pneumo-thorax sans fistule se reconnaît à la matité qui se déplace, à la grande sonoréité qui varie de position, ainsi que la matité, suivant la l'attitude que l'on fait prendre au malade, et au bruit de fluctuation.

L'hydro-pneumo-thorax avec fistule se distingue des précédens, au tintement métallique, à la respiration souf-flante, au bourdonnement amphorique, à la matité qui change de place avec la sonoréité suivant la position que tient le patient, et quelquefois au bruit de flot.

Le pneumo-thorax avec fistule a pour signes diffé-renticls, la grande sonoréité générale, le tintement métal-lique, la respiration soufflante, la voix et le bourdonnement amphoriques.

TRAITEMENT.

Le traitement du pneumo-thorax doit être préservatif, curatif ou palliatif.

Le premier, autant que le second, offre des difficultés.

Il consiste, généralement parlant, à combattre les affections qui peuvent l'engendrer : ainsi l'inflammation simple de la plèvre ; la gangrène de cette membrane ; les épanchemens de sang, de sérosité, de pus ; l'emphysème, etc.

Le traitement curatif sera dirigé contre l'affection qui en est cause : ainsi contre les tubercules, contre la gangrène (voyez ces maladies). Du moment que le pneumo-thorax est presque toujours une affection symptomatique, l'on doit nécessairement porter son attention sur la maladie principale, cause première.

Cependant, comme l'épanchement d'air devient très-souvent par lui-même une affection qui demande des soins particuliers, je vais exposer ceux que l'on a vantés et dont l'efficacité est loin d'être prouvée.

On a conseillé les frictions sèches, les ventouses scarifiées sur le thorax ; d'autres ont employé les rubéfians, la pommade stibiée, les vésicatoires. L'on comprend combien peu l'on doit compter sur cette thérapeutique, quand la cause du pneumo-thorax est instante, comme la gangrène, et la fistule pneumo-pleurale.

Lorsque le pneumo-thorax reconnaît pour cause une blessure qui établit une communication entre la cavité de la séreuse et l'air extérieur, les scarifications conseillées par *Hunter* et *Sabatier*, peuvent être de quelque secours, malgré l'opinion de *Dupuytren* (*Leç. oral., t. I*).

La ponction du thorax semble assez indiquée quand l'épanchement d'air reconnaît, pour point de départ, un épanchement de sang, de sérosité ou de pus. En effet, par ce moyen, l'on enlève la cause, l'on empêche une nouvelle vaporisation et on laisse plus d'espace au fluide gazeux épanché : parconséquent l'on diminue sa pression sur le poumon.

Dans ces cas, l'ouverture de la poitrine doit être faite à la partie la plus déclive du thorax.

La ponction de la poitrine convient dans les pneumo-thorax essentiels, c'est-à-dire sans lésion aucune apparente : mais alors elle doit être pratiquée à la partie supérieure de la cavité.

Pour enlever autant que possible de l'air, il est bon de l'aspirer au moyen d'une seringue dont la canule s'emboite exactement dans celle du trocart. Cette seringue pourrait se remplacer par un récipient dans lequel on aurait fait le vide et qui se visserait à la canule du trocart faite de telle sorte qu'une soupape mouvante à volonté se fermerait dans le milieu de sa longueur, quand l'extrémité aiguë de la pointe que l'on retirerait l'aurait dépassée. Une fois le récipient fixé à la canule, on ouvrirait la soupape ; c'est-à-dire, on établirait une libre communication entre la cavité de la plèvre et celle du récipient ; au bout d'une à deux minutes, on retirerait la canule de la plaie. Pour que cette manœuvre réussisse, autant que faire ce peut, la ponction doit être pratiquée avec les précautions que j'ai indiquées au chapitre de l'empyème.

Je vais rapporter une observation digne de beaucoup d'intérêt, sous bien des rapports.

Dans le mois de février 1838, le sieur Marin, âgé de 26 ans, soigné à Nancy par les plus habiles médecins de cette ville qu'il habitait alors, vint à Lunéville et se remit entre mes mains.

Ce jeune homme, issu d'une famille non tuberculeuse, et n'ayant, à ma connaissance, aucun parent qui tousse, me donna les renseignemens suivans :

L'invasion de son rhume, qui a eu lieu le 26 juillet

dernier, semble avouer, pour cause, deux coups reçus sur le côté gauche du thorax (l'un a été donné par un pied de cheval, l'autre par le timon d'une voiture). Cette toux, rare, accompagnée d'une faible dyspnée, durait depuis quelque temps, lorsque l'affection vésiculaire contagieuse se montra. Un traitement sulfureux de la durée de neuf jours suffit pour guérir celle-ci. A partir de la disparition de la gale, la toux devint plus fréquente, la fièvre plus intense et la dyspnée plus sensible; le malade eut alors de grandes sueurs et, peu de jours après, fut forcé de prendre le décubitus dorsal incliné à gauche. Un soir dans le milieu de février, pendant une forte quinte de toux, il ressentit en arrière, au niveau de l'angle du scapulum, une douleur très-vive, accompagnée d'une orthopnée telle qu'il fut obligé de se tenir assis, le torse incliné en avant et de faire ouvrir les portes et les fenêtres de sa chambre. En même temps il eut une expectoration très-abondante d'une odeur alliacée qui dura huit jours; après lesquels elle cessa tout-à-fait.

A l'aide de tous ces renseignemens, appuyé sur ceux que me fournissaient la percussion, l'auscultation et la mensuration, etc., j'ai reconnu un hydro-pneumo-thorax; je fis appliquer sur le thorax, des ventouses scarifiées et des cataplasmes émolliens, plutôt froids que chauds (et cela pour condenser le gaz); je prescrivis des lavemens émolliens et narcotiques pour arrêter le dévoiement, puis des sinapismes pour combattre les accès de suffocation.

Le 3 avril, voyant le malade menacé de suffocation, le tube digestif sain et ne soupçonnant pas de tubercules dans le tissu pulmonaire ou dans la plèvre malade; j'ai résolu de tenter l'ouverture de la poitrine, dans l'espoir si non de le guérir, au moins de le soulager. Le patient n'avait point de sueurs, ni de dévoiement; sa tête était lourde et pesante; il ne pouvait plus rester que assis sur le bord du lit, les jambes pendantes; les yeux cernés étaient abattus, ses lèvres noires, violacées; l'on comptait à la minute soixante inspirations et cent battemens artériels. Le pouls était faible, mou, vermiculaire; le tintement métallique était très-manifeste pendant l'inspiration et ressemblait très-bien au timbre d'une montre à répétitions. La parole et la toux ne le rendaient pas plus sensible. La voix et la toux étaient légèrement amphoriques; point de murmure respiratoire, si ce n'est près la colonne vertébrale; point d'égophonie, ni de souffle bronchique. La percussion médiate rencontrait de la matité de haut en bas depuis l'épine de l'omoplate, en arrière, sur le côté et en avant. Cette matité disparaissait en avant ou en arrière et était remplacée par une très-grande sonoréité, c'est-à-dire par le son tympanique, quand le patient tenait le decubitus dorsal ou venait à s'appuyer sur ses coudes et sur ses genoux. Les parois thoraciques gauches étaient immobiles et dilatées. La circonférence totale du thorax, prise au niveau des tétons, était de trente pouces, neuf lignes; celle du côté malade étant de seize pouces, deux lignes. La succussion pratiquée à plusieurs reprises ne me fit rien entendre.

La ponction de la poitrine donna issue à deux livres d'une sérosité alcaline, inodore, verdâtre, ressemblant assez à la couenne du sang quand elle commence à se former. Une forte seringue, faisant le vide aussi bien que possible, me servit à retirer tout ce qu'il pouvait rester de liquide quand il n'en sortit plus par la canule.

Après l'opération, le pouls était tombé à 96 pulsations;

et l'on ne comptait plus que 41 inspirations à la minute. La poitrine rendait partout un son clair ; la toux et la voix amphoriques étaient très-sensibles et le tintement métallique aussi fort et aussi distinct qu'avant l'opération. La circonférence du côté malade n'avait diminuée que d'une ligne : ainsi elle était de seize pouces, une ligne. Le patient accusait un très-grand soulagement et pouvait rester couché sur le dos ou sur l'un des deux côtés.

Six jours après, le sieur Marin sentait manifestement un flot de liquide dans sa poitrine quand il se retournait promptement ou qu'il venait à se mettre assis avec vitesse : ce qui indiquait qu'un nouvel épanchement se formait : diagnostic qui était confirmé par la percussion plessimétrique.

CHAPITRE IV.

GANGRÈNE, TUBERCULES ET CANCER DE LA PLÈVRE.

La plèvre, comme le tissu pulmonaire, peut être atteinte de la gangrène, peut montrer des tubercules, et offrir des masses cancéreuses.

Gangrène de la plèvre.

On peut la soupçonner, à la petitesse, à la fréquence du pouls; à une sueur froide; à des faiblesses; à des lipothymies; à une douleur sourde ; à une figure pâle, livide plombée, et aux symptômes du pneumo-thorax.

Ses causes sont celles de la gangrène du poumon; son traitement est celui de la gangrène du tissu pulmonaire associé à celui du pneumo-thorax (voir ces maladies, pour plus de détails).

Pleurésie tuberculeuse.

Ayant parlé de la pleurésie tuberculeuse dans le chapitre où j'ai traité de la pleurésie, je dois renvoyer le lecteur à ce chapitre et à celui de la phthisie pulmonaire.

Cancer de la plèvre.

Le cancer de la plèvre, comme celui du tissu pulmonaire,

est constitué par des masses encéphaloïdes, dont les causes, les caractères anatomiques, le pronostic et le traitement sont ceux du cancer du poumon (voyez cette maladie).

On pourra le soupçonner, au facies jaune paille, terreux; à la constitution de l'individu; aux douleurs lancinantes ; à la matité qui ne se déplace point; à l'absence du bruit respiratoire, etc.

Toutes ces affections peuvent être accompagnées d'un épanchement de liquide; que l'on pourra toujours diagnostiquer si l'on se souvient de ce que j'ai dit en parlant de la pleurésie et de l'empyème (voir ces maladies).

APPENDICE

DE LA CINQUIÈME SECTION.

PLEURODYNIE.

L'affection rhumatismale des parois de le poitrine est appelée Pleurodynie.

Boerhaave (*Prax. med. prat.*, p. 164), *Sydenham* (*Sect. VI*), *Huxam* (*Dissert. sur les pleuré. et les péripneu.*) l'ont nommée *Fausse pleurésie.* Quand elle est accompagnée de fièvre elle fait partie de la classe des affections que quelques auteurs désignent sous les noms de *Fièvre lymphatique* (*Fracassinius*, *De febribus*, sect. *III*), de *Fièvre rhumatismale* (*J. Frank*, *Pathologie interne*, *fièvres continues*, *chapitre II*). Dans le monde on la nomme *Point ou Douleur de côté*, la confondant ainsi avec plusieurs autres maladies.

ÉTIOLOGIE.

La pleurodynie, comme toutes les autres maladies, reconnait forcément deux ordres de causes : le premier comprend les causes prédisposantes ; le second les causes occasionelles. Cette distinction est nécessaire si l'on réfléchit que, parmi les individus soumis à la même cause occasionelle, les uns sont frappés d'une pleurodynie ; les autres d'une pleurésie ou d'une méningite ; d'autres d'une gastro-entérite, etc.

Causes prédisposantes.

Il est reconnu que la pleurodynie est plus commune chez l'homme que chez la femme ; qu'elle s'adresse spécialement aux adultes et à la constitution robuste ; qu'elle attaque surtout les individus affaiblis par une cause quelconque, comme l'ivresse, l'oisiveté, les grandes hémorrhagies (*F. Hoffmann, Méd. rat. syst. de febribus, sect. I, cap. VI*), les veilles, une mauvaise nourriture, le jeûne (*Sanctorius, sect. IV, Aph. 8 ; sect. III, Aph. 28 et sect. IV, Aph. 20*) et les excès vénériens.

Causes occasionelles.

Les coups sur la poitrine ; la violente et brusque distention des muscles thoraciques et même leur simple fatigue, suffisent quelquefois pour déterminer une pleurodynie. Au nombre de ces causes il faut encore citer : la suppression d'une hémorrhagie, d'une sueur, d'une affection cutanée. Je connais une jeune dame qui, dès qu'elle diminue une légère diarrhée habituelle, accuse une douleur erratique qui, le plus ordinairement, se transforme en pleurodynie. En général, un air frais frappant la poitrine couverte de sueur est une cause fréquente de pleurodynie, et cela surtout quand cette transition subite du chaud au frais a lieu pendant le sommeil.

La pleurodynie, comme toute autre affection rhumatismâle, est une maladie spéciale, dont la cause première a été rapportée à la présence de gaz nuisibles aux muscles (*Hippocrate*); à une lymphe acide (*Ettmuller*), à la stase d'une humeur âcre (*Leidenfrost, Opuscula, vol. IV, N° 6*) et à la suppression de la transpiration cutanée (*J. Frank*). J'engage le lecteur à voir l'*Ouvrage* du docteur *Coudret* et le *Traité de la goutte de M. Turck.*

CARACTÈRES ANATOMIQUES.

Comme la pleurodynie n'est point une affection mortelle, il n'est pas étonnant qu'on ne connaisse pas les lésions anatomiques qu'elle cause.

Cependant M. *Roche* pense que les muscles qui sont d'un rouge, très-vif, plus faciles à déchirer que dans l'état sain, et dont le sang coule par gouttelettes à la section, sont atteints de myosite.

Le siége le plus ordinaire de la pleurodynie a lieu dans les muscles intercostaux, le grand pectoral et le grand dentelé, le plus ordinairement d'un seul côté.

SYMPTOMES.

Quand la pleurodynie est très-douloureuse, le malade grippe son visage pendant la toux, et porte ordinairement une main sur le point sensible.

Le pouls, ordinairement à l'état normal, quelquefois est fréquent et la peau chaude : dans ce cas il existe de la fièvre et la maladie peut être appelée *Fièvre rhumatismale* : ce cas est rare, et c'est seulement quand il a lieu que le sang tiré de la veine offre un caillot recouvert d'une couenne.

L'urine ordinairement abondante, devient ensuite rare, épaisse, rougeâtre et brûlante.

La perte de l'appétit et l'augmentation de la soif accompagnent la pleurodynie, quand celle-ci produit une réaction fébrile.

La douleur de côté occupe une surface plus ou moins grande ; elle est inconstante, pongitive, très-aiguë et force le malade à se coucher sur le dos. La pression surcostale (quand la douleur siége dans les grands muscles thoraciques), la pression intercostale (si les muscles intercostaux sont souffrans), la percussion médiate et, immédiate l'augmentent souvent d'une manière assez sensible. La contraction des fibres malades est douloureuse aussi, et cela en raison directe de l'acuité du mal : de là vient que le patient cherche à éviter les grandes inspirations, la toux, l'éternuement, et les mouvemens du tronc et du bas correspondant.

Quand la douleur est violente, qu'elle occupe une grande étendue, le plessimètre rencontre, dans les parties envahies par le rhumatisme, une légère diminution dans le son et dans l'élasticité, et le stéthoscope fait voir que la respiration est moins bruyante, moins complète que dans le poumon du côté opposé.

Il est facile de comprendre la raison de ces deux faits : la douleur limitant et arrêtant le mouvent d'élévation et d'abaissement des côtes correspondantes, il s'en suit que le poumon, aidé qu'il est seulement alors par les contractions du diaphragme, ne peut plus laisser circuler normalement, c'est-à-dire librement, le sang qui le traverse ; alors il se congestionne mécaniquement (voir hypérémie pulmonaire, section IV, chapitre III) : delà la diminution dans le son, dans l'élasticité et la force du murmure respiratoire ; et comme le ventricule droit ne cesse de pousser du nouveau sang dans l'artère pulmonaire, les branches de ce vaisseau finissent, à force de se distendre de plus en plus, par comprimer et obstruer les branches des artères bronchiales : de sorte que l'inflammation des poumons, ou la véritable péripneumonie, marche souvent à la suite de la pleurésie vraie ou fausse, principalement lorsque le sang est très-visqueux (*Huxam, l. c., chapitre IV*). Voyez hypérémie bronchique, section III, chapitre I ; hypérémie pulmonaire, pneumo-hémorrhagie, section IV, chapitres III et IV, et pneumonie hypostatique, t. II, page 76).

Quand la fièvre, les bronches et le tissu pulmonaire sont sains, la toux n'existe que très-rarement et alors elle est petite, sèche, plus ou moins douloureuse et avortée.

Tous ces symptômes s'exaspèrent le soir ou dans l'après-midi et diminuent d'intensité le matin.

MARCHE, DURÉE.

L'invasion de la pleurodynie est souvent brusque, précédée et accompagnée de frissons (*Baglivi* nous dit qu'il n'y a que les fausses pleurésies qui débutent sans frissons ; cette règle est trop absolue), quelquefois de lassitudes, de courbature, de la perte d'appétit et d'un peu de soif surtout quand l'affection rhumatismale est très-aiguë ; bientôt apparaît la douleur ; mais très-souvent elle ne vient se fixer sur la poitrine qu'après s'être montrée ailleurs.

La pleurodynie va fréquemment jusqu'au cinquième, ou septième, ou quatorzième jour ; quand elle atteint le vingt-unième elle est à l'état chronique, ne fournit plus de réaction manifeste et se termine insensiblement sans aucune crise.

TERMINAISONS.

La terminaison ordinaire est le retour à la santé ; elle est naturelle, ou provoquée par l'art. Les phénomènes critiques sont : une sueur plus ou moins abondante , une légère diarrhée , l'apparition d'une hémorrhagie, d'un exanthème, d'urines abondantes et claires, ou rares et sédimenteuses; en général, ces symptômes critiques se montrent vers le septième jour, et sont précédés d'une plus on moins grande exacerbation.

PRONOSTIC.

Cette affection n'est point dangereuse ; sa gravité dépend de l'état du sujet, de l'acuité et de l'étendue de la douleur ; elle dépend encore de l'espèce de maladie qu'elle accompagne : ainsi celle qui marchait avec la grippe, en 1837, tourmentait beaucoup les malades.

DIAGNOSTIC.

Il ne faut point confondre la pleurodynie avec la douleur qui provient d'un coup, des secousses du corps soit pendant l'équitation, soit en allant dans une voiture incommode dans des chemins pierreux (voir *Baillou* et *J. Frank*).

La persistance de la respiration vésiculaire (quelquefois faible, il est vrai) dans la pleurodynie ; le souffle bronchique, l'égophonie et la matité dans la pleurésie, sont les symptômes à l'aide desquels on peut ne pas confondre la pleurésie avec la pleurodynie; si, en même temps, l'on se rappelle que la pleurodynie n'est que rarement accompagée de fièvre, de frissons; que la douleur qui la caractérise est fugace, très-étendue, superficielle et qu'elle augmente sous une légère pression.

Pour ne point confondre la pleurodynie avec la douleur produite par l'hépatite et siégeant soit dans l'épaule droite soit dans l'hypocondre du même côté, ni avec la douleur qui accompagne le péricardite, il faudra se souvenir que dans les maladies du foie, ordinairement il y a une couleur ictérique, des excrémens décolorés, des urines rouges, épaisses, huileuses, etc.; que, dans la péricardite, le plus souvent, le pouls est petit, inégal, intermittent, fréquent; qu'il y a des lipothymies, de la matité, etc.

TRAITEMENT

Si le sujet est jeune, fort; si la pleurodynie est accompagnée d'une bronchite, d'une pneumonie; si le poumon est hypérémié à cause de l'acuité de la douleur; si celle-ci produit une vive réaction, c'est-à-dire s'il y a fièvre, il faut conseiller la saignée générale, qui alors ne manque que très-rarement de procurer du soulagement.

Si la douleur, quoique aiguë, vive, n'est point accompagnée d'une des maladies que j'ai citées plus haut, s'il n'y a pas de réaction, ou seulement une faible, surtout si le sujet n'est pas robuste, et s'il n'y a pas une hémorrhagie habituelle supprimée, la saignée générale n'est point indispensable et peut très-bien être remplacée par une application de sangsues et mieux encore de ventouses scarifiées

sur le point douloureux. Cette application doit être proportionnée à l'intensité de la douleur, à la force du sujet,
à l'abondance du sang que fournissait l'hémorrhagie supprimée, et être aidée de fomentations émollientes et narcotiques, chaudes. Les bains sont aussi d'une grande utilité.

Si la douleur résiste à ces moyens, ou si elle est faible
de prime abord, l'on peut conseiller un sinapisme ou un
vésicatoire volant sur le point malade.

Dans tous les cas il faut ou remplacer, ou rappeler une
hémorrhagie, une douleur, une maladie cutanée, etc.,
supprimées, ou arrêtées subitement.

Il est urgent non seulement de ne pas contrarier les
crises, mais encore de les favoriser autant que possible.

Si ces moyens ne suffisent point, et surtout si la douleur passe à l'état chronique, il faut conseiller les sudorifiques, les bains de vapeurs, etc.

La nourriture devra être légère, peu abondante, lactée ou
végétale; les boissons seront prises tièdes, et en abondance,
et la température de l'appartement sera douce et uniforme.

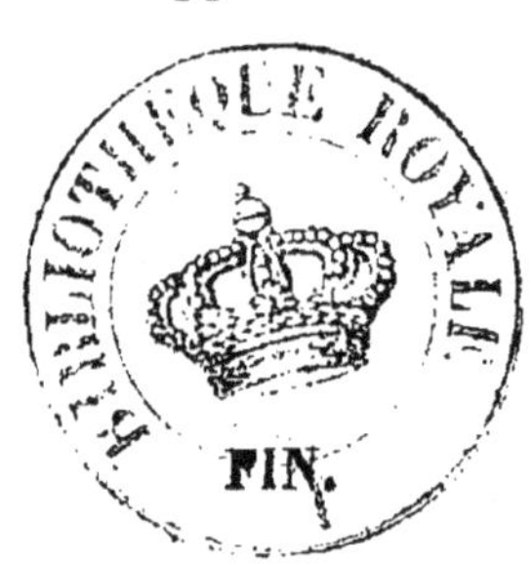

TABLE DES MATIÈRES.

TOME I.

Introduction. pages	I
Division de l'ouvrage.	XIX
Mélanose.	XXIII
Affections des vaisseaux sanguins pulmonaires.	XIVX
Première partie. Prolégomènes, ou étude des différentes méthodes employées pour reconnaître les maladies internes du système respiratoire.	1
Nécessité de faire souvent la médecine des symptômes.	5
Phénomènes locaux d'une maladie.	5
Phénomènes généraux.	5
Ce que l'on doit entendre par les mots : signes, symptômes.	5
Ce que c'est qu'un signe, et qu'un symptôme commémoratifs, diagnostiques et pronostiques.	6
1.re Méthode. Percussion.	7
Dans les affections thoraciques doit-on préférer la percussion sur le doigt à la percussion sur le plessimètre ?	8
Phénomènes fournis par la percussion du thorax à l'état sain.	9
Précautions à prendre pour bien percuter la poitrine.	9
Son naturel.	9
Son clair.	9

Son argentin, ou de pot fêlé, ou métallique, ou hydro-pneumatique, ou bruit humorique.   12

Son tympanique.   12

Son obscur.   12

Son mat.   12

II.° Méthode. Auscultation.   13

Sa division en médiate, immédiate et à distance.   15

Précautions à prendre pour pratiquer l'auscultation dans les affections du système respiratoire.   15

I.° Auscultation médiate et immédiate.   16

Bruits physiologiques de la respiration.   16

Respiration puérile.   16

Souffle laryngé, trachéal, tubaire naturels.   17

Théorie de la transmission des bruits stéthoscopiques, naturels et anormaux.   18

Bruits physiologiques de la voix et de la toux.   19

Bronchophonie naturelle.   20

Bruits pathologiques du murmure respiratoire, de la voix et de la toux.   20

Les bruits pathologiques du murmure respiratoire se divisent en : bruit d'expansion vésiculaire; bruit de souffle; bruit de râles.   21

Bruits pathologiques de l'expansion vésiculaire.   21

Le murmure respiratoire peut manquer.   21

Il peut être diminué.   21

Il peut être augmenté.   21

Respiration puérile pathologique.   22

On peut entendre deux murmures inspiratoires pour une expiration.   22

Le bruit expiratoire peut être plus fort que le murmure de l'inspiration.   23

Bruit respiratoire râpeux.   23

Phénomènes pathologiques du bruit de soufffe.   24

Respiration tubaire et bronchique, ou souffle tubaire
    et bronchique.   25

Souffle caverneux, ou respiration trachéale.   26

Respiration soufflante.   27

Souffle voilé.   27

Respiration ou souffle amphorique.   28

Bruits de râles.   28

Leur division.   28

Râles vésiculaires.   31

Râles crépitans humides.   31

Râle crépitant.   32

Râle sous-crépitant.   34

Râle sous-crépitant redux.   34

Râle crépitant sec ou craquement.   34

Bruit de frottement.   35

II. Râles bronchiques.   36

Râle bronchique humide.   36

Râle bronchique sec.   37

Râle sibilant ou sifflant, ou bien ronchus sec et sonore.   37

III. Râles caverneux.   40

Râle caverneux humide ou gargouillement.   40

Râle cavernuleux.   42

Râle caverneux sec.   43

IV. Râles trachéaux.   44

Râle trachéal humide.   44

Râle trachéal sec.   45

V. Râles laryngés.   45

Râle laryngé humide.   45

Râle laryngé sec.   46

Tintement métallique.	46
Bruits pathologiques de la voix.	52
I. Bronchophonie.	52
II. Egophonie.	55
III. Pectoriloquie.	57
Pectoriloquie parfaite.	58
Pectoriloquie douteuse.	58
IV. Voix amphorique.	61
Quelques mots sur ces quatre bruits pathologiques de la voix.	62
Bruits pathologiques de la toux.	64
I. Toux tubaire ou bronchique.	64
II. Toux caverneuse.	65
III. Toux amphorique.	66
Succussion.	68
Auscultation à distance.	71
Bruits physiologiques du murmure respiratoire.	72
Bruits physiologiques de la voix.	72
Cri naturel de l'enfant.	73
Bruits physiologiques de la toux.	74
Bruits pathologiques de la respiration.	75
Respiration suspirieuse.	75
Respiration plaintive ou luctueuse.	75
Gémissement.	75
Respiration bruyante ou soufflante.	75
Sifflement.	75
Respiration stertoreuse.	76
Respiration râlante.	76
Râle crépitant humide.	77
Râle crépitant sec.	77
Râles bronchiques humides.	77

Râles bronchiques secs. 78

Râles caverneux humides. 78

Râle trachéal humide. 78

Râle laryngé humide. 79

Râle trachéal sonore ou sec. 79

Bruits pathologiques de la voix. 79

Cri étouffé. 79

Cri aigu, entrecoupé. 80

Cri voilé. 80

Cri chevrotant. 80

Cri singultueux. 80

Enrouement. 81

Voix croupale. 81

Voix bronchophonique. 81

Voix égophonique. 81

Voix pectoriloquiforme. 81

Voix sifflante. 82

Voix plaintive, glapissante. 82

Voix affaiblie. 82

Aphonie. 82

Bruits pathologiques de la toux. 82

III. Méthode. Pression abdominale. 85

IV. Méthode. Mensuration. 86

Mensuration verticale. 86

Mensuration horizontale. 87

V. Méthode. 1.° Du toucher et de la palpation. 90

2.° Pression. 92

5.° Fluctuation périphérique. 93

4.° Du pouls. 94

Du pouls, à l'état de santé, chez les enfans, les
adultes et les vieillards. 95

Du pouls à l'état de maladif.   95

VI. Méthode. De l'inspection.   98

A. De l'inspection du visage.   98

B. Du cou.   101

C. Du thorax.   101

D. De la respiration.   105

De la respiration à l'état de santé.   105

Respiration fréquente.   106

Respiration rare.   106

Respiration vite.   106

Respiration accélérée.   106

Anhélation.   106

Respiration inégale.   106

Respiration grande.   106

Respiration petite.   107

Respiration incomplète.   107

Respiration costale ou thoracique.   107

Respiration abdominale ou diaphragmatique.   107

Dyspnée ou apnée.   107

Orthopnée.   107

Suffocation.   107

Respiration fétide.   108

Respiration chaude.   108

Respiration froide.   108

E. Examen des doigts.   108

F. Examen des sueurs.   110

G. Examen des matières fécales.   111

H. Examen des urines.   112

VII. Méthode. Douleur.   113

VIII. Méthode. Hérédité, prédisposition, étiologie.   115

Deuxième partie, ou étude des maladies dites internes des organes du système respiratoire.   123

Sa division en cinq sections. 123

1.re Section. Maladies du larynx. 124

Des laryngites aiguës. 124

Chapitre 1. Laryngite catarrhale aiguë, ou angine
    laryngée aiguë, ou laryngite. 124

Étiologie. 124

Caractères anatomiques. 125

Symptômes, marche. 126

Angine bénigne. 126

Angine grave. 127

Angine sus-glottique. 127

Angine sous-glottique. 127

Angine suffocante. 128

Durée, terminaisons, pronostic. 129

Diagnostic. 130

Traitement. 130

Chapitre II. 135

Laryngite pseudo-membraneuse, croup, laryngite
    croupale ou membraneuse ou couenneuse. 135

Caractère essentiel du croup. 133

Étiologie. 133

Causes occasionelles. 134

Causes prédisposantes. 134

Le croup peut être épidémique. 134

Caractères anatomiques. 135

Opinions émises sur la nature du croup. 137

Le croup est une inflammation spéciale. 140

Le croup peut quelquefois être à l'état chronique. 141

Symptômes. 141

On distingue dans la marche du croup trois périodes
    différentes. 141

Symptômes d'invasion du croup quand il succède à une angine pharyngée.   141

Symptômes d'invasion du croup quand il débute par le larynx.   142

Seconde période du croup.   143

Troisième période du croup.   145

Terminaisons, durée.   146

Terminaison par la mort.   146

Quelles sont les causes de la mort.   147

Terminaison par la guérison.   149

Croup intermittent.   150

Mouvement critique du croup.   150

Pronostic.   151

Circonstances dangereuses.   151

Circonstances avantageuses.   151

Diagnostic.   152

Traitement.   152

Traitement préservatif.   152

Traitement curatif.   153

Des saignées générales.   154

Des saignées locales.   155

Des vomitifs.   155

Des anti-spasmodiques.   156

Traitement mercuriel.   157

Trachéotomie et de son opportunité.   158

Description de la trachéotomie.   159

Introduction de l'air dans les veines.   161

Chapitre III. Laryngite striduleuse et Asthme aigu de Millar.   166

Etiologie.   167

Caractères anatomiques.   168

Symptômes, marche de la laryngite striduleuse. 169

Asthme aigu de Millar. 171

Pronostic et terminaisons. 173

Traitement. 175

Chapitre IV. Laryngite œdémateuse, 176

Angine laryngée œdémateuse, ou œdème de la glotte, ou laryngite œdémateuse, ou laryngite sous-muqueuse ou laryngarctie. 176

Etiologie.

Cette angine peut être simple, primitive, composée, consécutive, passive. 176

Caractères anatomiques. 178

Symptômes. 180

Pronostic. 183

Diagnostic. 184

Traitement. 185

Ce que l'on doit penser de la pression, des scarifications, de la canule. 186

Laryngites chroniques. 189

Chapitre V. Laryngite catarrhale chronique. 189

Etiologie. 189

Caractères anatomiques. 190

Symptômes, marche, terminaisons, pronostic. 190

Diagnostic. 191

Traitement. 192

Des phthisies laryngées. 193

Chapitre VI. Laryngite tuberculeuse et ulcéreuse. 194

Etiologie. 194

Caractères anatomiques. 195

Symptômes. 197

Terminaisons, pronostic. 204

Diagnostic. 204

Traitement. 206

Chapitre VII. Laryngite syphilitique. 209

Caractères anatomiques. 209

Symptômes, marche. 210

Diagnostic. 211

Terminaisons, pronostic. 213

Traitement. 213

Traitement de l'inflammation, 214

Traitement de la spécificité. 214

Chapitre VIII. Laryngite cancéreuse. 216

Diagnostic. 216

Traitement. 216

Chapitre IX. Polypes du larynx. 218

Etiologie. 218

Caractères anatomiques. 218

Symptômes. 219

Pronostic. 220

Diagnostic. 220

Traitement. 222

Chapitre X. Laryngalgies. 223

Chapitre XI. Aphonie. 225

Etiologie. 225

Caractères anatomiques. 228

Symptômes, marche. 229

Terminaisons. 230

Pronostic. 230

Diagnostic. 231

Traitement. 232

Sur les maladies du larynx, en général. 235

II. Section. Maladies de la trachée-artère. 240

Chapitre I. Trachéite aiguë catarrhale, ou trachéite, ou angine trachéale aiguë. 241

Etiologie. 241

Caractères anatomiques. 242

Symptômes, marche. 242

Durée, terminaisons, pronostic. 244

Diagnostic, 244

Traitement. 245

Chapitre II. Trachéite pseudo-membraneuse. 247

Etiologie. 247

Caractères anatomiques. 247

Symptômes, terminaisons, pronostic. 248

Diagnostic. 249

Traitement. 250

Chapitre III. Trachéite catarrhale chronique. 252

Chapitre IV. Trachéite pseudo - membraneuse chronique. 253

Chapitre V. Phthisie trachéale, ou laryngite ulcéreuse.

Etiologie. 254

Caractères anatomiques. 255

Symptômes, marche, terminaisons, pronostic. 256

Diagnostic. 256

Traitement. 257

Compression de la trachée-artère. 258

Polypes de la trachée-artère. 259

Corps étrangers dans la trachée-artère. 260

III. Section. Maladies des bronches. 261

Chapitre I. Hypérémie bronchique. 261

Etiologie. 261

Caractères anatomiques. 267

Symptômes, marche, terminaisons. 268

Pronostic. 271
Diagnostic. 271
Traitement. 272
Chápitre II. Broncho-hémorrhagie ou hémoptysie. 274
Etiologie. 275
Caractères anatomiques. 278
Symptômes, marche. 280
Pronostic. 284
Diagnostic. 285
Traitement. 285
Chápitre III. Bronchite aiguë, ou catarrhe bronchique. 293
Etiologie. 293
Caractères anatomiques. 295
Symptômes, marche. 296
Fièvre catarrhale inflammatoire. 296
Rhumes. 297
Fièvre catarrhale bilieuse. 297
Catarrhe suffocant. 298
Bronchite typhoïdienne. 304
Durée et terminaisons. 304
Pronostic. 305
Bronchite capillaire. 506
Diagnostic. 507
Traitement. 508
Bronchites aiguës spéciales. 514
Chapitre IV. Bronchite pseudo-membraneuse aiguë. 516
Etiologie. 516
Caractères anatomiques. 516
Symptômes, marche. 517
Pronostic. 518
Diagnostic. 518

Traitement. 519

Chapitre V. Grippe, influenza, ou bronchite
épidémique. 520

Étiologie. 520

Caractères anatomiques. 525

Symptômes. 526

Marche, durée. 531

Terminaisons. 531

Pronostic. 532

Diagnostic. 532

Traitement. 533

Chapitre VI. Coqueluche, ou catarrhe convulsif. 539

Étiologie. 539

Caractères anatomiques. 342

Symptômes, marche, durée. 347

Terminaisons, Pronostic. 351

Diagnostic. 352

Traitement. 353

1.º Traitement préservatif. 353

2.º Traitement curatif. 353

Traitement de la première période. 354

Traitement de la deuxième période. 354

Traitement de la quinte. 355

Traitement à suivre durant l'intervalle des quintes. 355

Révulsifs. 357

Perturbateurs. 359

Calmans. 359

Antispasmodiques. 362

Traitement de la troisième période. 363

Traitement des complications. 364

Chapitre VII. Bronchite chronique. 365

414   TABLE.

Etiologie.	565
Caractères anatomiques.	366
Symptômes.	367
Terminaisons, durée.	572
Pronostic.	574
Diagnostic.	575
Traitement.	577
Traitement préservatif.	577
Traitement curatif.	579
Chapitre VIII. Gangrène de la muqueuse bronchique.	587
Etiologie.	587
Caractères anatomiques.	588
Symptômes, diagnostic.	588
Pronostic.	589
Traitement.	590
Chapitre IX. Phthisie bronchique.	591
Etiologie.	591
Caractères anatomiques.	593
Symptômes, diagnostic.	593
Terminaisons, pronostic.	595
Traitement.	595
Chapitre X. Broncorrhée aiguë.	598
Etiologie.	598
Caractères anatomiques.	599
Symptômes.	400
Marche, durée.	403
Terminaisons.	403
Pronostic.	405
Diagnostic.	404
Traitement.	404
Traitement durant l'intervalle des accès.	404

Traitement de l'accès.   407
Chapitre XI. Broncorrhée chronique.   409
Etiologie.   409
Caractères anatomiques.   410
Symptômes.   410
Pronostic.   411
Diagnostic.   411
Traitement.   412
Chapitre XII. Dilatations des bronches.   415
Etiologie.   415
Caractères anatomiques.   417
Symptômes.   419
Marche, durée, pronostic.   422
Diagnostic.   423
Traitement.   424
Du rétrécissement et de l'obstruction, des bronches.   425
Chapitre XIII. Rétrécissement des bronches.   427
Etiologie, caractères anatomiques.   427
Premier ordre de causes.   427
Deuxième ordre de causes.   428
Troisième ordre de causes.   429
Symptômes.   429
Marche, durée.   431
Terminaisons.   431
Pronostic.   432
Diagnostic.   432
Traitement.   433
Chapitre XIV. Obstruction des bronches.   434
Etiologie, caractères anatomiques.   434
Symptômes.   435
Marche, durée.   436

Terminaisons, pronostic. 457

Diagnostic. 457

Traitement. 458

Chapitre XV. Dyspnée nerveuse. 459

Chapitre XVI. Asthme. 442

Etiologie. 445

Caractères anatomiques. 456

Symptômes. 457

Marche, durée. 461

Terminaisons. 462

Pronostic. 463

Diagnostic. 464

Traitement. 465

Chapitre XVII. Expansibilité des bronches. 475

Chapitre XVIII. Névralgie des bronches. 476

Chapitre XIX. Corps étrangers dans les bronches. 477

Traitement. 481

Appendice à la troisième section, ou maladies des glandes bronchiques. 482

Chapitre I. Inflammation des glandes bronchiques. 483

Caractères anatomiques. 483

Symptômes, traitement. 484

Chapitre II. Affection tuberculeuse des glandes bronchiques. 485

Etiologie. Id.

Caractères anatomiques. Id.

Symptômes, diagnostic, pronostic. 486

Traitement. 487

TOME II.

IVme Section.

Maladies du tissu pulmonaire. 1

Chapitre I. Emphysème vésiculaire. 1

Etiologie. 2

Caractères anatomiques. 7

Symptômes et marche. 9

Pronostic. 15

Diagnostic. 16

Traitement. 17

Chapitre II. Emphysème inter-lobulaire. 19

Etiologie. 20

Caractères anatomiques. 22

Symptômes, marche, terminaisons. 23

Pronostic. 24

Diagnostic. 25

Traitement. 26

Chapitre III. Hypérémie pulmonaire. 27

Chapitre IV. Pneumo-hémorrhagie. 36

Etiologie. 36

Caractères anatomiques. 37

Symptômes, marche. 40

Terminaisons. 43

Pronostic. 44

Diagnostic. 44

Traitement. 45

Chapitre V. Pneumonite. 46

Etiologie. 47

Caractères anatomiques. 51

Symptômes.   59
Marche, durée.   74
Terminaisons.   82
Pronostic.   86
Diagnostic.   88
Traitement.   90
Chapitre VI. Gangrène pulmonaire.   108
Étiologie.   108
Caractères anatomiques.   114
Gangrène diffuse.   114
Gangrène circonscrite.   116
Symptômes, marche.   118
Terminaisons.   120
Pronostic.   121
Diagnostic.   122
Traitement.   123
Chapitre VII. OEdème du poumon.   126
Étiologie.   126
Caractères anatomiques.   128
Symptômes.   129
Marche, terminaisons.   131
Diagnostic.   132
Traitement.   132
Chapitre VIII. Cancer du poumon.   134
Étiologie.   134
Caractères anatomiques.   138
Symptômes.   139
Marche, durée.   141
Terminaisons.   141
Pronostic.   141
Diagnostic.   142

Traitement. 143
Chapitre IX. Phthisie pulmonaire. 144
Etiologie. 145
Caractères anatomiques. 163
Symptômes. 181
Marche, durée. 207
1.re Période, ou phthisie sèche. 208
Deuxième période. 211
Troisième période. 212
Terminaisons. 217
Pronostic. 218
Diagnostic. 222
Traitement. 226
Traitement préservatif. 229
Traitement curatif. 234
Chapitre X. Acéphalocystes du poumon. 256
Etiologie. 256
Caractères anatomiques. 256
De l'affection dite Pommelière. 257
Du Tournis. 258
Symptômes, marche, terminaisons, pronostic. 258
Diagnostic. 260
Traitement. 261
Chapitre XI. Anthracosis, ou pseudo-mélanose,
ou mélanose des charbonniers. 262
Etiologie. 262
Caractères anatomiques. 265
Symptômes. 267
Marche, durée. 267
Terminaisons, pronostic. 267
Diagnostic. 268

Traitement. 268

Chapitre XII. Névralgie pulmonaire. 269

Étiologie. 269

Caractères anatomiques. 270

Symptômes. 270

Diagnostic. 271

Traitement. 272

Appendice de la IVme Section. 274

Maladies du Thymus. 274

Asthme thymique. 274

Étiologie. 275

Caractères anatomiques. 275

Symptômes, marche, durée. 277

Terminaisons. 278

Pronostic. 279

Diagnostic. 279

Traitement. 284

Section V. 286

Maladies de la Plèvre. 286

Chapitre I. Pleurésie ou Pleurite. 286

Sa division en pleurésie sèche, humide, avec épanchement, sans épanchement, diaphragma-tique, costale, pulmonaire, dorsale, médiastine, double; 287

En franche, latente, aiguë, chronique, simple compliquée; Pleuro-pneumonie. 288

Étiologie. 288

Caractères anatomiques. 290

Symptômes. 295

Marche, durée. 318

Pleurésie sèche, pleurésie humide. 318

Pleurésie chez l'enfant. 319

Pleurésie double. 319

Pleurésie partielle. 319 et 321

Pleurésie diaphragmatique. 319

Pleurésie costale. 320

Pleurésie médiastine. 320

Pleurésie par résorption purulente. 320

Pleurésie latente. 321

Pleurésie inter-lobulaire. 321

Pleurésie puerpuérale ou des femmes en couches. 323

Pleurésie bilieuse. 324

Fausse pleurésie bilieuse. 333

Pleurésie avec exhalation sanguine. 325

Pleurésie épidémique. 325

Pleurésie intermittente. 325

Pleurésie chronique. 327

Pleuro-pneumonie. 325

Terminaisons. 326

Pronostic. 328

Diagnostic. 331

Traitement. 333

Chapitre II. Empyème. 345

Des différens empyèmes. 345

Terminaisons des épanchemens pleurétiques. 346

Nécessité de l'opération de l'empyème. 347

Cas dans les quels cette opération ne réussit pas. 349

Conséquences tirées de ce qui précède. 351

Sur l'opération de l'empyème. 351

1.re Observation. 352

Réflexions sur cette observation. 353

2.e Observation. 354

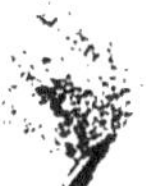

Réflexions sur cette observation. 361

Chapitre III. Pneumo-thorax. 370

Pneumo-thorax simple, ou aéro-pleurie. 370

Hydro-pneumo-thorax, ou hydro-aéro-pleurie. 370

Étiologie. 371

Caractères anatomiques. 373

Symptômes. 375

Marche, durée, terminaisons. 382

Pronostic. 383

Diagnostic. 384

Traitement. 385

Chapitre IV. Gangrène, tubercules et cancer de la plèvre. 391

Appendice de la V.ᵐᵉ Section. 393

Pleurodynie. 393

Étiologie. 395

Caractères anatomiques. 395

Symptômes. 395

Marche, durée. 397

Terminaisons. 398

Pronostic. 398

Diagnostic. 398

Traitement. 399

FIN DE LA TABLE DES DEUX VOLUMES.

RAMBERVILLERS, IMP. DE MÉJEAT.

9 782329 113647